# 健康中国

## 行动实施精准解读

王 德 殷潇凡 谢 正 王 浩 鲍 勇 主编

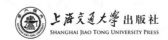

上海交通大学出版社
SHANGHAI JIAO TONG UNIVERSITY PRESS

## 内容简介

本书从精准解读"实施健康中国行动"15项任务的健康管理学理论与实践入手,介绍了健康中国行动的相关政策、理论和实施方案。根据国家实施健康管理行动的目标及发展路径,阐述了概述、健康知识普及行动、实施合理膳食行动、实施全民健康行动、实施控烟行动、心理健康促进行动、健康环境促进行动、不同人群健康促进行动、重大疾病防控行动的评价指标和体系等内容。在具体实施方面,介绍了概念及发展、特点、专家观点、技术、运作流程、评价和展望。另外,构建了"实施健康中国行动"的各个任务的流程图等。本书理论有新意,可操作性强,实用价值大,是一本不可多得的健康中国行动精准解读著作。

本书是一本指导各地开展健康中国行动的实施指南或参考用书,可以作为高等院校健康类相关专业学生教材和教师参考用书,也可以作为从事健康领域研究和实践人员的进修材料。

## 图书在版编目(CIP)数据

健康中国行动实施精准解读/王德等主编.—上海:上海交通大学出版社,
2021.7(2023.8重印)
 ISBN 978-7-313-23717-0

 Ⅰ.①健… Ⅱ.①王… Ⅲ.①医疗保健事业-文件-注释-中国
Ⅳ.①R199.2

 中国版本图书馆 CIP 数据核字(2021)第 023740 号

### 健康中国行动实施精准解读
### JIANKANG ZHONGGUO XINGDONG SHISHI JINGZHUN JIEDU

主　　编:王　德　殷潇凡　谢　正　王　浩　鲍　勇
出版发行:上海交通大学出版社　　　　　　　地　　址:上海市番禺路 951 号
邮政编码:200030　　　　　　　　　　　　　电　　话:021-64071208
印　　制:上海景条印刷有限公司　　　　　　经　　销:全国新华书店
开　　本:787mm×1092mm　1/16　　　　　　印　　张:21.75
字　　数:485 千字
版　　次:2021 年 7 月第 1 版　　　　　　　　印　　次:2023 年 8 月第 3 次印刷
书　　号:ISBN 978-7-313-23717-0
定　　价:76.00 元

# 《健康中国行动实施精准解读》

# 编　委　会

顾　问　白书忠

主　审　曾　强　郭　清

主　编　王　德　殷潇凡　谢　正　王　浩　鲍　勇

副主编　（按照首字母顺序）

鲍晓青　陈碧华　胡禕静　牟红安　徐　俊
羊建文　杨　凌　叶丽萍

编　委　（按照首字母顺序）

鲍　勇　鲍晓青　陈碧华　陈　萱　储德节
谷辉杰　郭凤霞　胡禕静　黄云彪　黄中岳
金黎贤　姜　涛　李　擎　陆群峰　牟红安
宁　勇　钱振东　王　德　王　浩　王甦平
王正珍　王祖兵　谢　正　徐　俊　徐峻华
薛　琨　徐胜前　羊建文　杨美霞　杨　凌
叶丽萍　易茜璐　于明香　岳红文　张　安
周剑平　周开锋

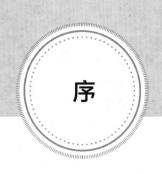

# 序

党的十八大以来，我国卫生与健康事业取得巨大成就。随着人民群众健康水平的日益提高，健康需求也呈现了多样化、差异化的特点。人民群众更加重视生命质量和健康安全，对健康的新期待不仅包括病有所医，还包括疾病预防、运动健身、老有所养、宜居环境等。

2019年7月，国务院印发了《国务院关于实施健康中国行动的意见》《健康中国行动（2019—2030年）》，明确提出了15个专项行动。该文件实施以来，大卫生、大健康理念深入人心，全民健康素养稳步提升，健康生活方式加快推广，健康中国行动不断取得新进展、新成效。

推进健康中国行动，必须着力提高全民健康素养水平。没有科学的健康知识，就没有正确的健康行动。提升全民健康素养水平是一场"硬仗"。提高全民健康素养绝非一朝一夕的事情，普及健康知识任重道远。健康既是一种权利，也是一种责任。每个人都是自己健康的第一责任人，主动学习健康知识，养成健康的生活方式，掌握必备的急救知识和健康技能，提高自我健康管理能力，保持良好的身心状态，既是对自己和家庭负责，也是对社会和国家负责。

推进健康中国行动，必须把预防为主摆在更加突出的位置。要从以治病为中心转变为以人民健康为中心，全方位、全周期保障人民健康。预防是最经济、最有效的健康策略。我们要树立大健康观念，坚持防治结合、联防联控、群防群控，关注生命全周期、健康全过程，引导医疗卫生工作重心下移、资源下沉，从"治已病"转向"治未病"。只有构建起强大的公共卫生体系，织密防护网，筑牢隔离墙，才能为维护人民健康提供有力保障。我们应继承和发扬优良传统，丰富爱国卫生工作内涵，创新方式方法，推动从环境卫生治理向全面社会健康管理转变，解决好关系人民健康的全局性、长期性问题。

推进健康中国行动，必须将健康融入所有政策。要把人民健康放在优先发展的战略地位，调动全社会参与的积极性、主动性、创造性。人民健康既是民生问题，也是社会政治问题。保障全民健康是一个复杂的系统工程，既要靠医疗卫生部门努力，也要靠全社会协同配合。当前，我国仍面临着多重疾病威胁并存、多种健康影响因素交织的复杂局面。因此，所有社会政策都要集中发力，减少健康危险因素，提升全民健康水平。

千里之行，始于足下。健康中国行动是新时代的一次新长征，需要全民动员、全民参与、全民共享。健康中国，是由每一个健康的中国人共同拼成的。只有十四亿人众志成城、持之以恒、从我做起，才能支撑起一个朝气蓬勃的健康中国。

　　上海交通大学鲍勇教授等专家认真研读国家相关文件，深入思考健康中国理论与实践重点问题，精心组织编写了这本《健康中国行动实施精准解读》。他们结合自己多年来的医改经验及健康管理实践，深刻理解领会健康中国 2030 行动规划，精准解读其规划的内涵和历史前瞻。我认为，本书对健康中国行动的精准解读，一定能够为读者提供全新的思路和观点，助力健康中国建设。

中国医师协会会长、原中国人民解放军总后勤部卫生部部长

张雁君

2021 年 6 月

# 前　言

建设健康城市,是在 20 世纪 80 年代面对城市化问题给人类健康带来挑战而倡导的一项全球性行动战略。世界卫生组织把 1996 年 4 月 2 日世界卫生日的主题定为"城市与健康",并根据世界各国开展健康城市活动的经验和成果,同时公布了"健康城市 10 条标准",作为建设健康城市的努力方向和衡量指标。

中国政府积极践行世界卫生组织提出的倡议。

在 2016 年,中共中央国务院就启动了推进健康中国建设,提出紧紧围绕统筹推进"五位一体"总体布局和协调推进"四个全面"战略布局,认真落实党中央、国务院决策部署,坚持以人民为中心的发展思想,牢固树立和贯彻落实新发展理念,坚持正确的卫生与健康工作方针,以提高人民健康水平为核心,以体制机制改革创新为动力,以普及健康生活、优化健康服务、完善健康保障、建设健康环境、发展健康产业为重点,把健康融入所有政策,加快转变健康领域发展方式,全方位、全周期维护和保障人民健康,大幅提高健康水平,显著改善健康公平,为实现"两个一百年"奋斗目标和中华民族伟大复兴的中国梦提供坚实健康基础。正式宣布"健康中国 2030"规划。

2019 年 7 月,国务院又就"健康中国 2030"规划发布了"实施健康中国行动"。提出人民健康是民族昌盛和国家富强的重要标志。回顾党的十八大以来,我国卫生健康事业取得新的显著成绩,医疗卫生服务水平大幅提高,居民主要健康指标总体优于中高收入国家平均水平。但是随着工业化、城镇化、人口老龄化发展及生态环境、生活行为方式变化,慢性非传染性疾病已成为居民的主要死亡原因和疾病负担。心脑血管疾病、癌症、慢性呼吸系统疾病、糖尿病等慢性病导致的负担占总疾病负担的 70% 以上,成为制约健康预期寿命提高的重要因素。同时,肝炎、结核病、艾滋病等重大传染病防控形势仍然严峻,精神卫生、职业健康、地方病等问题不容忽视,重大安全生产事故和交通事故时有发生。党的十九大作出了实施健康中国战略的重大决策部署,充分体现了维护人民健康的坚定决心。为积极应对当前突出健康问题,必须关口前移,采取有效干预措施,努力使群众不生病、少生病,提高生活质量,延长健康寿命。这是以较低成本取得较高健康绩效的有效策略,是解决当前健康问题的现实途径,是落实健康中国战略的重要举措。

"实施健康中国行动"有具体的落实目标。到 2022 年,覆盖经济社会各相关领域的健康促进政策体系基本建立,全民健康素养水平稳步提高,健康生活方式加快推广,心脑血管疾病、癌症、慢性呼吸系统疾病、糖尿病等重大慢性病发病率上升趋势得到遏制,重点传染病、严重精神障碍、地方病、职业病得到有效防控，致残和死亡风险逐步降低，重点人群健康状况显著改善。到 2030 年，全民健康素养水平大幅提升，健康生活方式基本普及，居民主要健康影响因素得到有效控制，因重大慢性病导致的过早死亡率明显降低，人均健康预期寿命得到较大提高，居民主要健康指标水平进入高收入国家行列，健康公平基本实现，实现《"健康中国 2030"规划纲要》有关目标。

纵观"实施健康中国行动"，虽然有宗旨有目标，但是尚没有精准的 15 项任务的流程和任务，路径和指标的实施方案。

本著作从精准解读实施健康中国行动 15 项任务的健康管理学理论与实践入手，介绍了健康中国行动的相关政策、理论和实施方案。根据健康管理行动的目标及发展路径，著作包括概述、健康知识普及行动、实施合理膳食行动、实施全民健康行动、实施控烟行动、心理健康促进行动、健康环境促进行动、不同人群健康促进行动、重大疾病防控行动的评价指标和体系。在具体实施方面，我们介绍了概念及发展、特点、专家观点、技术、运作流程、评价和展望。另外，我们构建了实施健康中国行动的各个任务的流程图等。本书特色突出，理论有新意，可操作性强，实用价值大，是一本不可多得的实施健康中国行动精准解读著作，本书的出版将对我国健康行动的推动和发展起到重要的指导作用。

本书得到国家自然科学基金的支持，得到了中国医学基金会、中华医学会、中华预防医学会和相关学会协会的支持，得到上海市政府和上海市卫生健康委员会有关资金的支持，得到了上海市医学会和上海市中西医结合学会的支持，得到了上海交通大学中国城市治理研究院、上海交通大学行业研究院的支持，得到了上海交通大学相关学院、研究院的大力支持，得到了上海中医健康服务协同创新中心研究项目（项目编号：ZYJKFW2018101）和《国家重点研发计划主动健康和老龄化科技应对重点专项：健康管理综合服务应用示范》（项目编号：2020YFC2006400）的支持。在此一并表示衷心感谢。

本书也得到了上海城建职业学院一流专业（护理老年方向）建设项目的大力支持，上海城建职业学院牟红安同志承担了大量学术秘书工作。在此一并表示衷心感谢。

本书可以作为高等院校以及相关院校健康类相关专业学生教材，也可以作为教师参考用书，同时也可以作为从事健康领域研究和实践人员的进修材料。本书是一本指导各地各级政府和健康业务工作者以及企业界人员开展健康中国行动的实施指南或参考用书。

由于时间紧任务重，本书在很多方面要进一步进行探索、研究和发展，因此，本书在编写过程中也一定有不足之处，请读者给予谅解，为盼。

2021 年 2 月

# 目 录

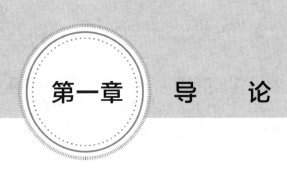

# 第一章　导　论

---
## 第一节　概　述
---

## 一、健康和健康管理概念与变迁

### （一）健康概念

#### 1. 1948 年健康概念

1948 年，世界卫生组织（WHO）在其宪章中提出的健康概念是："健康是一种完整的躯体、精神以及社会的美好状态，而不是仅仅没有疾病或身体虚弱。"完整的英文表述是"Health is a state of complete physical，mental and social well-being and not merely the absence of disease or infirmity."

#### 2. 1990 年健康概念

1990 年 WHO 给健康的概念又增加了道德规范，就是"四维内容"，即健康者不以损害他人的利益来满足自己的需要，具有辨别真与伪、善与恶、美与丑、荣与辱等是非观念，能按照社会行为的规范准则来约束自己及支配自己的思想和行为。

#### 3. 健康新概念

新概念有现代健康理念（生理、心理和社会适应能力）和新医学模式理念（生理—心理—社会），有"中医治未病"的技能，具备道德规范和智力健康的能力，运用健康分析、健康评估、健康干预、健康效率评价的措施，使个体和群体健康状况保持良好的态势，使影响健康的危险因素降低到一定水平，保持个体健康指标和群体健康指标达标的状态和可持续发展程度。

### （二）健康管理学的概念及内涵

#### 1. 健康管理学的概念

健康管理学是研究人的健康与影响健康的因素以及健康管理相关理论、方法和技术的新兴医学学科，是对健康管理医学服务理论和实践的概括以及总结。

2. 健康管理学的学科内涵

健康管理学是集医学科学、管理科学、社会学与信息科学于一体，重点研究健康的概念、内涵与评价标准、健康风险因素监测与控制、健康干预方法与手段、健康管理服务模式与实施路径、健康信息技术以及与健康保险的结合等一系列理论和实践问题的一门学科。

3. 健康管理学科特点

健康管理学是一门新兴的医学学科，它依赖于基础医学、临床医学、预防医学的理论与技术。它不同于传统的医学，其研究的主要内容、服务对象、服务范围与服务模式，从理论到实践都具有很强的创新性。因此，它已经成为医学科技创新体系之一。现代医学科技创新体系包括基础医学创新体系、预防医学创新体系、临床医学创新体系、特种医学创新体系、健康管理学创新体系。其主要特点：

(1) 提供基层卫生保健为主要内容的健康服务；

(2) 提供生物心理行为干预的综合性服务；

(3) 提供全生命周期的连续性服务；

(4) 提供社区家庭个体的协调性服务；

(5) 提供可及性和可持续发展的健康管理服务。

## 二、健康城区、健康城市和健康国家概念及变迁

### (一) 健康城区

世界卫生组织的"健康城市组织"研究组成员提出了健康城区的目标，于1987年3月在巴塞罗那提出了这一指标体系。该体系由7个大类、26个单项指标组成，被认为是比较有代表性的指标体系，其中有11个指标与健康服务有关，说明健康与城市的关系非常密切。

### (二) 健康城市

1. 概念

世界卫生组织在1994年对健康城市的定义："健康城市应该是一个不断开发、发展自然和社会环境，并不断扩大社会资源，使人们在享受生命和充分发挥潜能方面能够互相支持的城市。"

2. 意义

建设健康城市是在20世纪80年代面对城市化问题给人类健康带来挑战而倡导的一项全球性行动战略。世界卫生组织将1996年4月2日世界卫生日的主题定为"城市与健康"，并根据世界各国开展健康城市活动的经验和成果，同时公布了"健康城市10条标准"，作为建设健康城市的努力方向和衡量指标。

3. 健康城市的具体标准

（1）为市民提供清洁安全的环境。

（2）为市民提供可靠和持久的食品、饮水、能源供应，具有有效的清除垃圾系统。

（3）通过富有活力和创造性的各种经济手段，保证市民在营养、饮水、住房、收入、安全和工作方面的基本要求。

（4）拥有一个强有力的相互帮助的市民群体，其中各种不同的组织能够为改善城市健康而协调工作。

（5）能使其市民一道参与制定涉及他们日常生活，特别是健康和福利的各种政策。

（6）提供各种娱乐和休闲活动场所，以方便市民之间的沟通和联系。

（7）保护文化遗产并尊重所有居民（不分其种族或宗教信仰）的各种文化和生活特征。

（8）把保护健康视为公众决策的组成部分，赋予市民选择有利于健康行为的权利。

（9）作出不懈努力争取改善健康服务质量，并能使更多市民享受健康服务。

（10）能使人们更健康长久地生活和少患疾病。

## （三）健康国家

世界卫生组织 21 世纪人人享有卫生保健的总目标：

（1）使全体人民增加期望寿命和提高生活质量；

（2）在国家之间和国家内部改进健康的公平程度；

（3）使全体人民利用可持续发展的卫生系统提供的服务。

# 第二节　健康中国政策沿革和政治背景

## 一、"健康中国 2020"

1. 沿革

在 2007 年 9 月 8 日中国科协年会上，卫生部（现卫计委）公布了"健康护小康，小康看健康"的三步走战略，并发布了相关的行动计划。

会议认为：一个全民健康和人人享有基本卫生保健的中国是建设社会主义小康社会的重要保障，同时也是实现社会主义小康社会的必然要求。"健康护小康，小康看健康"的实施途径要分三步。

实施这个战略，要使人均期望寿命、婴儿死亡率和孕产妇死亡率三大指标有预期；重大传染病和主要慢性非传染性疾病有一定的控制指标；卫生服务可及性与水平指标达到要求；生物药械产业发展水平、规模等有具体的发展目标。

当时的卫生部根据我国居民的主要健康问题、主要危害因素以及相关国际承诺，确定卫生科技中长期规划的重点领域,进一步研究确定各个领域的关键目标和发展方向。重点领域包括重大传染性疾病领域、主要慢性病领域、妇幼卫生领域、心理健康领域、环境健康领域、行为健康领域等。

2008 年,为积极应对我国主要健康问题和挑战,推动卫生事业全面协调可持续发展,在科学总结新中国成立 60 年来我国卫生改革发展历史经验的基础上,卫生部启动了"健康中国 2020"战略研究。该研究历时 3 年多,由时任全国人大常委会副委员长韩启德和桑国卫领衔,公共政策、药物政策、公共卫生、科技支撑、医学模式转换以及中医学等 6 个研究组 400 多位专家和学者参与,系统深入研究了对推动卫生改革发展和改善人民健康具有战略性、全局性、前瞻性的重大问题,取得了一批富有理论创见和实践价值的研究成果,在深化医药卫生体制改革、研究编制卫生事业发展规划方面发挥了重要作用,极大地丰富和发展了中国特色卫生改革发展理论体系,有力推动了卫生改革发展实践。

"健康中国"战略是一项旨在全面提高全民健康水平的国家战略,提出"到 2020 年,主要健康指标基本达到中等发达国家水平"。《"健康中国 2020"战略研究报告》包括总报告以及 6 个分报告,总报告主要阐述了我国卫生事业发展所面临的机遇及挑战,明确了发展的指导思想与目标,提出了发展的战略重点和行动计划以及政策措施等。

2. 行动计划

该报告确定了卫生事业优先领域筛选原则,提出针对重点人群、重大疾病及可控健康危险因素的三类优先领域,并提出了 21 项行动计划作为今后一个时期卫生工作的重点任务。21 项行动计划主要内容:

(1) 针对重点人群的母婴健康行动计划、改善贫困地区人群健康行动计划、职业健康行动计划;

(2) 针对重大疾病的重点传染病控制行动计划、重点慢性病防控行动计划、伤害监测和干预行动计划;

(3) 针对健康危险因素的环境与健康行动计划、食品安全行动计划、全民健康生活方式行动计划、减少烟草危害行动计划;

(4) 促进卫生发展,实现"病有所医"的医疗卫生服务体系建设行动计划;

(5) 卫生人力资源建设行动计划、强化基本医疗保险制度行动计划;

(6) 促进合理用药行动计划、保障医疗安全行动计划;

(7) 提高医疗卫生服务效率行动计划、公告安全和卫生应急行动计划、推动科技创新计划、国家健康信息系统行动计划、中医院等我国传统医学行动计划、发展健康产业行动计划。

3. 发展目标

(1) 国民主要健康指标进一步改善,到 2020 年,人均预期寿命达到 77 岁,5 岁以下儿童死亡率下降到 13%,孕产妇死亡率降低到 20/10 万,减少地区间健康状况的差距。

(2) 完善卫生服务体系,提高卫生服务可及性和公平性。

(3) 健全医疗保障制度,减少居民疾病经济风险。

（4）控制危险因素，遏止、扭转和减少慢性病的蔓延和健康危害。

（5）强化传染病和地方病防控，降低感染性疾病危害。

（6）加强监测与监管，保障食品药品安全。

（7）依靠科技进步，适应医学模式的转变，实现重点前移、转化整合战略。

（8）继承创新中医药，发挥中医药等我国传统医学在保障国民健康中的作用。

（9）发展健康产业，满足多层次、多样化卫生服务需求。

（10）履行政府职责，加大健康投入，到 2020 年，卫生总费用占 GDP 的比重达到 $6.5\%\sim7\%$。

4. 政策措施

（1）建立促进国民健康的行政管理体制，形成医疗保障与服务统筹一体化的"大卫生"行政管理体制。

（2）健全法律支撑体系，依法行政。

（3）适应国民健康需要，转变卫生事业发展模式，从注重疾病诊疗向预防为主、防治结合转变，实现关口前移。

（4）建立与经济发展水平相适应的公共财政投入政策与机制，通过增加政府卫生投入和社会统筹，将个人现金卫生支出降至 30% 以内。

（5）统筹保障制度发展，提高基本医疗保险筹资标准和补偿比例，有序推进城乡居民医保制度统一、管理统一。

（6）实施"人才强卫"战略，提高卫生人力素质。

（7）充分发挥中医药等我国传统医学优势，促进中医药继承和创新。

（8）积极开展国际交流和合作。

## 二、"健康中国 2030"

1. 指导思想

推进健康中国建设，必须高举中国特色社会主义伟大旗帜，全面贯彻党的十九大和十九届三中、四中、五中全会精神，以马克思列宁主义、毛泽东思想、邓小平理论、"三个代表"重要思想、科学发展观为指导，深入学习贯彻习近平新时代中国特色社会主义思想，紧紧围绕统筹推进"五位一体"总体布局和协调推进"四个全面"战略布局，认真落实党中央、国务院决策部署，坚持以人民为中心的发展思想。

牢固树立和贯彻落实新发展理念，坚持正确的卫生与健康工作方针，以提高人民健康水平为核心，以体制机制改革创新为动力，以普及健康生活、优化健康服务、完善健康保障、建设健康环境、发展健康产业为重点，把健康融入所有政策，加快转变健康领域发展方式，全方位、全周期维护和保障人民健康，大幅提高健康水平，显著改善健康公平，为实现"两个一百年"奋斗目标和中华民族伟大复兴的中国梦提供坚实的健康基础。

2. 遵循原则

（1）健康优先。把健康摆在优先发展的战略地位，立足国情，将促进健康的理念融入公共政策制定、实施的全过程，加快形成有利于健康的生活方式、生态环境和经济社会发展模式，实现健康与经济社会良性协调发展。

（2）改革创新。坚持政府主导，发挥市场机制作用，加快关键环节改革步伐，冲破思想观念束缚、破除利益固化藩篱、清除体制机制障碍，发挥科技创新和信息化的引领支撑作用，形成具有中国特色、促进全民健康的制度体系。

（3）科学发展。把握健康领域发展规律，坚持预防为主、防治结合、中西医并重，转变服务模式，构建整合型医疗卫生服务体系，推动健康服务从规模扩张的粗放型发展转变到质量效益提升的绿色集约式发展，推动中医药和西医药相互补充、协调发展，提升健康服务水平。

（4）公平公正。以农村和基层为重点，推动健康领域基本公共服务均等化，维护基本医疗卫生服务的公益性，逐步缩小城乡、地区、人群间基本健康服务和健康水平的差异，实现全民健康覆盖，促进社会公平。

3. 战略主题

"共建共享、全民健康"是建设健康中国的战略主题。核心是"以人民健康为中心，坚持以基层为重点，以改革创新为动力，预防为主，中西医并重，把健康融入所有政策，人民共建共享"的卫生与健康工作方针。

4. 战略目标

到2030年，促进全民健康的制度体系更加完善，健康领域发展更加协调，健康生活方式得到普及，健康服务质量和健康保障水平不断提高，健康产业繁荣发展，基本实现健康公平，主要健康指标进入高收入国家行列。到2050年，建成与社会主义现代化国家相适应的健康国家。到2030年具体实现以下目标：

（1）人民健康水平持续提升。人民身体素质明显增强，2030年人均预期寿命达到79岁，人均健康预期寿命显著提高。

（2）主要健康危险因素得到有效控制。全民健康素养大幅提高，健康生活方式得到全面普及，有利于健康的生产生活环境基本形成，食品药品安全得到有效保障，消除一批重大疾病危害。

（3）健康服务能力大幅提升。优质高效的整合型医疗卫生服务体系和完善的全民健身公共服务体系全面建立，健康保障体系进一步完善，健康科技创新整体实力位居世界前列，健康服务质量和水平明显提高。

（4）健康产业规模显著扩大。建立起体系完整、结构优化的健康产业体系，形成一批具有较强创新能力和国际竞争力的大型企业，成为国民经济支柱性产业。

（5）促进健康的制度体系更加完善。有利于健康的政策法律体系进一步健全，健康领域治理体系和治理能力基本实现现代化。

5. 健康中国建设主要指标(见表 1-1)

表 1-1 健康中国建设主要指标

| 指 标 | | 2015 年 | 2020 年 | 2030 年 |
|---|---|---|---|---|
| 健康水平指标 | 人均预期寿命/岁 | 76.34 | 77.3 | 79.0 |
| | 婴儿死亡率/‰ | 8.1 | 7.5 | 5.0 |
| | 5 岁以下儿童死亡率/‰ | 10.7 | 9.5 | 6.0 |
| | 孕产妇死亡率/(1/10 万) | 20.1 | 18.0 | 12.0 |
| | 城乡居民达到《国民体质测定标准》合格以上的人数比例/% | 89.6 | 90.6 | 92.2 |
| 健康生活指标 | 居民健康素养水平/% | 10 | 20 | 30 |
| | 经常参加体育锻炼人数/亿人 | 3.6 | 4.35 | 5.3 |
| 健康服务与保障指标 | 重大慢性病过早死亡率/% | 比 2013 年降低 19.1% | 比 2015 年降低 10% | 比 2015 年降低 30% |
| | 每千常住人口执业(助理)医师数/人 | 2.2 | 2.5 | 3.0 |
| | 个人卫生支出占卫生总费用的比重/% | 29.3 | 28 左右 | 25 左右 |
| 健康环境指标 | 地级及以上城市空气质量优良天数比率/% | 76.7 | >80 | 持续改善 |
| | 地表水质量达到或好于 Ⅲ 类水体比例/% | 66 | >70 | 持续改善 |
| 健康产业指标 | 健康服务业总规模/万亿元 | — | >8 | 16 |

## 三、健康中国行动

人民健康是民族昌盛和国家富强的重要标志。随着工业化、城镇化、人口老龄化发展及生态环境、生活行为方式变化,慢性非传染性疾病(简称慢性病)已成为居民的主要死亡原因和疾病负担;心脑血管疾病、癌症、慢性呼吸系统疾病、糖尿病等慢性病导致的负担占总疾病负担的 70% 以上,成为制约健康预期寿命提高的重要因素;同时,肝炎、结核病、艾滋病等重大传染病防控形势仍然严峻,精神卫生、职业健康、地方病等问题不容忽视,重大安全生产事故和交通事故时有发生。

为积极应对当前突出健康问题,必须关口前移,采取有效干预措施,努力使群众不生病、少生病,提高生活质量,延长健康寿命。这是以较低成本取得较高健康绩效的有效策略,是解决当前健康问题的现实途径,是落实健康中国战略的重要举措。为此,特制定《健康中国行动(2019—2030 年)》(简称《健康中国行动》)。

## (一) 指导思想

以习近平新时代中国特色社会主义思想为指导,全面贯彻党的十九大和十九届五中全会精神,认真落实党中央、国务院决策部署,坚持以人民为中心的发展思想,牢固树立"大卫生、大健康"理念,坚持预防为主、防治结合的原则,以基层为重点,以改革创新为动力,中西医并重,把健康融入所有政策,针对重大疾病和一些突出问题,聚焦重点人群,实施一批重大行动,政府、社会、个人协同推进,建立健全健康教育体系,引导群众建立正确健康观,形成有利于健康的生活方式、生态环境和社会环境,促进以治病为中心向以健康为中心转变,提高人民健康水平。

## (二) 基本路径

(1) 普及健康知识。把提升健康素养作为增进全民健康的前提,根据不同人群特点有针对性地加强健康教育与促进,让健康知识、行为和技能成为全民普遍具备的素质和能力,实现健康素养人人有。

(2) 参与健康行动。倡导每个人是自己健康第一责任人的理念,激发居民热爱健康、追求健康的热情,养成符合自身和家庭特点的健康生活方式,合理膳食、科学运动、戒烟限酒、心理平衡,实现健康生活少生病。

(3) 提供健康服务。推动健康服务供给侧结构性改革,完善防治策略、制度安排和保障政策,加强医疗保障政策与公共卫生政策衔接,提供系统连续的预防、治疗、康复等促进一体化服务,提升健康服务的公平性、可及性、有效性,实现早诊、早治、早康复。

(4) 延长健康寿命。强化跨部门协作,鼓励和引导单位、社区、家庭、居民个人行动起来,对主要健康问题及影响因素采取有效干预,形成政府积极主导、社会广泛参与、个人自主自律的良好局面,持续提高健康预期寿命。

## (三) 总体目标

(1) 2022 年。覆盖经济社会各相关领域的健康促进政策体系基本建立,全民健康素养水平稳步提高,健康生活方式加快推广,心脑血管疾病、癌症、慢性呼吸系统疾病、糖尿病等重大慢性病发病率上升趋势得到遏制,重点传染病、严重精神障碍、地方病、职业病得到有效防控,致残和死亡风险逐步降低,重点人群健康状况显著改善。

(2) 2030 年。全民健康素养水平大幅提升,健康生活方式基本普及,居民主要健康影响因素得到有效控制,因重大慢性病导致的过早死亡率明显降低,人均健康预期寿命得到较大提高,居民主要健康指标水平进入高收入国家行列,健康公平基本实现,实现《"健康中国 2030"规划纲要》有关目标。

## 第三节　《健康上海行动（2019—2030 年）》增加的内容和要求

### 一、背景

2019 年 8 月 28 日，在上海市政府新闻发布会上，上海市副市长介绍了《健康上海行动（2019—2030 年）》。上海希冀成为亚洲一流健康城市乃至全球领先的健康城市典范。《健康上海行动（2019—2030 年）》在对照国家 15 个行动任务的基础上，按照中央对上海的战略定位和要求，增加了健康服务体系优化和长三角健康一体化、健康信息化、健康国际化等内容，最终形成 18 个重大专项行动、100 条措施，按照 2022 年和 2030 年两个时间节点，分布推进实施。其中，18 个重大专项行动是：健康知识普及行动、合理膳食行动、全民健身行动、控烟行动、心理健康促进行动、人群健康促进行动、慢性病防治行动、传染病及地方病防控行动、公共卫生体系提升行动、医疗服务体系优化行动、社区健康服务促进行动、中医药促进健康行动、健康保障完善行动、健康环境促进行动、健康服务业发展行动、健康信息化行动、长三角健康一体化行动、健康国际化行动。每一个专项行动都包含丰富的内容和切实的措施，事关每一位上海市民的健康。

以"人均预期寿命"这一项为例，上海市 2018 年户籍人口期望寿命为 83.63 岁。与世界卫生组织 2018 年发布的人均预期寿命国家排行横向对比，上海市的这一数值仅次于日本，高于瑞士、西班牙、法国和新加坡等国家。

### 二、内容

在《健康上海行动（2019—2030 年）》中，包括 100 项举措在内，各项行动"动作"都注明了要达到的标准，明确了牵头单位和配合单位。在行动方案的制订过程中，也相应明确了关于"健康上海"行动针对上海市各级党委、政府的考核问责制，并且要"通报"。《健康上海行动（2019—2030 年）》的考核指标框架如表 1-2 至表 1-5 所示。

表 1-2　《健康上海行动（2019—2030 年）》考核指标框架

| 序号 | 指　　标 | 2022 年目标值 | 2030 年目标值 |
| --- | --- | --- | --- |
| 1 | 人均预期寿命/岁 | 保持发达国家水平 | |
| 2 | 人均健康预期寿命/岁* | ≥70 | ≥72 |
| 3 | 婴儿死亡率/‰ | 保持发达国家水平 | |
| 4 | 5 岁以下儿童死亡率/‰ | 保持发达国家水平 | |
| 5 | 孕产妇死亡率/（1/10 万） | 保持发达国家水平 | |
| 13 | 15 岁以上人群吸烟率/%* | ≤20 | ≤18 |

*《健康上海行动（2019—2030 年）》较"健康中国 2030"规划纲要增加的考核指标。

表1-3 《健康上海行动(2019—2030年)》考核指标框架——环境食品考核指标

| 序号 | 指 标 | 2022年目标值 | 2030年目标值 |
|---|---|---|---|
| 11 | 人均体育场地面积/m² * | ≥2.4 | 2.8 |
| 18 | 符合要求的中小学体育与健康课程开课率/% | 100 | 100 |
| 34 | 空气质量优良天数比率/% * | ≥80 | 进一步提升 |
| 35 | 受污染地块及耕地安全利用率/% * | 95左右 | 98左右 |
| 36 | 重要水功能区水质达标率/% * | ≥80 | ≥95 |
| 37 | 建成区绿化覆盖率/% * | 40 | 42 |
| 38 | 主要食品安全总体监测合格率/% * | ≥97 | ≥97 |
| 39 | 药品质量抽检总体合格率/% * | ≥98 | ≥98 |

*《健康上海行动(2019—2030年)》较《"健康中国2030"规划纲要》增加的考核指标。

表1-4 《健康上海行动(2019—2030年)》考核指标框架——居民健康考核指标

| 序号 | 指 标 | 2022年目标值 | 2030年目标值 |
|---|---|---|---|
| 6 | 城乡居民达到《国民体质测定标准》合格以上的人数比例/% | ≥96 | 96.5 |
| 7 | 居民健康素养水平/% | 32 | 40 |
| 8 | 参加健康自我管理小组的人数/万 * | 85 | 120 |
| 9 | 建立并完善健康科普专家库和资源库,构建健康科普知识发布和传播机制 | 实现 | 实现 |
| 12 | 经常参加体育锻炼人数比例/% | 45左右 | 46 |
| 17 | 国家学生体质健康标准优良率/% | ≥50 | ≥60 |
| 19 | 中小学生每天校内体育活动时间/时 | ≥1 | ≥1 |
| 20 | 配备专兼职心理健康工作人员的中小学校比例/% | 80 | 90 |
| 21 | 寄宿制中小学校或600名学生以上的非寄宿制中小学校配备专职卫生专业技术人员、600名学生以下的非寄宿制中小学校配备专兼职保健教师或卫生专业技术人员的比例/% | ≥70 | ≥90 |
| 40 | 健康服务业增加值占GDP比例/% * | ≥6 | 7.5左右 |

*《健康上海行动(2019—2030年)》较《"健康中国2030"规划纲要》增加的考核指标。

表1-5 《健康上海行动(2019—2030年)》考核指标框架——居民健康考核指标

| 序号 | 指 标 | 2022年目标值 | 2030年目标值 |
|---|---|---|---|
| 10 | 建立医疗机构和医务人员开展健康教育和健康促进的绩效考核机制 | 实现 | 实现 |
| 14 | 产前筛查率/% | ≥70 | ≥80 |
| 15 | 新生儿遗传代谢性疾病筛查率/% | 98 | 98 |
| 16 | 农村适龄妇女宫颈癌和乳腺癌筛查覆盖率/% | ≥80 | ≥90 |
| 22 | 接尘工龄不足5年的劳动者新发尘肺病报告例数占年度报告总例数比例/% | ≤4 | ≤4 |
| 23 | 二级以上综合性医院设老年医学科比例/% | ≥50 | ≥90 |

（续表）

| 序号 | 指 标 | 2022 年目标值 | 2030 年目标值 |
|---|---|---|---|
| 24 | 重大慢性病过早死亡率/% | ≤10 | ≤9 |
| 25 | 高血压患者规范管理率/% | 82 | 90 |
| 26 | 糖尿病患者规范管理率/% | 82 | 90 |
| 27 | 常见恶性肿瘤诊断时早期比例/%* | ≥32 | ≥40 |
| 28 | 社区卫生服务中心提供中医非药物疗法的比例/%，<br>村卫生室提供中医药物疗法的比例/% | 100<br>70 | 100<br>80 |
| 29 | 以街道（镇）为单位适龄儿童免疫规划疫苗接种率/% | ≥98 | ≥98 |
| 30 | 每千常住人口执业（助理）医师数/人 | ≥3 | ≥3 |
| 31 | 千人口注册护士数/人* | 3.9 | ≥4.7 |
| 32 | 千人口全科医师数/人* | ≥0.40 | 0.5 左右 |
| 33 | 个人卫生支出占卫生总费用的比重/% | 20 | 20 |

\*《健康上海行动(2019—2030 年)》较《"健康中国 2030"规划纲要》增加的考核指标。

## 第四节　健康中国行动的社会背景

### 一、中国总体健康指标发展趋势

2018 年,我国居民预期寿命已达 77 岁,较 2010 年的 74.8 岁提高 2 岁;男性预期寿命约为 74 岁,女性约为 80 岁。但健康预期寿命仅为 68.7 岁,也就是说,居民大致有 8 年多的时间带病生存。中国人健康指标增长趋势如表 1-6 所示。

表 1-6　中国人健康指标增长趋势

| 项目 | 2009 年 | 2018 年 | 增长率% |
|---|---|---|---|
| 人口/亿人 | 13.3474 | 13.9538 | 4.5 |
| 就诊/亿人 | 54.88 | 83.08 | 51.4 |
| 住院/亿人 | 1.3256 | 2.5453 | 92.0 |
| 平均期望寿命/岁 | 75 | 77 | 2.3 |

### 二、人口老龄化问题

#### (一) 概念

根据 1956 年联合国《人口老龄化及其社会经济后果》确定的划分标准,当一个国家或地区 65 岁及以上老年人口数量占总人口比例超过 7％时,则意味着这个国家或地区进入老龄化。1982 年维也纳老龄问题世界大会确定 60 岁及以上老年人口占总人口比例超过 10％,意味着这个国家或地区进入严重老龄化。人口老龄化是社会进步的表现,也是经济发展的结果,但同时引发了老年人如何妥善被赡养等一系列社会问题。

### (二) 现况

国家统计局最新发布的人口统计数据:2018 年末,我国 60 周岁及以上人口为 24 949 万人,占总人口的 17.9％,增加 859 万人;65 周岁及以上人口为 16 658 万人,占总人口的 11.9％,增加 827 万人。

### (三) 发展趋势

预计 2025 年,我国 60 岁以上老人将达到 3 亿,占比例为 21％;65 岁以上老年人比例也将达到 13.7％,接近深度老龄化社会。我国将在 2027 年进入深度老龄化社会,也就是 65 岁以上老年人比例高于 15％。而 2025 年中国经济相当于 2014 年智利、波兰的水平,仍然是发展中国家。

2030 年,我国 60 岁以上老年人比例将接近 1/4,65 岁以上老年人比例将达到 16.2％。

2035 年,联合国预计中国人口老龄化将超美国。

2040 年,我国 60 岁以上老年人比例将达到 30％,65 岁以上老年人比例将达到 22％,进入超级老龄化社会。

2050 年,我国 60 岁以上老年人数量将达到 4.34 亿,比例达到 31％,65 岁以上老年人比例会达到 1/4,达到目前日本的水平。而那时候日本 60 岁以上的老人会占全国一半。

### (四) 主要问题

(1) 中国的问题是人未富却先老。别的国家是富了才老龄化,慢慢地老龄化;而我国人还没有富就快速地老龄化了。

(2) 中国老龄化是一种非健康的老龄化,为养老问题带来了巨大挑战。

中国老龄化发展趋势如图 1-1 所示。

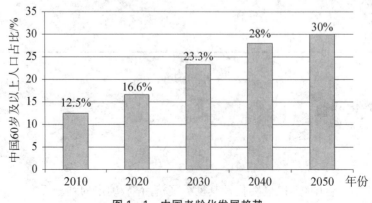

图 1-1  中国老龄化发展趋势

## 三、慢性病问题

根据世界卫生组织报告,2005年全球总死亡人数为5800万人,其中近3500万人死于慢性病,而中国慢性病的死亡人数占了750万人。

目前中国高血压人口有1.6亿～1.7亿人、高血脂有1亿多人、糖尿病患者达到9240万人、超重或者肥胖症7000万～2亿人、血脂异常1.6亿人、脂肪肝患者约1.2亿人;平均每30秒就有一个人罹患癌症,平均每30秒就有一个人罹患糖尿病,平均每30秒至少有一个人死于心脑血管疾病。我国与部分国家常见死因死亡率比较如表1-7所示。

表1-7显示,我国脑血管疾病死亡率在所列国家中最高,比欧美国家高4～5倍、比日本高3.5倍;我国恶性肿瘤死亡水平接近美国、英国、法国,高于日本、澳大利亚、印度和泰国;我国心脏病死亡率水平低于印度,接近美国和英国,明显高于日本、法国、澳大利亚和泰国。

**表1-7　我国与部分国家常见死因死亡率(1/10万)比较**

| 国家 | 总计 | 脑血管病 | 恶性肿瘤 | 呼吸系统疾病 | 心脏病 | 损伤中毒 | 消化系统疾病 | 内分泌营养代谢疾病 | 泌尿生殖系统疾病 | 围生期疾病 | 传染病和寄生虫病 |
|---|---|---|---|---|---|---|---|---|---|---|---|
| 中国 | 661.5 | 149.4 | 139.5 | 110.3 | 100.1 | 62.0 | 17.9 | 11.5 | 9.1 | — | 14.2 |
| 美国 | 543.5 | 31.9 | 134.4 | 38.6 | 123.5 | 46.8 | 20.6 | 24.7 | 12.1 | 7.3 | 16.0 |
| 日本 | 364.3 | 45.0 | 119.2 | 16.0 | 38.2 | 39.4 | 15.1 | 7.5 | 7.7 | 0.5 | 8.2 |
| 英国 | 516.8 | 43.7 | 142.7 | 34.4 | 106.0 | 25.6 | 25.8 | 9.3 | 6.7 | 5.7 | 5.1 |
| 法国 | 442.9 | 28.2 | 141.6 | 19.3 | 46.9 | 48.4 | 23.6 | 15.9 | 6.4 | 3.9 | 7.4 |
| 澳大利亚 | 417.0 | 33.4 | 126.9 | 24.3 | 84.8 | 35.2 | 13.5 | 15.4 | 6.6 | 5.0 | 6.0 |
| 印度 | 1291.5 | 122.0 | 108.7 | 88.8 | 261.2 | 116.7 | 43.3 | 25.0 | 16.1 | 57.6 | 211.3 |
| 泰国 | 856.4 | 65.1 | 129.2 | 69.7 | 87.5 | 73.6 | 31.4 | 50.6 | 33.6 | 11.5 | 182.5 |

注:死亡率按2000年世界人口年龄结构进行标化。

## 四、健康素养问题

健康素养是指个人获取和理解健康信息,并运用这些信息维护和促进自身健康的能力。居民健康素养评价指标纳入国家卫生事业发展规划中,作为综合反映国家卫生事业发展的评价指标。公民健康素养包括三方面内容:基本知识和理念、健康生活方式与行为、基本技能。

目前我们国家居民健康素养合格率大约为17%。

## 第五节 健康中国行动的国际背景——美国经验的启迪

### 一、概念

1979年，美国开始推行"健康美国人"计划。目前，美国正在推行的是《2020健康美国人计划(HP2020)》，共分三个领域：预防、发病率/死亡率和诊疗指标。

### 二、主要指标

在"健康美国人"计划的37个核心指标中，有38%达成或超额完成，19%有改善，11%没有变化，8%有恶化趋势。

2020年健康美国人计划核心指标、基线情况、完成情况和目标如表1-8所示。

表1-8 2020健康美国人计划核心指标、基线情况、完成情况和目标

| 指 标 | 基线/%(年份) | 近期/%(年份) | 目标/% |
|---|---|---|---|
| 在过去5年中查过胆固醇(年龄校正，≥18岁) | 74.6<br>(2008) | 85.5<br>(2014) | 82.1 |
| 高血压患者诊室血压控制率(%，≥18岁) | 58.3<br>(2006—2007) | 64.5<br>(2014—2015) | 64.1 |
| 平均胆固醇水平(年龄校正，mg/dL，≥20岁) | 197.7<br>(2005—2008) | 190.9<br>(2013—2016) | 177.9 |
| 在过去两年内测量过血压，且知道血压值(年龄校正，≥18岁) | 90.6<br>(2008) | 91.8<br>(2014) | 92.6 |
| 高血压患者服用降压药物(年龄校正，≥18岁) | 63.2<br>(2005—2008) | 64.7<br>(2011—2014) | 69.5 |
| 高血压控制率(年龄校正，%，≥18岁) | 43.7<br>(2005—2008) | 47.8<br>(2013—2016) | 61.2 |
| 高血压前期患者BMI达到指南推荐的范围(年龄校正，≥18岁) | 28.7<br>(2005—2008) | 26.3<br>(2011—2014) | 33.0 |
| 高血压前期患者符合指南推荐的体力活动水平(年龄校正，≥18岁) | 34.7<br>(2007—2010) | 40.6<br>(2011—2014) | 42.1 |
| 高血压患者符合指南推荐的体力活动水平(年龄校正，≥18岁) | 28<br>(2007—2010) | 30.5<br>(2011—2014) | 33.7 |
| 冠心病患者LDL-C水平低于推荐值(年龄校正，≥20岁) | 52.3<br>(2005—2008) | 51.3<br>(2011—2014) | 67.5 |

# 第六节　人才培养

## 一、健康管理师

### （一）报名条件

健康管理师需具有医药卫生专业大学专科以上学历证书；具有非医药卫生专业大学专科及以上学历证书，连续从事本职业或相关职业工作 2 年以上，经三级健康管理师正规培训达规定标准学时数，并取得结业证书；具有医药卫生专业中等专科学历证书，连续从事本职业或相关职业工作 3 年以上，经三级健康管理师正规培训达规定标准学时数，并取得结业证书。

### （二）课程内容

（1）健康管理概论。健康管理师职业标准介绍、健康管理基本概念、健康管理基本策略。

（2）健康管理的应用。分级预防的概念、健康管理在社区中的应用、健康管理与慢病社区综合防治、社区常见慢性病的健康管理、职业人群的健康管理、生命各阶段健康问题的管理。

（3）健康干预基础知识。健康干预概述、吸烟与饮酒、心理健康与压力管理；营养与膳食、体力活动与运动康复；中医治未病与养生的理念和方法：中医治未病与养生概念、传统养生方法和技能。

（4）流行病学和统计学基础。流行病学的基本知识、医学统计学基本知识、循证医学基本概念。

（5）相关法律法规与医学伦理基本知识。

（6）案例教学。不同社区健康管理模式实例分析、社区危险因素和慢性病干预适宜技术使用范例等。

### （三）发证机构

国家职业资格证书：国家卫生健康委员会人才交流服务中心；国家人力资源和社会保障部。

专业技能证书：上海交通大学先进产业技术研究院；上海交通大学健康管理与服务创新中心。

## 二、注册营养师

### （一）报名条件

注册营养师需具有营养相关专业大专学历或其他专业本科学历；修完营养技师设置课

程并获得相应学分,并从事营养及相关工作2年或在实践基地实习满2年;营养相关专业大专学历或其他专业本科学历,并从事营养工作满5年及以上;具有营养及营养相关专业本科及以上学历,并从事营养工作。

### (二) 课程内容

(1) 食品科学与餐饮管理。食物与营养的相关基础、食品加工、膳食设计和管理、食谱编制、餐饮卫生、膳食制备。

(2) 个体和群体营养管理。医学基础、营养评估及干预、不同人群营养(不同年龄/生理人群营养,不同职业与环境人群营养学、运动营养)、疾病营养。

(3) 公共营养和营养教育。膳食指南及膳食营养素参考摄入量(dietary reference intakes,DRIs)、标准政策法规、营养调查与监测、社区营养和慢病管理、营养教育与咨询、环境与健康。

(4) 案例教学。营养量化软件的应用。

### (三) 发证机构

国家职业资格证书:中国营养学会。

专业技能证书:上海交通大学先进产业技术研究院;上海交通大学健康管理与服务创新中心。

## 三、康复指导师

### (一) 报名条件

康复指导师需具有医药卫生专业大学专科以上学历证书;具有医药卫生中等专科以上学历证书,连续从事相关职业工作3年以上。

### (二) 课程内容

(1) 基础医学。人体运动学、功能解剖学、医用物理学。

(2) 康复医学基础。康复评定学、临床运动疗法学、物理治疗学。

(3) 康复治疗技术。中国传统康复治疗学、作业疗法学、康复工程学、内外科疾病学、肌肉骨骼康复学、神经康复学、临床医学概论学。

(4) 医疗机构康复科现场考察。

### (三) 发证机构

专业技能证书:上海交通大学先进产业技术研究院;上海交通大学健康管理与服务创新中心。

## 四、心理疏导师

### （一）概念

"心理疏导课程"以技能训练、实战演练、观摩见习的形式进行,内容涉及心理沟通技能、心理测验技能及心理疏导技能等方面训练,见习采用主讲教师讲授技能要点、指导学员进行训练、学员分组训练与体验、观摩等形式,学员参与性强、感受性强、实践性强。

### （二）培训对象

（1）社会心理学爱好者,希望通过心理学知识技能拥有更美好的事业与生活的人员。

（2）从事企事业工会管理工作、人力资源管理工作、企事业中高层的管理人员。

（3）从事社区管理的人员,社区志愿者,民政、妇联、残联等相关部门的人员,政府组织部门相关人员。

（4）在职非心理相关岗位欲从事心理管理相关工作的人员。

### （三）课程内容

（1）人格心理学基础。人格基本概念、六大人格心理学流派;精神分析、行为主义、认知理论关于"自我"的观点;九型人格心灵分析工具。

（2）社会心理学基础。社会中的自我、信念与判断、行为和态度;基因、文化、性别、从众、说服、群体影响。

（3）心理诊断技术。发展性心理问题和调适性心理问题;常见心理异常诊断标准;常用心理测试工具。

（4）心理疏导技术。谈话疗法与心理疏导,心理疏导核心技术。

（5）心理疏导应用专项理论与案例:企事业管理、社区管理、养老护理、司法矫正、青少年教育、婚姻家庭等。

### （四）发证机构

岗位能力证书:国家人力资源和社会保障部教育培训中心。

## 五、心理健康辅导员

深入了解青少年心理发展特点,有效帮助青少年提升心理素质和心理健康水平,明确心理健康教育及辅导工作责任和工作重点,落实心理健康教育及辅导工作重点要求,促进学校心理健康辅导工作创造性和可持续发展,建立稳定的专业化心理辅导教师队伍。

### （一）培训对象

中小学教师、团干部、少先队辅导员、早教中心教师、幼师、特教学校教师、青少年心理健康教育工作者、社工、学生家长。

### （二）课程内容和原则

（1）实用性内容。专门针对青少年心理问题，例如自我类问题、学习类问题、情绪类问题、人际关系类问题、行为类问题、成长类问题、危机干预类问题等，教材采用教学大纲式教学，现学现用。

（2）便捷性原则。纯远程培训，学习不受时间和空间限制，学习计划自主安排。

（3）权威性效果。学习课程并通过考核将提供由共青团系统心理健康辅导员考核认证管理办公室和中国心理卫生协会双认证的高含金量职业技能证书。

（4）有证书，保证学习成果。

### （三）发证机构

职业技能证书：中国心理卫生协会。

## 第七节　健康中国行动精准解读的重大意义

### 一、政治意义

体现以人民为中心的发展取向、治国理念和目标的升华。

把国民健康作为"民族昌盛和国家富强的重要标志"并置于优先发展的战略地位，扭转了一段时期侧重经济增长而忽视环境污染、生态恶化和为之付出巨大健康代价的倾向。经济增长并不一定带来国民健康水平的提升，而是需要以民为本的领导决心和全局性、前瞻性的健康规划，以实现健康与经济社会良性协调发展。健康中国建设体现着国家以人民为中心的发展理念和增进民生福祉的发展取向，指明了未来政策和资源的倾斜方向，是国家治理理念与国家发展目标的升华。

### 二、经济意义

健康是最大的生产力，健康业是庞大的民生产业。

### （一）健康是最大的生产力

中国已进入通过提高人力资本提升全社会劳动生产率，实现人口红利从数量型向质量型转换，并助力经济和综合国力持续健康发展的新阶段。鉴于中国 14 亿的庞大人口规模，个体健康指标的改善将汇集为全社会巨大的健康人力资本提升。微观层面，对于企业而言，维护员工的职业安全和健康也是有效的人力资本投资手段，有助于提升企业生产率和核心竞争力。

### （二）健康业培育民生经济新增长点

在"提供全方位全周期健康服务"的健康中国建设中,健康管理、休闲健身、医养产业、医疗服务产业等健康服务业必将得到长足发展。按照《健康中国"2030"规划纲要》确定的目标,2020 年健康服务业总规模超过 8 万亿元,2030 年达到 16 万亿元。作为规模相当可观、覆盖范围广、产业链长且在不断扩张的民生产业,健康服务业培育了民生经济新增长点,有助于推进供给侧结构性改革、优化服务业供给结构、创造就业并拉动经济的健康可持续增长。

## 三、社会意义

健康中国的建设关系到社会和谐、社区安定以及家庭幸福。

发展社会保障顺应的是民生诉求,解决的是民生疾苦,化解的是社会矛盾与经济危机,促进的是国家认同、社会公正与全面发展,维系的是社会安定与国家安全。从本质上说,健康中国建设也是保障民生福祉之策,同样关乎社会和谐安定。

例如,若看病难、看病贵,因病致贫、返贫现象突出,健康不公平现象普遍,则会酝酿社会矛盾甚至危机;若慢性病、职业病、失眠抑郁等精神障碍高发,则会降低民众的生活质量,使其难以安居乐业,社会更失安定之基;若突发公共卫生事件得不到及时处置,则会人心惶惶,危及社会和谐稳定(2003 年"非典"和 2020 年的新型冠状病毒肺炎就是典型案例);若食品药品安全、环境污染等主要健康危害因素未能加以有效控制,则易引发公众的担忧、不满和社会氛围的趋紧;如果家庭有慢性病,不仅带来家庭的经济负担,更重要的是精神负担。

## 四、发展意义

大健康发展是全面深化供给侧结构性改革的重要内容。

供给侧结构性改革是当前和今后一个时期经济工作的主线,重点是要用改革的办法推进结构调整,不断扩大有效和中高端供给。供给侧结构性改革的关键目的就是要实现供给能力更好地满足广大人民群众日益增长以及不断升级的物质文化和生态环境需要。大健康就是要以更高效率的要素配置方式,借助新技术、新经济等现代生产方式和经营模式,扩大生态和健康等中高端产品和服务供给,实现供给与需求的更有效匹配,推动经济更高质量发展。

发展大健康是贯彻新发展理念的现实途径。理念是行动的先导,新时代需要有新的发展理念引领。坚持创新、协调、绿色、开放、共享的发展理念是新时代发展的重要行动指导,需要融入经济社会发展各领域中。创新发展解决动力问题,协调发展解决不平衡问题,绿色发展处理人与自然的和谐关系,开放发展实现内外联动,共享发展实现公平正义。发展大健康是创新经济模式的重要探索,是绿色发展之路的有效路径,对于推动物质文明和精神文明协调发展、实现全民共享改革发展成果具有积极意义,大健康是深刻理解和贯彻五大发展理念的具体实践。

**案例解析** 　　　　**《"健康太仓行动"发展规划》**

### 一、规划宗旨

规划宗旨也即"健康太仓行动"的发展战略目标。

将从江苏省太仓市的人文、历史、地理环境出发,推演出"健康太仓"战略目标。目标应与国际国内通用指标接轨,能够衡量和达成,并且具有阶段性的目标和时间节点控制。此目标应该涵盖不同年龄段、不同收入群体、不同职业的各种人群特点,并充分考虑太仓市的发展规划,与江苏省和国家的发展规划保持一致。

建议成立规划委员会,吸纳有关专家共同参与,通过调研和论证,制定"健康太仓"发展的规划宗旨或战略目标,在得到政府相关部门的批复后,此宗旨或战略目标将贯彻本规划始终。

### 二、规划原则

规划原则应该既有国际国内高度,又能适应太仓市的当地条件,所有规划应该是系统考虑,围绕战略目标,而不是把追求新颖、创新作为规划的第一原则。建议对以前和现有的相关规划做出系统梳理和调研,总结成功和失误的原因,发现最有效的规划原则。

规划时一定要把太仓市看成一个有机整体,从规划宗旨出发、从太仓市的产业规划出发、从太仓市的发展目标出发,充分考虑太仓市的人口、资源禀赋、现有问题、发展瓶颈,既有前瞻性,又能脚踏实地一步步推进。

规划原则是通过目标的制定和分解,资金和资源的投入和统筹,利益相关方的协调和支持来体现的。

### 三、规划内容

规划内容应包含战略目标制定和目标分解、预算投入、政策配合、时间节点、行动计划、负责部门、汇报部门、效果跟踪等。规划内容不应该是简单的硬件投资,更重要的是硬件投资所带来的协同效应、使用效率、覆盖范围、管理建议、后续投入和产出、数据的整合和使用、预警和指导,等等。举例而言,老年人的健康活动指导和推广应该与老年人的运动损伤保持密切的联系。

### 四、规划主要政策支持

详细梳理各级政府的政策和法律规范文件,根据战略规划和规划内容,制定符合太仓市地区特色的政策,充分考虑政策的溢出效应,避免上有政策,下有对策。同时,应该学习各地有效经验,把政策支持作为规划的重要组成部分,以达到协调、协同,刺激内生动因,尽可能减少不必要的投资和支出。

**思考题**

（1）公认的健康概念是什么？

（2）健康中国行动的基本路径是什么？

（3）关于健康的概念，其完整内涵是什么？

（王　德　王甦平　鲍　勇　徐胜前）

# 第二章 健康知识普及行动

## 第一节 基本概论

### 一、健康知识

健康知识是指集身体健康(包括遗传学知识、生物学知识、疾病知识)、心理健康(包括感觉、感知、情志、情感等方面)、行为健康(包括饮食、运动、睡眠等方面)、社会适应健康(包括社会和谐、信任等方面)以及道德规范的知识综合。

为了有个健康的身体,平时我们要养成良好的卫生习惯。良好的卫生习惯不是抽象的概念,而是表现为一点一滴的生活小事健康习惯。比如,要保持个人清洁卫生,衣服要勤换洗,勤洗澡,勤剪指甲;饭前便后要洗手;经常打扫环境卫生;适当参加体育锻炼,增强身体免疫力等。

### 二、健康教育

#### (一) 概念

健康教育是通过社会和社区教育活动,使人们自觉地采纳有益于健康的行为和生活方式,消除或减轻影响健康的危险因素,预防疾病,促进健康,提高生活质量,并对教育效果做出评价的过程。

健康教育的核心是教育人们树立健康意识,促使人们改变不健康的行为生活方式,养成良好的行为生活方式,以降低或消除影响健康的危险因素。通过健康教育,能帮助人们了解哪些行为是影响健康的,并能自觉地选择有益于健康的行为生活方式。

#### (二) 健康教育目的

(1) 增强人们的健康,使个人和群体实现健康的目的。

(2) 提高和维护并可持续发展个人和群体的健康。

（3）预防非正常的死亡、疾病和残疾发生。

（4）改善人际关系，增强人们的自我保健能力，使其破除迷信，摒弃陋习，养成良好的卫生习惯，倡导文明、健康、科学的生活方式。

（5）增强健康理念，从而理解、支持和倡导健康政策、健康环境。

## 三、健康促进

### （一）概念

健康促进最受公认的定义是 1986 年 11 月 21 日在第一届健康促进国际会议上发表的《渥太华宪章》："健康促进是促使人们维护和改善他们自身健康的过程。"

世界卫生组织前总干事布伦特兰在 2000 年的第五届全球健康促进大会上又做了清晰的阐释："健康促进就是要使人们尽一切可能让他们的精神和身体保持在最优状态，宗旨是使人们知道如何保持健康，在健康的生活方式下生活，并有能力做出健康的选择。"

### （二）工作策略

1. 倡导

倡导就是希望通过对公众和全社会的倡导，达成共识，凝聚各方力量，为促进全社会的健康共同奋斗。

根据倡导对象不同，倡导可以分为三个层面：

（1）面向政府各级决策者的倡导，希望政府的各级决策者牢固树立"健康是最大的民生"这一执政理念，推出更多有利于健康的政策；

（2）对社会各成员部门的倡导，希望社会各成员部门牢固树立"促进公众健康，各社会成员部门有责"这样一个社会责任理念，让各社会成员部门承担起对社会的健康责任，希望动员各部门的力量共同把健康问题解决好；

（3）面向公众的倡导，希望我们的老百姓能够关注健康、关注自身的健康、关注健康的问题，希望他们能够自觉保护环境和资源，自觉维护和促进自身和他人的健康。

2. 赋权

赋权就是能力建设，包括两层意思：一是针对社区的能力建设；二是针对个人的能力建设。具体方式如下：

（1）通过健康知识的传播和健康技能的培训，让广大人民群众掌握更多的健康知识和健康技能，增强预防疾病和促进健康的能力；

（2）要增强老百姓利用健康政策和卫生服务的能力；

（3）要鼓励个人和社区增强发现健康问题和解决健康问题的能力。

3. 协调

协调就是社会的相关部门共同参与健康事业管理，卫生部门为全国开展健康教育和健康促进工作提供技术支持。希望更多部门通过卫生健康部门的协调努力，共同关注健康、支持健康,共同为推动全社会健康水平的提高而努力,形成良好的社会环境和氛围,使大众的健康程度越来越高。

## 四、体验

### 1. 体验的概念

体验到的东西使得我们感到真实、现实,并在大脑记忆中留下深刻印象,使我们可以随时回想起曾经亲身感受过的各种历程,也因此对未来有所预感。

### 2. 用户体验的概念

用户体验(user experience,UE)这个概念的提出非常重要,是一种纯主观的、在用户使用一个产品(服务)的过程中建立起来的心理感受。

UE 指的是创新应用和审美价值,是以用户至上的观点作为基石的。体验或者说用户体验也被视为以人为本的创新 2.0 模式的核心,被列为面向知识社会的下一代创新模式。

通常,用户体验更多地用在软件和互联网领域,网站或者软件的使用完全要站立在用户的角度上去进行策划和设计,要从多个角度去体验,以找到用户最美好的使用体验。用户体验是从网站整体上去衡量在内容、用户界面(UI)、操作流程、功能设计等多个方面的用户使用感觉。

### 3. 体验构成因素

(1) 印象(感官冲击)。

(2) 功能性。

(3) 使用性。

(4) 内容。

这些因素相互关联,不可分割,共同形成正确的用户体验。这些因素也是一个软件成功所必不可少的主要因素。其中"印象"也可以归结为这个软件塑造的一个"品牌"效应。

## 五、健康体验

### (一) 健康体验概念

健康体验就是利用实景、信息化、3D、交互式、问答式等现代方法和方式,在健康的四个维度方面进行体察和检验,使体验者知道什么是健康和健康的维护方法。

### (二) 健康体验内容

### 1. 全人群健康管理

体验馆采用多种数据采集方式,能够为青年、中年、老年提供健康管理,并分别为男性、女性提供健康数据和参数；并就个人的生命周期进行体验，如胎儿的发育与成长、婴幼儿的计划免疫、成年人吸烟的危害、临终关怀的心理互动等。

2. 全领域健康管理

体验馆综合提供危险因素、疾病风险、功能值和体态分析，支持健康风险评估、慢病预防、慢病管理、老年健康管理、社区健康管理等在内的个体全领域健康管理。

3. 居家服务

通过智慧、智能、健康管理相关设备延伸到居民家庭，实时监测个体血压、心电、心率、血糖、睡眠、运动、情绪等健康参数，实现动态健康管理服务。

# 第二节　健康行动内容

## 一、个人和家庭

### （一）正确认识健康

健康包括身体健康、心理健康和良好的社会适应能力。遗传因素、环境因素、个人生活方式和医疗卫生服务是影响健康的主要因素。每个人是自己健康的第一责任人，提倡主动学习健康知识，养成健康生活方式，自觉维护和促进自身健康，理解生老病死的自然规律，了解医疗技术的局限性，尊重医学和医务人员，共同应对健康问题。

### （二）养成健康文明的生活方式

注重饮食有节、起居有常、动静结合、心态平和。讲究个人卫生、环境卫生、饮食卫生，勤洗手、常洗澡、早晚刷牙、饭后漱口，不共用毛巾和洗漱用品，不随地吐痰，咳嗽、打喷嚏时用胳膊或纸巾遮掩口鼻。没有不良嗜好，不吸烟，吸烟者尽早戒烟，少喝酒，不酗酒，拒绝毒品。积极参加健康有益的文体活动和社会活动。关注并记录自身健康状况，定期健康体检。积极参与无偿献血，健康成人每次献血400毫升不影响健康，还能帮助他人，两次献血间隔不少于6个月。

### （三）关注健康信息

学习、了解、掌握、应用《中国公民健康素养——基本知识与技能》和中医养生保健知识。遇到健康问题时，积极主动获取健康相关信息。提高理解、甄别、应用健康信息的能力，优先选择从卫生健康行政部门及医疗卫生专业机构等正规途径获取健康知识。

### （四）掌握必备的健康技能

会测量体温、脉搏；能够看懂食品、药品、化妆品、保健品的标签和说明书；学会识别常见的危险标识,如高压、易燃、易爆、剧毒、放射性、生物安全等,远离危险物。积极参加逃生与急救培训,学会基本逃生技能与急救技能;需要紧急医疗救助时拨打120急救电话;发生创伤出血量较多时,立即止血、包扎;对怀疑骨折的伤员不要轻易搬动;遇到呼吸、心脏骤停的伤病员,会进行心肺复苏;抢救触电者时,首先切断电源,不能直接接触触电者;发生火灾时,会拨打火警电话119,会隔离烟雾、用湿毛巾捂住口鼻、低姿逃生。应用适宜的中医养生保健技术方法,开展自助式中医健康干预。

### (五) 科学就医

平时主动与全科医生、家庭医生联系,遇到健康问题时,及时到医疗机构就诊,早诊断、早治疗,避免延误最佳治疗时机。根据病情和医生的建议,选择合适的医疗机构就医,小病诊疗首选基层医疗卫生机构,大病到医院。遵医嘱治疗,不轻信偏方,不相信"神医神药"。

### (六) 合理用药

遵医嘱按时、按量使用药物,用药过程中如有不适应及时咨询医生或药师。每次就诊时向医生或药师主动出示正在使用的药物记录和药物过敏史,避免重复用药或者有害的相互作用等不良事件的发生。服药前检查药品有效期,不使用过期药品,及时清理家庭中的过期药品。妥善存放药品,谨防儿童接触和误食。保健食品不是药品,正确选用保健食品。

### (七) 营造健康家庭环境

家庭成员主动学习健康知识,树立健康理念,养成良好生活方式,互相提醒定期体检,优生优育,爱老敬老,家庭和谐,崇尚公德,邻里互助,支持公益。有婴幼儿、老人和残疾人的家庭主动参加照护培训,掌握有关护理知识和技能。提倡有经消化道传播疾病的患者家庭实行分餐制;有家族病史的家庭有针对性地做好预防保健,配备家用急救包(含急救药品、急救设备和急救耗材等)。

## 二、社会和政府

(1) 建立并完善健康科普"两库、一机制"。建立并完善国家和省级健康科普专家库,开展健康科普活动。中央级媒体健康科普活动的专家应从国家科普专家库产生;省级媒体应从省级以上科普专家库产生;建立并完善国家级健康科普资源库,出版、遴选、推介一批健康科普读物和科普材料。

针对重点人群、重点健康问题组织编制相关知识和信息指南,由专业机构向社会发布。构建全媒体健康科普知识发布和传播的机制,加强对健康教育内容的指导和监管,依托专业力量,加强电视、报刊健康栏目和健康医疗广告的审核和监管,以及对互联网新媒体平台健康科普信息的监测、评估和通报。

对出现问题较多的健康信息平台要依法依规勒令整改,直至关停。对于科学性强、传播效果好的健康信息,予以推广;对于传播范围广、对公众健康危害大的虚假信息,组织专家予以澄清和纠正。

(2)医务人员掌握与岗位相适应的健康科普知识,并在诊疗过程中主动提供健康指导。各医疗机构网站要根据本机构特色设置健康科普专栏,为社区居民提供健康讲座和咨询服务,三级医院要组建健康科普队伍,制订健康科普工作计划,建设微博、微信新媒体健康科普平台,开发健康教育处方等健康科普材料,定期面向患者举办针对性强的健康知识讲座。

完善全科医生、专科医生培养培训课程和教材内容,显著提高家庭医生健康促进与教育必备知识与技能。深入实施中医治未病健康工程,推广普及中医养生保健知识和易于掌握的中医养生保健技术和方法。鼓励健康适龄的公民定期参加无偿献血。

(3)建立鼓励医疗卫生机构和医务人员开展健康促进与教育的激励约束机制,调动医务人员参与健康促进与教育工作的积极性。将健康促进与教育工作纳入各级各类医疗机构绩效考核,纳入医务人员职称评定和绩效考核。

完善医保支付政策,鼓励基层医疗机构和家庭签约医生团队开展健康管理服务。鼓励和引导个人践行健康生活方式,加强个人健康管理。

(4)鼓励、扶持中央广电总台和各省级电台、电视台在条件成熟的情况下开办优质健康科普节目。中央广电总台对公益性健康节目和栏目,在时段、时长上给予倾斜保障,继续办好现有数字付费电视健康频道。报刊推出一批健康专栏。运用"两微一端"(微信、微博,移动客户端)以及短视频等新媒体,推动"互联网＋精准健康科普"。

(5)动员更多的社会力量参与健康知识普及工作。鼓励卫生健康行业学会、协会组织专家开展多种形式的、面向公众的健康科普活动和面向机构的培训工作。

各社区和单位要将针对居民和职工的健康知识普及作为一项重要工作,结合居民和职工的主要健康问题,组织健康讲座等健康传播活动。加强贫困地区人口的健康素养促进工作。

(6)开发推广健康适宜技术和支持工具。发挥市场机制作用,鼓励研发推广健康管理类人工智能和可穿戴设备,充分利用互联网技术,在保护个人隐私的前提下,对健康状态进行实时、连续监测,实现在线实时管理、预警和行为干预,运用健康大数据提高大众自我健康管理能力。

(7)开展健康促进县(区)建设,着力提升居民健康素养。国家每年选择一个与群众密切相关的健康主题开展"健康中国行"宣传教育活动。开展"中医中药中国行"活动,推动中医药健康文化普及,传播中医养生保健知识。

推进全民健康生活方式行动,强化家庭和高危个体健康生活方式指导和干预。

## 第三节 健康行动流程

# 一、个人

## （一）个人健康档案

（1）基本资料。包括人口学资料：如年龄、性别、教育程度、职业、婚姻、民族、社会经济状况等；健康行为资料：如吸烟、饮酒、饮食习惯、行为、运动、就医行为和心理行为等；临床资料：如过去史、家族史、个人史（药物过敏、月经史等）、各种检查结果、心理评估等。

（2）周期性健康检查记录。主要内容包括有计划的健康普查（如测血压、乳房检查、胃镜检查、尿液检查等）、计划免疫（预防免疫接种等）和健康教育。

（3）会诊和转诊记录。

（4）特殊检查等记录。将实验检查等结果登记或粘贴以利备查。

（5）保健记录。包括老年保健（适用于 60 岁以上的老年人）；儿童保健适用于 7 岁以下的儿童；妇女保健适用于已婚妇女或 20 岁以上的未婚女性。

## （二）流程

1. 学生

学校学生健康检查工作流程如图 2-1 所示。

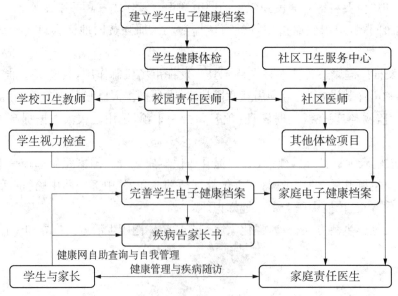

图 2-1 学校学生健康检查工作流程

2. 妇女

孕产期健康管理流程如图 2-2 所示。

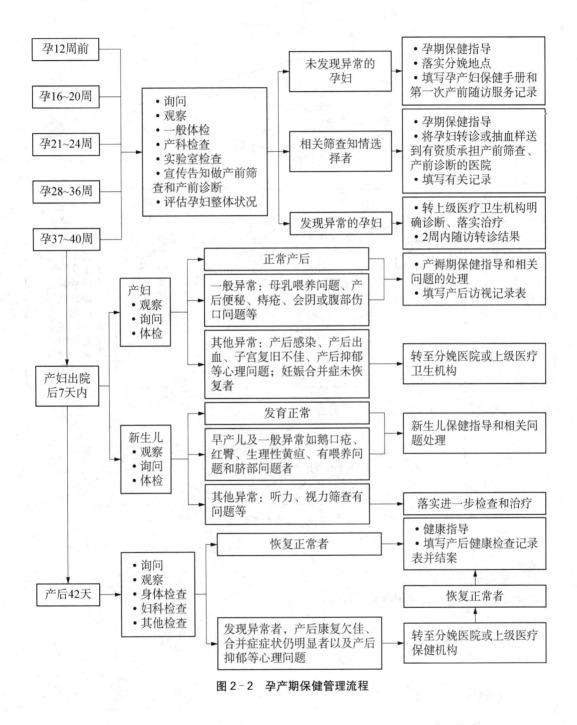

图 2-2 孕产期保健管理流程

3. 老人

老年人保健工作流程如图 2-3 所示。

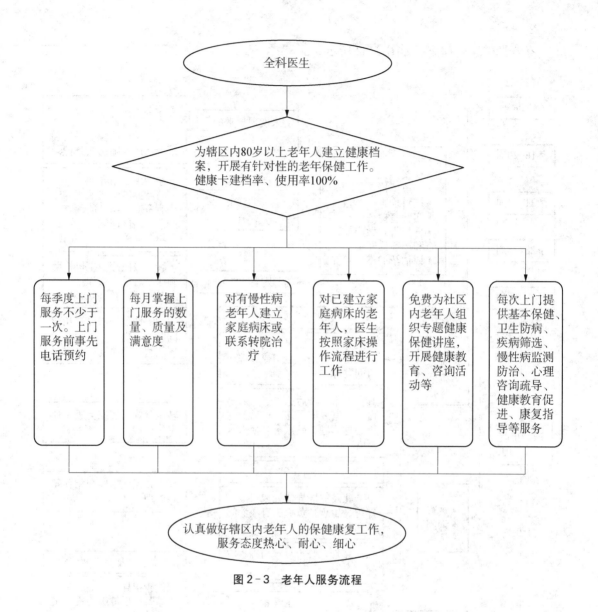

图2-3 老年人服务流程

4. 慢性病

慢性病如高血压的筛查流程如图2-4所示。

## 二、家庭

### (一)家庭健康档案内容

1. 家庭健康档案

(1)家庭基本资料。家庭基本资料包括家庭住址、人数及每个人的基本资料,建档医生和护士姓名及建档日期等。

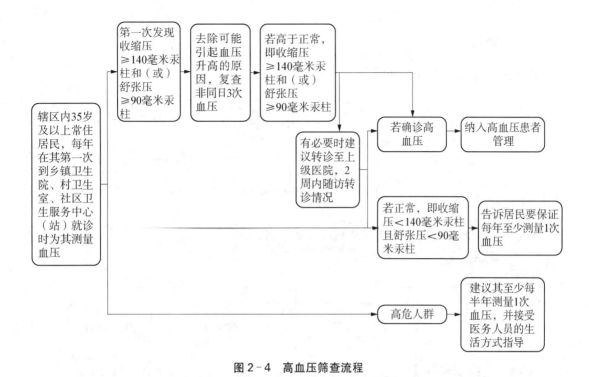

**图2-4 高血压筛查流程**

（2）家系图。即以绘图的方式表示家庭结构及各成员的健康和社会资料，是简明的家庭综合资料，其使用符号有一定的格式。

（3）家庭健康保健记录。记录家庭环境的健康状况、居住条件、生活起居方式，是评价家庭功能、确定健康状况的参考资料。

（4）家庭评估资料。包括对家庭结构、家庭生活周期、家庭功能等的评价。家庭结构，一般可从家庭成员的基本情况或家系图反映出来：有单身家庭，由父母及其未婚子女组成的核心家庭，由父母和已婚子女及第三代组成的主干家庭、联合家庭及其他类型的家庭。家庭成员的资料基本包括在个人健康档案中。家庭生活周期可分为8个阶段，每一阶段均有其特定的发展内容及相应的问题，包括生物学、行为学、社会学等方面的转变及意料之外和待协调的危机。全科医生需对每个家庭所处的阶段及存在的问题做出判断，并预测可能出现的转变和危机，进而制订适宜的处理计划并实施之。家庭功能的好坏直接关系到每个家庭成员的身心健康及疾病的预后，因而是家庭评估中最重要的内容。全科医生应对每个家庭的功能有所掌握。对家庭功能的评估多采用家庭 APGAR（adaption，partnership，growth，affection，resolve），即适应、共处、成长、情感、亲密问卷。

（5）家庭主要问题目录及其描述。目录里记载家庭生活压力事件及危机发生的日期、问题描述及结果等。家庭主要问题目录中所列的问题可依编号按基于问题导向的医学记录（problem oriented medical record，POMR）中的主观信息—客观信息—诊断，评估—诊疗计划（subjective-objective-assessment-plan，SOAP）方式描述。

（6）家庭成员健康资料（同个人健康档案）。

## （二）流程

家庭病床服务工作流程如图2-5所示。

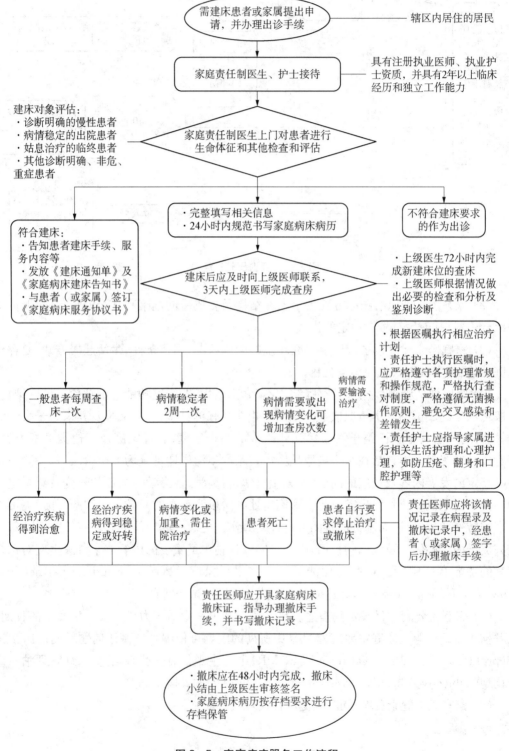

**图2-5 家庭病床服务工作流程**

## 三、社区

### （一）社区健康档案

1. 社区健康档案基本内容

（1）社区地理及环境状况以及影响居民健康的危险因素。

（2）社区产业及经济现状以及影响居民的健康因素。

（3）社区各种组织的种类、配置及相互协同等情况。

（4）社区动员潜力：指可以动员起来为居民健康服务的社区人力、财力和物力。

2. 社区健康资源

（1）健康服务机构包括医院（综合性医院和专科医院）、门诊部、保健所、防疫站、私人诊所等医疗保健机构、福利机构、健康教育机构等。每个机构的服务范围、优势服务项目、地点等均有必要记录在社区档案中。医生可根据以上情况进行转诊、咨询等，从而充分利用健康资源，为居民提供协调性保健服务。

（2）健康人力资源包括本社区健康人员数量、结构等状况。

3. 健康服务情况

（1）门诊统计：包括门诊量（人次）、门诊常见健康问题的种类及构成、门诊疾病的种类及构成等。

（2）转诊统计：包括转诊患者数量（转诊率）、患病种类及构成、转诊单位等。

（3）住院统计：包括住院患者数量（住院率）、患病种类及构成、住院起止时间等。

4. 居民健康状况

（1）人口学资料。包括①人口数量：绝对数、相对数（人口密度）；②人口性别构成：各年龄组性别比；③人口年龄构成；④人口文化构成；⑤人口职业构成：根据国家对职业的划分，对居民的职业进行分类并予以描述；⑥社区婚姻构成；⑦社区家庭构成：可把家庭按人员结构分为单身家庭、核心家庭、主干家庭、联合家庭及其他5种类型；⑧出生率；⑨死亡率；⑩人口自然增长率。

（2）患病资料。包括①社区疾病谱：将社区居民所患疾病进行统计分析，根据各种疾病构成情况排出顺序，得出社区疾病谱以掌握威胁本社区居民的主要疾病，从而抓住疾病控制工作的重点；②疾病分布：包括年龄、性别分布与职业分布等。

（3）死亡资料。包括①死亡水平：分年龄、性别、职业；②社区死因谱：将社区居民死亡原因进行统计分析，根据各种死因构成情况排出顺序，得出社区死因谱，以掌握威胁本地区居民生命的主要疾病，作为有关工作的依据。

### （二）社区居民健康状况评价指标

1. 群体数量指标

群体数量是群体健康状况的重要反映。就群体本身来说，绝对数越大，其健康水平越高;相反,则健康水平不高,可能存在病态。如果把群体置于一定的自然社会背景下来分析,问题并不那么简单。在人口资源相对而言是有限的情况下,人口规模越大越好;相反,当资源人口相对而言是有限时,则应适当压缩人口。因此,评价人口的数量指标应包括绝对数(总数)、相对数等。

(1)绝对数,是指一定群体范围中所有个体的总和。主要通过反映群体的规模来描述群体的健康状况。从各国人口由弱小到强盛的发展过程中,可以看出世界所面临的"人口爆炸"问题。

(2)相对数即人口密度,是指单位面积上的人口数,常用单位是人/平方千米。它反映人口拥挤程度和人口与资源的比例,可协助绝对数反映群体健康状况。在一定范围内,人口密度越高,健康水平越高;但密度太高,不利于健康。

2. 结构指标

系指按不同特征对人口进行分类,然后求出各类人口所占比例即为人口构成。健康人群要有相对固定和稳定的内部结构特征。人口的性别比例近于1,年龄结构近似于金字塔和矩形之间是健康的表现。另外,人口的城乡构成、职业构成、文化构成等更能反映一个民族的健康水平。

(1)性别比例,是指男、女人口之比,战争可使其下降,重男轻女的习俗可使其提高。另外,生育年龄的性比例失调会给群体健康带来一定的不利影响,尤其是婚龄性比例问题。性比例的计算是以女性人口为1或100进行的。

(2)年龄构成,是指群体中各年龄组人口所占的比例,它是反映人口健康状况的经典指标之一。年龄构成同时反映人口的再生产能力、所经历的人口健康状况的变迁和重大灾难的影响,就像树的年轮一样。

(3)城乡构成,反映都市化程度,亦即反映公众生活质量、健康水平。发达国家城市人口达90%以上。

(4)职业构成,是指人群中从业人员在各行业中的比例。按作业的性质又分为以体力劳动为主(如农民、搬运工、钳工、码头工等)和以脑力劳动为主(如工程技术人员、经营管理人员等)。一般一个社会中脑力劳动者比率越高,反映其素质越好,健康水平也会高些。

(5)社会阶层构成,是指社会中不同经济阶层的人所占的比例、可从社会公正的角度反映健康水平。

(6)婚姻家庭结构,反映人口的婚姻状况和家庭规模,也是群体健康的重要指标。

3. 再生产指标

(1)出生率,表示一定地区1年里平均每千人的出生(活产)人数。出生率受生殖能力、社会生产方式、家庭性质等多因素的影响,从一定程度上反映健康水平。

(2)生育率、总和生育率。由于出生率是以全体人口为基数计算的,往往掩盖了人口性别、年龄结构的差异,故又提出了生育率与总和生育率的概念。但其描述健康状况的意义同出生率。总和生育率＝某年出生人数/同年平均育龄妇女人数×1000‰。

(3)死亡率,又称为总死亡率、粗死亡率和普通死亡率,表示某地某年每1000人口中死亡人数,反映一个国家或地区某年总的死亡水平。死亡率的高低受人口、年龄、性别构成的影响。因而，在不同国家或地区，比较分析死亡率时要考虑年龄、性别构成的影响，必要时可采用年龄别死亡率、标化死亡率或平均寿命等。

（4）年龄别死亡率，表示某年龄组每1000人口中的死亡人数。年龄别死亡率用于反映年龄死亡水平，因消除了年龄构成的影响，不同地区、不同时期可直接比较，比普通死亡率的可比性强。为了分析某一年龄死亡人数在总死亡中的比重，还可计算年龄组死亡构成比。

（5）标化死亡率。死亡率受人口年龄构成的影响较大，婴幼儿及老年人比重较大时，死亡率一般较高。消除人口年龄构成不同对死亡率的影响，并计算标化死亡率。

（6）婴儿死亡率，表示某年某地未满1岁的人口死亡人数与同年活产婴儿数的比值，是一个较敏感的健康指标。婴儿死亡率不仅反映某些直接影响婴儿健康的问题，而且反映母亲健康的问题，包括母亲产前产后保健水平、婴儿保健水平、环境健康状况等。该死亡率和0岁组死亡率不同，后者以某年0岁组平均人口数为分母。

（7）新生儿死亡率，表示某年未满28天的新生儿死亡数与同年活产婴儿数的比值。新生儿死亡数占婴儿死亡数的百分比，表示每死亡100名未满1岁的婴儿中，未满28天的新生儿死亡数所占的百分比。新生儿死亡百分比是评价婴儿死亡资料的完整性的一项指标，也是制订婴幼儿保健计划的依据之一。

（8）孕产妇死亡率，是某年内出生每1000名活产婴儿的孕产妇死亡人数。孕产妇死亡是指妇女在妊娠期、分娩期及分娩后42天内的死亡。其死亡率高低受社会经济条件、妊娠期前的健康状况、妊娠期和分娩期的各种并发症、健康保健设施的有无及围生期产科保健的利用情况等因素影响。

（9）平均寿命，又叫平均期望寿命或平均预期寿命，是寿命表的重要指标之一，表示同时出生的一代人到全部死亡时为止每个人存活的平均年龄。它是反映人群死亡和健康水平的综合性指标。

4. 疾病、伤残指标

（1）发病率，即1年内，某地区人群中某种疾病的新发病例的比例。

（2）患病率，即观察期内，某地区人群中患某种疾病的病例的比例。又可分为时点患病率和期间患病率，前者即在某调查时点上一定人群中某疾病的患病人数；后者指在一定的观察期间内一定人群中某疾病的患病人数。

（3）残疾率，又叫残疾患病率，是指某一人群在一定期间内，每100万人口中实际存在的残疾人数。残疾系指由于疾病、伤害等原因在人体上留下来的固定症状，它给身体带来形态和功能上的改变，使人的正常活动和劳动能力受到限制或丧失。

（4）病死率，某疾病病死率表示观察期间内某疾病患者中因该病而死亡的频率；某疾病死亡率表示在观察期间内人群中因某疾病而死亡的频率。某疾病的死亡率与病死率不同，病死率是某疾病患者中的病死者，以百分比表示。

## （三）流程

社区健康教育服务流程如图2-6所示。

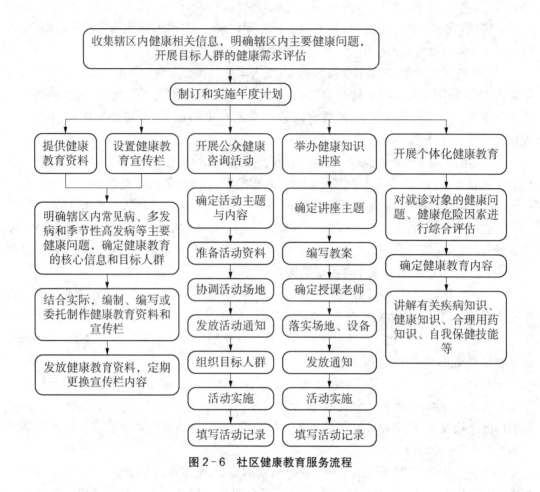

图 2-6 社区健康教育服务流程

# 第四节 行动目标内容和发展

## 一、指标

### （一）总体指标

到 2022 年和 2030 年，全国居民健康素养水平分别不低于 22％和 30％。

### （二）分类指标

1. 定量指标

（1）基本知识和理念素养水平、健康生活方式与行为素养水平、基本技能素养水平分别提高到 30％、18％、20％及以上和 45％、25％、30％及以上。

（2）居民基本医疗素养、慢性病防治素养、传染病防治素养水平分别提高到 20％、

20%、20%及以上和28%、30%、25%及以上。

(3)人口献血率分别达到15‰和25‰。

(4)中医医院设置治未病科室比例分别达到90%和100%。

2. 定性指标

(1)建立并完善健康科普专家库和资源库,构建健康科普知识发布和传播机制;中央广电总台对公益性健康节目和栏目,在时段、时长上给予倾斜保障。

(2)建立医疗机构和医务人员开展健康教育和健康促进的绩效考核机制。

(3)医务人员掌握与岗位相适应的健康科普知识,并在诊疗过程中主动提供健康指导。

(4)鼓励各主要媒体网站和商业网站开设健康科普栏目。

(5)提倡个人定期记录身心健康状况。

(6)了解掌握基本中医药健康知识;掌握基本的急救知识和技能。

## 二、行动内容

### (一)国家层面

1. 国家立法

2018年1月,十二届全国人大常委会第三十一次会议对首次提请审议的基本医疗卫生与健康促进法草案进行了审议。全国人大常委会组成人员认为,这次起草的基本医疗卫生与健康促进法,作为卫生领域的基础性、综合性的法律,对加快我国医疗卫生事业发展,倡导健康文明生活方式,提升全民卫生与健康水平意义重大。这表明基本医疗卫生与健康促进法立法进入操作流程。

2019年12月23日提请最高立法机关第四次审议的基本医疗卫生与健康促进法草案,拟从立法层面补上心理健康服务和健康教育这两类人才的"短板",以满足全社会日益增长的健康服务需求。这说明中国健康法律可能有望近期出台。

2. 地方立法

有地方立法权限的地区可以率先就健康法进行制度、条例的制定和实施,以方便进行当地实践和推广。

### (二)机构和社会层面

1. 制订规划

要制订健康促进行动的中长期规划,在指导思想、行动原则、行动内容、行动流程、指标体系等方面结合当地特点进行制订和实施。

2. 人才培养

从健康的角度,我国有健康管理师,但是培养的宽度和数量远远不够。我们希望加强类似健康管理师的职业资质的人才培养,同时增大培养的数量。

### （三）个人和家庭层面

**1. 个人有健康行为的责任**

将个人健康行为规范逐步纳入个人信誉范畴，特别在严重危害其他人健康的行为方面（如吸烟）要加大处罚力度。

**2. 家庭也有健康行为的责任**

将家庭健康行为规范逐步纳入家庭信誉范畴，特别在严重危害其他人（家庭）健康的行为方面（如在楼梯放置物品妨碍消防通道等）要加大处罚力度。

## 三、拓展健康指标

### （一）减寿人年数

减寿人年数（potential years of life lost，PYLL）是指某一人群在一定时期内（通常为一年），在目标生存年龄（通常定为 70 岁或出生期望寿命）内因死亡而使寿命损失的总人年数。其含义是：假定一个人的最高寿命为 70 岁，而不到该岁即死去，是"不合理"的死亡，即"早死"，导致寿命损失年数。可见死亡时越年轻，损失的寿命就越多。该指标可以用来反映某死因对一定年龄的某人群寿命损失和危害程度。计算方法如下：

$$\text{PYLL} = \sum a_i d_i$$

其中，$a_i$ 为第 $i$ 年龄组死亡者的减寿年数，$a_i = L - (x_i + 0.5)$，其中 $L$ 为目标生存年龄（可根据不同地区的平均期望寿命来确定，或是直接采用 70 岁），$x_i$ 为第 $i$ 年龄组的组中值（如 $10 \sim 20$ 岁组，$x = (10 + 20)/2 = 15$）；$d_i$ 为第 $i$ 年龄组的死亡人数。

### （二）无残疾期望寿命

无残疾期望寿命（life expectancy free of disability，LEFD），传统的期望寿命是以死亡作为观察终点，而无残疾期望寿命则以残疾作为观察终点。这是将寿命表方法应用于功能状态的研究，在同时考虑死亡率和残疾率的情况下，利用现时寿命表的计算原理，通过扣除残疾状态下所消耗的平均期望寿命，从而得到无残疾状态下的期望寿命。由于无残疾期望寿命是个体生命过程中质量较高的部分，因而能更好地反映一个国家或地区社会经济和卫生状况的综合水平。

残疾的分类可以采用世界卫生组织的标准。日常生活活动能力（activities of daily living，ADL）包括饮食、穿衣、修饰、洗澡、上厕所、大小便控制、行走等内容，是用于反映一个人基本日常生活能力的一个综合指标。当以上这些活动需要帮助和完全依赖帮助时称为活动受限（limitation of activity），即处于残疾状况。计算方法如下：

采用寿命表方法，在普通寿命表基础上，ADL 活动受限的人年数（nLxd）为

$$\text{nLxd} = \text{nLx} \times \text{ADL}$$

式中,nLx 为普通寿命表生存人年数。

活动受限的期望寿命(exd)为

$$exd = Txd/Lx$$

式中,Txd 为活动受限的总人年数;Lx 为普通寿命表生存人数。

无残疾期望寿命(ex. HEL)为

$$ex. HEL = ex - exd$$

式中,ex 为普通寿命表期望寿命。

### (三) 活动期望寿命

活动期望寿命(active life expectancy，ALE),是指人们能维持良好的日常生活活动能力的年限,它是以日常生活活动能力的丧失作为观察终点,代替普通寿命表以死亡作为观察终点。目前对日常生活活动能力丧失的测量和评估有不同的方法。虽然不同方法之间有一定差别,但以 ADL 功能丧失率为基础而计算出的 ALE,不仅可以客观反映功能状况,使功能健康定量化,还可以确定高危人群,反映个体的生存质量,指导卫生计划和政策的制定。

### (四) 伤残调整生命年

伤残调整生命年(disability adjusted life year，DALY)是指疾病死亡损失健康生命年与疾病伤残(残疾)损失健康生命年相结合的综合性指标。测量某一人群的 DALY 值是将该人群的死亡损失健康生命年(years of life lost，YLL)和伤残损失健康生命年(years lived with disability，YLD)进行综合计算,再用生命年的年龄相对值(年龄权数)和时间相对值(贴现率)进行加权调整。

其中,死亡损失健康生命年是指因"早死"而损失的人年数,即减寿人年数。这里的"早死"是以发达国家模型寿命表的理想潜在寿命为标准的,实际死亡年龄与发达国家模型寿命表的理想潜在寿命的差额即表示一例死亡所带来的寿命年损失。

伤残损失健康生命年是指因病伤而损失的人年数,其根据不同病伤的严重程度确定相对于早死的残疾权数,用预期残疾状态生存时间乘以残疾权数,转换为相应的死亡损失健康生命年,残疾权数界于 0 和 1 之间,0 代表健康,1 代表死亡。

另外,伤残调整生命年还考虑年龄权数和贴现率。年龄权数,即年龄的相对值,是指各个年龄的人健康地存活 1 年的价值。在多数社会中,对中青年每存活 1 年,较之对儿童及老年人存活 1 年更为重视,即不同年龄组的生命价值是不等价的。因而年龄权数从出生时的 0 开始,随着年龄增加急剧上升,在 25 岁时达到最高峰,然后随年龄增加而下降。对某一特定年龄给予较高的权重并不意味着这一年龄的生命年对个人更为重要,而是因为这一段时间的社会价值可能更大。

贴现率,即时间相对值或时间偏好。这是一个经济学概念,个体喜欢现在受益而不是将来。今天的商品或服务的价值大于1年以后的价值。如果要在今天的100元可利用资源与1年后的100元中选择，许多人会选择今天使用，但如果按10％贴现，1年后是给110元，则一些人可能会选择后者。伤残调整生命年是衡量某一个体因死亡、生病或受伤而在未来将失去的健康生命年的现值，因此它是包括未来年份将失去的无残疾的生命时间，因而需要确定如何为相对于现在的未来定值。一般认为，健康生命的现在损失与将来损失其社会价值是不等价的，可采用贴现率做适当调整，但采用多大的贴现率尚有争议。

### （五）伤残调整期望寿命

伤残调整期望寿命（disability adjusted life expectancy，DALE），也称健康调整期望寿命（health adjusted life expectancy，HALE）或健康期望寿命（healthy life expectancy），是指扣除了死亡和伤残影响后的平均期望寿命。它是以寿命表为基础，根据一套完整的健康状态表及各健康状态相应的权重，将不同个体在非完全健康状况下生活的年数，经过权重转化成相当于在完全健康状况下生活的年数，即得到完全健康的期望寿命。它是一种对人群存活率、死亡率、不同健康状况的流行率和严重程度都很敏感的健康综合衡量指标。DALE的计算方法有两种：一种是多状态法，这种方法计算时需考虑不同健康状态之间的变迁；另一种是Sullivan法，这种方法应用较为广泛且简便，但各指标计算比较困难。先期可以利用无慢性病平均期望寿命和无心理疾病的平均期望寿命逐步计算。

### （六）调整质量生存年

调整质量生存年（quality adjusted life years，QALY）测量内容包括两个方面，即生存数量和生存质量。生存数量指个体生存的长短；生存质量指生命过程中健康状况如何，即"过得好不好"？生存质量的测量相对比较复杂，目前测量工具较多，尚无统一形式。QALY的计算方法可概括为三个步骤：第一步，对个体健康状况进行分类；第二步，计算不同健康状况下的权重，这是计算QALY的关键，目前采用的方法，有评量尺度法、标准概率技术、时间转换技术等；第三步，QALY的计算，通常以生存时间为横轴、以生存质量权重为纵轴，绘制坐标曲线，曲线下的面积即为QALY的值。该指标与传统的评估健康状况的指标相比，有较多优点，如健康的敏感性反映较高；既能反映健康的不良方面，也能反映健康的积极方面；既能反映躯体健康，也能反映心理、社会和情感等方面的健康等。

## 四、健康素养最新进展

上海从2008年开始，连续12年开展健康素养监测工作。2019年监测共调查31 535人，市民总体健康素养水平达到32.31％，是开展监测以来绝对值增长幅度最大的一年，提前实现《健康上海行动（2019—2030年）》中2022年的目标。

监测数据同时显示：市民健康行为与健康技能水平仍有不足，尤其在预防传染病、基本医疗和慢病管理等方面尚存不少欠缺与问题。预防传染病方面的监测数据显示：只有36％的人掌握了处理咳嗽、打喷嚏的正确方法，55％的人选择用手直接捂住口鼻这种错误的方式;26%的人错误认为冬天为避免感冒,要少开窗或不开窗;20%的人误以为预防流感最好的办法是服用抗生素。

基本医疗和慢病管理方面的监测数据显示,当出现发热症状时,仍有23%的人不知道应及时就诊;33%的人没有掌握玻璃体温计的正确读数方法;21%的人觉得为了让医生重视,可以把病情说得严重些;17%的人认为生病后要首先选择输液;41%的人认为高血压患者自测血压稳定就不用定期到门诊进行随访治疗。

2020年新型冠状病毒肺炎疫情防控中,广大市民良好的科学素质和健康素养为助力联防联控、群防群控起到重要作用,也充分体现健康科普的重要性。作为《健康上海行动》的"第一行动",市健康促进中心将汇集各方资源、凝聚专业共识,通过打造权威健康教育平台,开发多元化传播方式和传播渠道,多角度、全方位传递健康知识,倡导健康生活方式,让"每个人是自己健康第一责任人"的理念深入人心;同时,进一步推进"健康细胞"建设,将健康理念融入社区、单位、学校和家庭,营造健康支持性环境和氛围,制定行之有效的干预措施,不断促进市民健康知识、理念和技能提升。

上海市爱卫会、市健康促进委、市文明办等11部门联合向全体市民发布倡议书:倡导文明、革除陋习,遵守公德、维护秩序,积极参与、从我做起,养成良好卫生习惯,保持洁净城乡环境,践行健康生活方式。通过多部门协作、全社会参与,持续巩固疫情防控成果,充分发扬爱国卫生传统,以全体上海市民的自律与理性、素养与文明,共同提升健康上海能级,携手打造健康城市典范。

## ▶▶ 附录

### 健康素养国家调查和评价

**一、判断题(请在您认为正确的题目后的括号内划"√",认为错误的划"×")**

A01. 预防流感最好的办法是服用抗生素(消炎药)。( )

A02. 保健食品不是药品,也不能代替药品治病。( )

A03. 输液(打吊针)疗效好、作用快,所以有病后要首先选择输液。( )

A04. 水果和蔬菜的营养成分相近,可以用吃水果代替吃蔬菜。( )

A05. 正常人体温在一天内可以上下波动,但是波动范围一般不超过1℃。( )

A06. 儿童青少年也可能发生抑郁症。( )

A07. 长期睡眠不足不仅会加快衰老,还会诱发多种健康问题。( )

A08. 居民可以到社区卫生服务中心(站)和乡镇卫生院(村卫生室)免费获得健康知识。( )

A09. "久病成良医",慢性病患者可以根据自己的感受调整治疗方案。( )

A10. 健康体检发现的问题和疾病,如没有症状,可暂时不采取措施。( )

**二、单选题(每题后面给出的4个选项中,只有1个正确答案,请在相应选项序号上打"√"。如果不知道,请选择④)**

B01. 关于健康的概念,描述完整的是:

① 健康就是体格强壮,没有疾病　② 健康就是心理素质好,体格强壮

③ 健康不仅是没有疾病,而是身体、心理和社会适应的完好状态

④ 不知道

B02. 通常情况下,献血者要到(　　)进行无偿献血。

① 医院　② 血液中心(血站)或其献血车

③ 疾病预防控制中心　④ 不知道

B03. 乙肝可以通过以下哪些方式传染给他人?

① 与患者或感染者一起工作、吃饭、游泳

② 可以通过性行为、输血、母婴传播

③ 同患者或感染者说话、握手、拥抱

④ 不知道

B04. 关于自测血压的说法,错误的是:

① 自测血压对高血压诊断有参考价值

② 高血压患者定期自测血压,可为医生制订治疗方案和评价治疗效果提供依据

③ 高血压患者只要自测血压稳定,就可以不用定期到门诊进行随访治疗了

④ 不知道

B05. 关于吸烟危害的说法,哪个是错误的?

① 烟草依赖是一种慢性成瘾性疾病　② 吸烟可以导致多种慢性病

③ 低焦油卷烟危害比普通卷烟小　④ 不知道

B06. 下列哪项不是癌症早期危险信号?

① 身体出现异常肿块　② 不明原因便血

③ 体重增加　④ 不知道

B07. 发生煤气中毒后,救护者首先应该怎样处理煤气中毒的人?

① 给患者喝水　② 将患者移到通风处

③ 拨打120,送医院治疗　④ 不知道

B08. 对肺结核病人的治疗,以下说法正确的是:

① 没有优惠政策　② 国家免费提供抗结核药物

③ 住院免费　④ 不知道

B09. 从事有毒有害作业时,工作人员应该:

① 穿工作服　② 戴安全帽

③ 使用个人职业病防护用品　④ 不知道

B10. 缺碘最主要的危害是:

① 患上"非典"　② 影响智力和生长发育

② 引起高血压　④ 不知道

B11. 剧烈活动时,会因大量出汗而丢失体内水分。在这种情况下,最好补充:

① 白开水　② 含糖饮料　③ 淡盐水　④ 不知道

B12. 关于国家基本公共卫生服务的理解,错误的是:

① 主要在大医院开展　② 在基层医疗卫生机构开展

③ 老百姓可免费享受　④ 不知道

B13. 下列哪种情况下,应暂缓给儿童打疫苗:

① 哭闹时　② 感冒发烧时　③ 饭后半小时内　④ 不知道

B14. 出现发热症状,正确做法是:

① 及时找医生看病　② 根据以往经验,自行服用退烧药

③ 观察观察再说　④ 不知道

B15. 当患者依照医生的治疗方案服药后出现了不良反应,正确的做法是:

① 自行停药　② 找医生处理　③ 继续服药　④ 不知道

B16. 某地发生烈性传染病,以下做法正确的是:

① 这个病与我无关,不必理会　② 如果我是当地人,就会关注疫情

③ 不管是否是当地人,都需关注疫情变化　④ 不知道

B17. 警示图 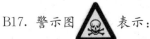 表示:

① 该场所易发生火灾　② 该场所某区域存在易爆物,不允许靠近

③ 该物品具有毒性或该场所存在有毒物品　④ 不知道

B18. 全国统一的免费卫生热线电话号码是:

① 12302　② 120　③ 12320　④ 不知道

B19. 以下关于就医的说法,错误的是:

① 尽可能详细地向医生讲述病情

② 如果有以往的病历、检查结果等,就医时最好携带

③ 为了让医生重视,可以把病情说得严重些　④ 不知道

B20. 某药品标签上印有"OTC"标识,则该药品为:

① 处方药,必须由医生开处方才能购买

② 非处方药,不用医生开处方,就可以购买

③ 保健品　④ 不知道

B21. 流感季节要勤开窗通风。关于开窗通风,以下说法错误的是:

① 冬天要少开窗或不开窗,避免感冒

② 开窗通风可以稀释室内空气中的细菌和病毒

③ 开窗通风可以使阳光进入室内,杀灭多种细菌和病毒

④ 不知道

B22. 用玻璃体温计测体温时,正确的读数方法是:

① 手持体温计水银端水平读取　② 手持体温计玻璃端竖直读取

③ 手持体温计玻璃端水平读取　④ 不知道

B23. 刘大妈在小区散步时,被狗咬伤,皮肤有破损,但不严重。以下做法正确的是:

① 自行包扎处理　② 清洗伤口,尽快打狂犬病疫苗

③ 伤口不大,不予理睬　④ 不知道

B24. 关于超过保质期的食品，以下说法正确的是：

① 只要看起来没坏，就可以吃　② 只要煮熟煮透后，就可以吃

③ 不能吃　④ 不知道

B25. 皮肤轻度烫伤出现水泡，以下做法正确的是：

① 挑破水泡，这样恢复得快　② 水泡小不用挑破，水泡大就要挑破

③ 不要挑破水泡，以免感染　④ 不知道

B26. 发生火灾时，正确逃生方法是：

① 用双手抱住头或用衣服包住头，冲出火场

② 向头上和身上淋水，或用浇湿的毛毯包裹身体，冲出火场

③ 边用衣服扑打火焰，边向火场外撤离　④ 不知道

**三、多选题（每题有 2 个或 2 个以上正确选项，请在相应选项序号上打"√"。如果不知道，请选择⑤。）**

C01. 关于促进心理健康的方法，以下说法正确的是：

① 生活态度要乐观　② 把目标定格在自己能力所及的范围内

③ 建立良好的人际关系，积极参加社会活动　④ 通过吸烟、喝酒排解忧愁　⑤ 不知道

C02. 以下关于就医的说法，正确的是：

① 不是所有的病都能够治愈　② 治疗疾病是医生的事，与患者无关

③ 医院就是治病的地方，治不好病就是医院的责任　④ 生老病死是客观规律，需要理性看待诊疗结果　⑤ 不知道

C03. 关于肝脏描述，以下说法正确的是：

① 能分泌胆汁　② 有解毒功能

③ 是人体重要的消化器官　④ 肝脏有左右两个　⑤ 不知道

C04. 孩子出现发热、皮疹等症状，家长应该：

① 及时去医院就诊　② 应暂停去幼儿园

③ 及时通知孩子所在幼儿园的老师　④ 可以让孩子照常去幼儿园　⑤ 不知道

C05. 下面的说法，正确的有：

① 老年人治疗骨质疏松，为时已晚　② 骨质疏松是人衰老的正常生理现象

③ 人饮奶可以减少骨质丢失　④ 多运动可以预防骨质疏松　⑤ 不知道

C06. 选购包装食品时，应注意包装袋上的哪些信息？

① 生产日期　② 保质期　③ 营养成分表　④ 生产厂家　⑤ 不知道

C07. 发现病死禽畜，应做到：

① 不宰杀，不加工　② 不出售，不运输　③ 不食用　④ 煮熟煮透可以吃　⑤ 不知道

C08. 遇到呼吸、心搏骤停的伤病员，应采取哪些措施？

① 人工呼吸　② 胸外心脏按压　③ 拨打急救电话　④ 给予高血压治疗药物　⑤ 不知道

C09. 吃豆腐、豆浆等大豆制品的好处有：

① 对身体健康有好处　② 对心血管病患者有好处　③ 增加优质蛋白质的摄入量

④ 防止过多消费肉类带来的不利影响　⑤ 不知道

C10. 运动对健康的好处包括:

① 保持合适的体重　② 预防慢性病　③ 减轻心理压力　④ 改善睡眠　⑤ 不知道

C11. 某报纸上说,任何糖尿病患者通过服用某降糖产品,都可以完全治愈。看到这条信息后,以下哪些描述是正确的?

① 这条消息不可信　② 这消息真好,赶紧去告诉糖尿病朋友

③ 向社区医生咨询、核实　④ 赶紧去购买　⑤ 不知道

C12. 咳嗽、打喷嚏时,正确的处理方法是:

① 用手直接捂住口鼻　② 用手帕或纸巾捂住口鼻

③ 用胳膊肘弯处捂住口鼻　④ 不用捂住口鼻　⑤ 不知道

C13. 以下关于就医的说法,正确的是:

① 一生病就应该去大医院

② 应尽量选择附近的社区医院诊疗,必要时再去大医院

③ 后期康复治疗时,应回到社区进行管理

④ 后期康复治疗时,应该去大医院　⑤ 不知道

C14. 母乳喂养对婴儿的好处:

① 母乳喂养可以使婴儿少生病　② 母乳是婴儿最好的天然食品

③ 婴儿配方奶粉比母乳营养更丰富

④ 母乳喂养有利于婴儿的心理发育　⑤ 不知道

C15. 保管农药时,应注意:

① 农药应保管在固定、安全的地方　② 农药不能与食品放在一起

③ 如果手上不小心沾染了农药,只要皮肤没有破损,就不用冲洗

④ 农药要放在小孩接触不到的地方　⑤ 不知道

C16. 在户外,出现雷电天气时,以下做法正确的是:

① 躲在大树下　② 远离高压线　③ 避免打手机

④ 站在高处　⑤ 不知道

**四、情景题(请您先阅读材料,然后回答相关问题。单选题只有 1 个正确答案,多选题有 2 个或 2 个以上正确答案。请在相应选项序号上打"√"。如果不知道,单选题请选择④,多选题请选择⑤)**

BMI 指体质指数,是目前国际上常用的衡量人体胖瘦程度以及是否健康的一个标准。具体计算方法是以体重(公斤,kg)除以身高(米,m)的平方,即 BMI＝体重／身高2(公斤／平方米)。对于中国成年人,BMI＜18.5 为体重过低,18.5≤BMI＜24 为体重正常,24≤BMI＜28 则为超重,BMI≥28 为肥胖。

D01. 李先生,45 岁,身高 170 厘米,体重 160 斤,他的 BMI 该怎样计算?（单选题）

① $80 \times 2/170 = 37.6$　② $80/1.7 \times 2 = 27.7$

③ $160/1.7 \times 2 = 55.4$　④ 不知道

D02. 参照中国成年人体质指数的标准,李先生属于:（单选题）

① 肥胖 ② 体重正常 ③ 超重 ④ 不知道

D03. 李先生要控制体重,可以采取以下哪些方式?(多选题)

① 不吃主食 ② 每天运动至少半小时

③ 减少油脂摄入 ④ 只吃蔬菜水果 ⑤ 不知道

D04. 李先生容易患以下哪种疾病?(单选题)

① 高血压 ② 骨质疏松 ③ 胃溃疡 ④ 不知道

## 案例解析 上海市社区智慧健康小屋项目运作模式

### 一、项目规划

**(一)服务**

**1. 全人群健康管理**

智慧健康小屋采用多种数据采集方式,能够为青年、中年、老年提供全人群健康管理,并分别为男性、女性提供健康数据和参数。

**2. 全领域健康管理**

智慧健康小屋综合提供危险因素、疾病风险、功能值和体态分析,支持健康风险评估、慢病预防、慢病管理、老年健康管理、社区健康管理等在内的个体全领域健康管理。

**3. 居家服务**

通过智慧、智能、健康管理相关设备延伸到居民家庭,实时监测个体血压、心电、心率、血糖、睡眠、运动、情绪等健康参数,实现动态健康管理服务。

关爱老年医学健康中心,对有需求的居民提供优质的老年健康护理服务,再结合老年健康中心、保健养生、文娱休闲等模块,以"健康老龄化、积极老龄化"为主题,提供"康养、享乐"等相关服务。老年医学与健康中心具体服务如附表1所示。

**附表1 老年医学与健康中心具体服务**

| 项目名称 | 服务项目内容 |
| --- | --- |
| 糖尿病全病程管理 | 危险因素筛查、糖尿病并发症精准评估及康复治疗(糖尿病肾病、眼病、足病、神经病变等并发症) |
| 脑血管全病程管理 | 危险因素筛查、精准风险评估及康复治疗(脑梗塞、脑动脉硬化、脑血管狭隘和脑梗死前期)。高危患者康复(一级预防),避免脑梗塞的发生;中风患者的精准康复治疗,恢复行动能力 |
| 心血管全病程管理 | 危险因素筛查,急性心肌梗死、冠心病、心力衰竭等风险评估及康复治疗。高危患者康复(一级预防),避免冠心病、心肌梗死、心绞痛、心力衰竭的发生,减少心脏介入手术(心脏支架);心脏病患者康复(二级预防),避免再梗死,避免支架再植入 |
| 肿瘤康复及全病程管理 | 肿瘤早筛、肿瘤风险评估及癌性疼痛、恶性胸腹水、淋巴水肿、化放疗副反应、恶心呕吐等全病程康复管理 |
| 乙肝康复及全病程管理 | 乙型肝炎、肝硬化全病程管理及康复治疗 |

（续表）

| 项目名称 | 服务项目内容 |
|---|---|
| HPV 感染清除及全病程管理 | HPV 感染、上皮内瘤病变的全病程管理 |
| 类风湿性关节炎全病程管理 | 关节疼痛、关节肿胀、关节腔积液等关节炎全病程管理 |
| 体态评估系统 | 评估平衡控制能力,如腰疼、颈肩痛、膝关节痛、肌肉慢性劳损、头晕、腰椎间盘退化、背痛等 16 大体态健康身体预警 |
| 跌倒和骨折风险预警早筛 | 针对老年退行性疾病早筛,平衡功能评估、肌力测试、前庭功能自动旋转检测等早期精准风险评估 |
| 阿尔茨海默病预警及早筛 | 阿尔茨海默病精准风险评估 |
| 前列腺增生、盆腔炎、带状疱疹、系统性红斑狼疮、银屑病等康复治疗 | |

### （二）智慧智能和信息化

信息数据终端应用信息通信技术(ICT),或称为电子医疗。电子病历和相关的卫生信息系统可以记录、组织和分享患者个体和临床群体的信息,以帮助了解居民的需求、随时规划卫生保健、监测治疗反应和评估健康结果。

远程医疗信息化管理系统,旨在将居家服务到智慧健康小屋、智慧健康小屋的健康数据与社区卫生服务中心、医院、医疗机构等数据关联,有利于进行就医、就诊信息管理化共建,由医疗机构完成疾病诊疗后,由智慧健康小屋再进行居民健康管理跟踪服务。在医疗机构开展医疗服务的同时,远程信息化管理系统能结合居民的健康档案,更好地开展医疗服务,形成良性闭环。智慧健康小屋设备配置如附表 2 所示。

**附表 2　智慧健康小屋设备配置**

| 设备名称 | 设备作用 | 设备属性 |
|---|---|---|
| 健康管理一体机<br>人体电阻抗评测分析仪<br>姿态分析系统 | 早期发现健康风险,五分钟出具健康报告,智能提供干预方案。信息系统建立相应的健康档案,帮助居民对健康认知和自我行为干预 | 硬件设备＋软件管理系统 |
| 中医体质辨识监测系统 | 中医 9 大体质测评及管理系统 | 硬件设备＋软件管理系统 |
| 心理健康管理系统 | 自助式管理信息系统,通过问卷、量表及相关数据进行测评及干预指导 | 软件管理系统 |

健康评估数据如下:

(1) 身高、体重、血氧、血压、BMI、心率、脂肪含量、血流灌注指数、基础代谢等基础指标数据;

(2) 8 大系统(消化系统、呼吸系统、免疫系统、心血管系统、神经系统、泌尿生殖系统、内分泌系统、骨骼系统)包括器官、生化、神经递质、电解质、血气、自由基等在内的 220 项系统功能值和参数,发现早期功能性病变对身体健康产生的潜在隐患,以 5 级风险柱形式给予提示;

(3) 姿态分析系统(足底压力、步态分析、姿态分析、平衡控制能力、肌肉功能状态、腰疼、颈肩痛、膝关节痛、肌肉慢性劳损、头晕、腰椎间盘退化、背痛、失眠、虚弱乏力、便秘等）15大体态健康身体预警。

## 二、配套政策

### （一）服务人员

标准配备健康管理师1名、健康管理员2名。

专业支持：定期邀请社区卫生服务中心医务人员、社会体育指导员、社会工作者、志愿者等人员，参与智慧健康小屋的日常服务与维护。由所在街镇给予小屋相应的支持，包括但不限于聘用医务人员、社会体育指导员、社会工作者、志愿者等。

### （二）智慧健康场地及配套实施建议

场地面积：原则上使用面积在50平方米及以上，最好能开展健康课堂，提升居民健康素养及健康自我管理能力；

管理支持：由社区卫生服务中心协助管理，根据健康数据有针对性地开展健康讲座及服务指导。

健康宣教：由政府监督及实施智慧健康小屋服务流程与规划，并做好宣传与告知。定期更换小屋宣传展板内容，定期更新健康处方或指南。

健康讲座及互动：自媒体和健康课堂线上线下联动。①以微信公众号（或APP）的方式推送健康知识、在线健康测评、互动问答的方式开展健康宣教；②健康讲堂。定期邀请专家授课及健康讲座，并以健康知识竞赛的方式吸引居民参与和促进健康宣教效果。

健康手册：小屋内配有以慢性病危险因素控制为核心内容的健康教育资料及讲座，配备合理膳食、适当运动、心理健康、控烟限酒、中医保健及高血压、糖尿病、心脑血管等慢病预防控制健康手册，供居民按需取用。配有提高慢病知识、中医养生保健、自我健康管理意识的宣传图画或展板，同时播放疾病防治、中医保健和健康促进等宣传视频。

### （三）智慧健康小屋建设的政策支持建议

智慧健康小屋标识：智慧健康小屋由政府设立，冠名格式为"所在街镇名＋识别名＋智慧健康小屋"，原则上每个街镇有一家智慧健康小屋，如因需要建设多家智慧小屋的，可增加识别名。智慧健康小屋需在醒目位置设置全市统一标识。

智慧健康小屋经费：智慧健康小屋建设所需要的经费由政府统筹安排，包括但不限于小屋场地租赁及装修费用、小屋内各项设备及软件建设使用费用、宣传资料费用、外请讲座人员费用、小屋运营费用等相关费用。

居家服务政策支持：为更好地开展居民健康管理服务，提高居家服务质量，希望得到相关政策支持，如医保支付居家服务档案管理费用、对应外部机构开展的高危人群精准早筛、风险评估、全病程管理等费用由医保进行支付或享用相应的补贴。

工作评审机制：由政府组建评审专家组，定期给小屋进行工作评审及指导，共同致力于建立优质的智慧健康小屋。

**思考题**

（1）健康知识普及行动的主要内容是什么？

（2）拓展健康指标的意义在哪里？

（3）上海市社区智慧健康小屋的亮点是什么？

（4）健康促进的确切定义是什么？

（5）家庭健康档案的基本内容是什么？

（鲍晓青　张　安　黄中岳）

# 第三章　合理膳食行动

## 第一节　概念与变迁

### 一、营养与膳食相关概念

#### （一）食物和营养素

食物是人类赖以生存的物质基础，是人体能量、各种营养素和有益的生物活性物质的主要来源。根据其来源可以分为植物性食物（及制品）和动物性食物（及制品）。

2016 年发布的《中国居民膳食指南》（以下简称《膳食指南》）中将食物分为五大类：谷薯类（常作为主食的材料）、蔬菜和水果类（主要提供膳食纤维、矿物质、维生素和植物化学物）、畜禽鱼奶蛋类（主要提供蛋白质，脂肪，矿物质，维生素 A、D 和 B）、大豆坚果类（主要提供蛋白质、脂肪、膳食纤维、矿物质、维生素 B 和 E）和纯能量食物（动植物油、淀粉、食用糖和酒类，主要提供能量）。

#### （二）产能营养素

产能营养素是指人们每天从食物中摄取的在体内可以产生能量的营养素，包括碳水化合物、脂类和蛋白质。碳水化合物主要来源于粮谷类食物中的淀粉，其提供了每天膳食中的大部分能量。脂肪是体内储存能量的主要形式，也是重要的能源物质，为人体提供必需脂肪酸，促进脂溶性维生素的吸收，提高膳食的饱腹感与美味感。蛋白质可以供能，但更重要的作用是构成和修复人体组织。

#### （三）优质蛋白

优质蛋白是指必需氨基酸模式与人体接近，易于被人体吸收和利用的蛋白质。蛋白质由各种不同的氨基酸组成，其中有 8 种为"必需氨基酸"（婴儿有 9 种），不能由人体自行合成，而必须从饮食中取得。不同食物蛋白质的质量取决于必需氨基酸的种类和比例，即氨基酸模式。必需氨基酸种类齐全，比例与人体蛋白质越接近的质量越高，比如鱼禽肉蛋等动物蛋白及大豆蛋白,都是优质蛋白,消化吸收和利用效率高。米面类来源的蛋白质中赖氨酸比例偏低,被人体吸收和利用的程度会差些。

### (四)膳食纤维

膳食纤维是一类不能被胃肠道消化吸收的碳水化合物,主要包括纤维素、木质素、抗性低聚糖、果胶、抗性淀粉等,具有增加饱腹感、促进排便、降低血糖和血胆固醇、改变肠道菌群等作用。主要来源于全谷类、蔬菜、水果等食物。

### (五)血糖生成指数

血糖生成指数是用来衡量食物对餐后血糖升高快慢和幅度影响的指标,低血糖生成指数的食物可以有效控制餐后血糖,有利于血糖的稳定。与食物种类、淀粉类型、烹调方式等有关。

### (六)植物化学物

植物化学物指来源于植物性食物的生物活性成分,其活性主要表现为抑制肿瘤、抗氧化、免疫调节、抑制微生物、降胆固醇、调节血压、血糖、血小板和血凝以及抑制炎症等。

### (七)添加糖

添加糖是指包括由生产商、厨师或消费者加工和制备食物时,在食物或饮料中添加的单糖和双糖以及天然存在于蜂蜜、糖浆、果汁和浓缩果汁中的糖分。常见的有蔗糖(白糖、砂糖、红糖)、果糖、葡萄糖及各种糖浆等。

### (八)全谷物

全谷物系指颗粒完整的,经过研磨、碎裂或制成薄片的整粒果实。主要成分是胚乳、胚芽和麸皮,相对比例与天然谷物相同,包括稻米、大麦、玉米、荞麦等。全谷物食品:在食品中全谷物重量不低于 51%,其全谷物原料为 100% 全谷物。

### (九)膳食模式

膳食模式也称为膳食结构,是日常膳食中各类食物的品种、数量及其所占比例和消费的频率。膳食模式的形成是一个长期过程,受到地区人口、农业生产、食物流通、食品加工、消费水平、饮食习惯、文化传统、科学知识等多种因素的影响。

根据动植物性食物在膳食中的比例不同,世界上典型的膳食结构主要包括 4 种:①东方膳食结构(以植物性食物为主,容易出现蛋白质能量营养不良、体质较弱、健康状况不良、劳动能力降低,但心血管疾病、2 型糖尿病、肿瘤等慢性病发病率较低);②经济发达国家膳食结构(以动物性食物为主,属于营养过剩型膳食,以高能量、高脂肪、高蛋白、低膳食纤维为主要特点。容易造成肥胖、高血压、冠心病、糖尿病等营养过剩性慢性病发病率上升);③日本膳食结构(动植物性食物较为平衡,有利于避免营养缺乏和过剩性疾病,结构基本合理);④地中海膳食结构(富含植物性食物、适量的水产和少量蛋类奶类,红肉较少,饱和脂肪低、不饱和脂肪高,大量膳食纤维,慢性病发病率低)。

### (十)平衡膳食

平衡膳食是最理想的膳食模式,是各国和地区制定膳食指南的科学依据和基础。平衡膳食模式推荐指导下的食物种类和比例,可以最大限度地满足不同年龄段、不同能量水平健康人群的营养和健康需要。

### (十一)膳食指南

膳食指南系指一个国家、地区的政务和科学团体根据营养科学原则和人体的营养需要,结合当地食物生产供应情况及居民生活实践,专门针对食物选择和身体活动等提出的指导意见,是国家推动食物合理消费、改善人群健康、防控疾病以及健康中国战略的重要组成部分。

## 二、我国居民膳食结构变迁与膳食指南的沿革

### (一)国民营养与健康调查

我国分别在 1959 年、1982 年、1992 年、2002 年和 2012 年共开展过 5 次全国规模的营养与健康调查,结果表明我国经济的快速发展,为消除居民营养缺乏提供了经济和物质基础,也导致了营养结构、生活方式和疾病谱的变化——城乡居民植物性食物摄入量逐渐减少,动物性食物摄入量明显增加,脂肪供能比超出上限,营养不良的状况明显改善;但同时超重肥胖问题突显,过量饮酒、身体活动不足及不健康饮食等危险因素尚未得到有效控制。

我国目前存在以下主要营养问题。

1. 膳食中油、盐、糖摄入偏高,儿童青少年含糖饮料问题突出

2012 年调查显示,我国居民人均每日食盐摄入量为 10.5 克(世界卫生组织推荐值为 5 克);居民家庭人均每日用油摄入量 42.1 克(《膳食指南》推荐标准为每天 25~30 克);居民膳食脂肪提供能量比例达到 32.9%(《膳食指南》推荐值上限为 30.0%)。目前我国人均每日添加糖(主要为蔗糖即"白糖""红糖"等)摄入量约为 30 克,其中儿童、青少年摄入量问题值得高度关注。2014 年调查显示,3~17 岁常喝饮料的儿童、青少年,仅从饮料中摄入的添加糖提供的能量就超过总能量的 5%(世界卫生组织推荐人均每日添加糖摄入低于总能量的 10%,并鼓励控制到 5% 以下或不超过 25 克),城市儿童远远高于农村儿童,且呈上升趋势。

2. 超重肥胖率上升迅猛

由膳食不合理带来的超重肥胖问题也日渐突出,2012 年全国 18 岁及以上成人超重率为 30.1%,肥胖率为 11.9%,与 2002 年相比分别增长了 32.0% 和 67.6%;6~17 岁儿童青少年超重率为 9.6%,肥胖率为 6.4%,与 2002 年相比分别增加了 1 倍和 2 倍。

3. 营养不良问题仍然存在

2010—2012 年,我国成人营养不良率为 6%;2013 年,5 岁以下儿童生长迟缓率为 8.1%,孕妇、儿童、老年人群贫血率仍较高,钙、铁、维生素 A、维生素 D 等微量营养素缺乏

依然存在,膳食纤维摄入明显不足。

基于以上问题和健康隐患,迫切需要倡导合理膳食,通过宣传和改变生活方式,控制油、盐、糖摄入,增加全谷物和水果摄入,优化膳食结构,提高居民健康水平。

### (二) 膳食指南的沿革

1989 年《膳食指南》首次发布,中国营养学会于 1997 年和 2007 年分别进行了修订,并加强对公众的推广宣传。2014 年,再次启动新版《膳食指南》的修订,2016 年 5 月完成发布。2016 版《膳食指南》包括一般人群膳食指南、特定人群膳食指南(孕妇乳母、婴幼儿、儿童青少年、老年人、素食人群),以及中国居民平衡膳食宝塔、中国居民平衡膳食餐盘、儿童平衡膳食餐盘等,为健康教育和营养教育、营养师、保健、公共卫生和医疗卫生工作者、政策制定者及消费者提供了一系列营养科学的指导共识。

2016 版《膳食指南》建立在最新科学研究证据基础上,强调饮食模式和量化指导,由 2007 版的 10 条核心条目修订为 6 条:食物多样,谷类为主;吃动平衡,健康体重;多吃蔬果、奶类、大豆;适量吃鱼、禽、蛋、瘦肉;少盐少油,控糖限酒;杜绝浪费,兴新时尚。《膳食指南》整体突出以食物为基础和平衡膳食;并对部分食物日摄入量进行了调整,首次建立了实物标准分量、多样食谱和定量描述,使贯彻实施更加方便可行;强调了良好饮食习惯和饮食文化的支撑,增加了对素食人群的膳食指导。

## 第二节 内容与特点

### 一、合理膳食行动主要内容

合理膳食行动是要针对全人群加强营养和膳食指导。重点鼓励全社会减盐、减油、减糖,包括食品产业、企事业集体食堂、家庭;要求政府部门制定并实施相关法规标准,实施贫困地区、重点人群营养干预,并明确提出了到 2022 年和 2030 年,成人肥胖增长减缓,儿童生长迟缓率、贫血率、孕妇贫血率下降的目标。

### (一) 针对全人群的营养和膳食指导

(1) 学习知识技能,合理搭配食物。学习膳食科学知识,使用中国居民平衡膳食宝塔、平衡膳食餐盘等支持性工具,根据个人特点合理搭配食物。

(2) 注意饮食安全。不能生吃的食材要做熟后食用;生吃蔬菜水果等食品要洗净。生、熟食品要分开存放和加工,避免交叉污染。

(3) 养成良好饮食习惯。日常用餐时宜细嚼慢咽,保持心情平和,食不过量,但也要注意避免因过度节食而影响必要营养素摄入。

(4) 选择健康的食品和饮料。少吃肥肉、烟熏和腌制肉制品,少吃高盐和油炸食品,控制添加糖的摄入量。足量饮水,提倡饮用白开水或茶水,少喝含糖饮料。

(5)发挥家庭的积极作用。提倡家庭内按需购买食物,合理储存;选择新鲜、卫生、当季的食物,采取适宜的烹调方式;按需备餐,小分量食物;学会选购食品看标签;在外点餐根据人数确定数量,集体用餐时采取分餐、简餐、份饭;倡导在家吃饭,与家人一起分享食物和享受亲情,提倡公共用筷和公共用匙,传承和发扬我国优良饮食文化。

### (二)鼓励全社会减盐、减油、减糖

(1)政府要制定并实施相关标准,充分发挥食品营养标签的警示标识作用。

(2)加强对全社会的科普宣教与指导。

(3)鼓励和引导食品产业的营养转型,创建和评比健康餐厅、健康食堂、营养学校,制定和实施集体供餐营养操作规范。

(4)重点指导家庭少盐、少糖、少油的消费行为和家庭饮食制作,在家庭推广使用限盐勺、限油壶等合理膳食健康小工具。

### (三)实施贫困地区及重点人群的营养干预

将营养干预纳入健康扶贫工作,继续推进实施农村义务教育学生营养改善计划和贫困地区儿童营养改善项目。将超重和肥胖、贫血与消瘦等营养不良人群、孕妇和婴幼儿等特定人群作为重点人群,开展营养干预。

1. 超重、肥胖人群

体质指数 BMI 由体重(单位:公斤)除以身高的平方(单位:平方米)得到,是反映人体肥胖程度的指标。腰围则反映中心性肥胖的程度。我国 18 岁以上成人 BMI 值大于等于24、小于 28 者为超重,BMI 值大于等于 28 者为肥胖;男性腰围大于 85 厘米,女性大于 80 厘米可判定为中心性肥胖。超重肥胖者糖尿病、高血压、脑卒中、冠心病等慢性疾病风险明显增加,需要特别关注。

超重肥胖者在一般人群的合理膳食原则基础上,应进一步减少能量摄入,增加新鲜蔬菜和水果在膳食中的比重,适当选择一些富含优质蛋白质(如瘦肉、鱼、蛋白和豆类)的食物。避免吃油腻食物和油炸食品,少吃零食和甜食,不喝或少喝含糖饮料。进食有规律,不漏餐,不暴饮暴食,七八分饱即可。坚持合理膳食结合适量运动,逐步减重或控制肥胖发展,降低肥胖相关慢性疾病风险。

2. 贫血、消瘦等营养不良人群

贫血降低工作学习能力和抗感染能力,阻碍儿童的生长发育,危害居民健康,在我国仍然存在。6 个月以上婴幼儿、学龄儿童、青春期女性、育龄妇女、老人是贫血、消瘦的高危人群,需要建立这些人群中的体检筛查制度,及时发现并给予干预措施。BMI 值小于18.5 克/升者为消瘦;血红蛋白测定值:成年男性低于 120 克/升、成年女性低于 110 克/升,其红细胞比容分别低于 0.42、0.37,可诊断为贫血。

贫血、消瘦者应在一般人群合理膳食的基础上,适当增加瘦肉类、奶蛋类、大豆和豆制品的摄入,保持膳食的多样性,满足身体对蛋白质、钙、铁、维生素 A、维生素 D、维生素 B12、

叶酸等营养素的需求;增加含铁食物的摄入或者在医生指导下补充铁剂来纠正贫血。

3. 孕妇和婴幼儿

生命早期1000天(从怀孕开始到婴儿出生后的2周岁)是儿童健康成长的起点,这一阶段的营养关系到大脑、神经等重要器官、功能的发育发展,因此应该给予特别关注。妇女在孕期和哺乳期新陈代谢旺盛,营养需求高,容易发生营养缺乏,对母子健康均有深远影响。孕前、孕期、哺乳期妇女本人,以及婴幼儿的照护者,应积极学习孕期、哺乳期妇女膳食营养知识和婴幼儿喂养等相关知识和技能。

孕妇应在一般人群合理膳食基础上,常吃含铁丰富的食物,增加富含优质蛋白质及维生素A的动物性食物和海产品,选用碘盐,确保怀孕期间铁、碘、叶酸等的足量摄入。婴幼儿尽量给予纯母乳喂养6个月,为6~24个月的婴幼儿及时合理添加辅食。儿童少年、孕妇、乳母不应饮酒。

## 二、合理膳食行动的特点

### (一) 多层动员,全民参与

合理膳食行动在行动目标、主要指标以及具体行动内容上,聚焦当前人民群众面临的主要营养健康问题和不合理膳食行为,对"为什么要合理膳食,什么是合理膳食,怎么做才是合理膳食",对政府、社会、个人家庭三个层面分别突出具体要求,而且特别突出了个人对自己的合理膳食应当负责的理念,呼吁每一位老百姓都要行动起来。

### (二) 重点人群,兼顾两端

合理膳食行动针对当前营养不良和营养过剩双重问题,把超重和肥胖人群、贫血与消瘦等营养不良人群、孕妇和婴幼儿等特定人群,作为合理膳食专项行动的重点人群,分别提出了相应的要求,给出了具体的膳食指导建议和目标。

### (三) 突出问题,齐抓共管

合理膳食行动针对目前我国居民盐、油、糖摄入过高,儿童青少年过多饮用含糖饮料、添加糖摄入量等突出问题,对政府、社会、企业、家庭、个人等层面提出了"减盐、减油、减糖"行动的具体要求。

### (四) 制度建设,人员保障

充分发挥各类专业队伍的作用,研究制定实施营养师制度,在幼儿园、学校、养老机构、医院等集体供餐单位配备营养师,在社区配备营养指导员,充分发挥医疗机构和医生的作用,进一步加强临床营养工作。依赖制度的保障,在以上这些机构中,将有越来越多经过专业培训、有实践经验的营养师、营养指导员、医生充实进去,通过面对儿童、老人、患者、社区居民的服务指导、教育咨询等工作,保障合理膳食的行动在全社会居民中的贯彻推进。

## 第三节 运作与流程

### 一、个人和家庭

#### (一) 学习知识,提高技能

知晓和学会应用《膳食指南》《中国居民平衡膳食宝塔》《平衡膳食餐盘》《平衡膳食餐盘》,认识预包装食品的营养标签、学习盐勺、油壶、食物称、体重秤、腰围尺的使用,做到油盐糖等的用量、个人体重腰围心中有数。

#### (二) 专用工具,健康保证

家庭内常态化使用健康"小三件",即限量盐勺、限量油壶和健康腰围尺。

#### (三) 看清标签,明白选购

养成购物看标签的习惯,学会阅读食品标签上的生产日期、保质期、配料表、营养成分表,每日推荐营养素摄入量营养素参考值(nutrient reference values,NRV),学会判断食品中的能量、脂肪、盐和糖的含量,学会判断食物新鲜程度,选择新鲜、卫生、当季的食物。

#### (四) 合理配餐,食物多样

每天的膳食应该包括谷薯类、蔬菜水果类、畜禽鱼蛋奶类、大豆坚果类、油盐五大类基本食物,平均每天摄入12种以上食物,每周25种以上。食物种类多样,避免微量营养素缺乏;食不过量,避免营养过剩。

#### (五) 合理储存、加工和烹调

粮谷类食物保存应防虫防霉、通风;容易腐败的食物,如水果蔬菜、肉类尽量采用低温、密闭的方式进行保存;水产、肉类冷冻过程应采用急冻缓融的处理方法,避免反复冻融,破坏食物组织结构导致营养素流失;冰箱里的食物按照先进先出的原则,尽快食用,定期清理;采取适宜的烹调方式,多用蒸煮炖,少用煎炸炒,减少食用油的用量;蔬菜要先洗后切、急火快炒,减少维生素矿物质的损失;鱼禽肉蛋类的食物,应分散在各餐,避免过于集中食用、摄入过多的蛋白质和脂肪。

#### (六) 远离危险,保证食品安全

不要食用野生动物和不熟悉的野菜、野生菌类,避免摄入未知的微生物或毒素,引发传染病或食物中毒。不要购买和食用过期的食品。储放食物,要防尘防蝇防鼠防虫,远离有

毒有害物品。蛋类、水产、肉类等要烧熟煮透后食用；隔夜的剩饭菜和冰箱冷藏后的食物需要重新充分加热。生吃蔬菜水果等食品要洗净。生、熟食品要分开存放和加工，使用不同的道具、砧板和盛盘，盛放和接触过生食物的容器和刀具、清洁用水等不能再直接用于熟食，以避免沾染没有杀灭的微生物。准备食物、烹饪过程中和进餐前，都要彻底洗手。

### （七）合理的饮食习惯

一日三餐，定时定量，不暴饮暴食和盲目节食。日常用餐时宜细嚼慢咽，保持心情平和，食不过量，但也要注意避免因过度节食而影响必要营养素摄入。成年人一般每天饮水7～8杯（1500～1700毫升），提倡饮用白开水或茶水，少喝含糖饮料。儿童少年、孕妇、乳母不应饮酒，驾车或操作机器等特殊职业或患有某些疾病（如高血脂、胰腺炎、肝脏疾病、痛风等）的特殊状况人群都不应饮酒。如果饮酒应限量，以酒精量计算，建议成年男性和女性一天的最大酒精摄入量不超过25克和15克，相当于啤酒750毫升和450毫升，葡萄酒250毫升和150毫升。

### （八）在家就餐与在外就餐

倡导在家吃饭与家人一起烹制、分享食物和享受亲情，传承和发扬我国优良饮食文化，培养下一代的健康饮食行为；如在外就餐时应根据人数确定食物数量，集体用餐时采取分餐、简餐、份饭的形式，倡导节约、卫生、合理的饮食氛围。

### （九）定期参加体检

定期监测体重、腰围、血红蛋白等指标，及时调整膳食和体力活动水平，保持健康体重。孕产妇定期到社区卫生服务中心、妇幼保健机构体检，监测体重增长、血糖、血压、血红蛋白等，并接收专业人员的健康指导和随访。婴幼儿定期到社区卫生服务中心、妇幼保健机构体检，监测身高、体重、头围等生长发育指标，并接收专业人员的健康指导和随访。

## 二、社会和政府

### （一）推动营养健康科普宣教活动

1. 膳食营养知识科普常态化

通过社区科普专栏、餐饮机构、卫生服务机构、公益广告、大众媒体等途径，广泛宣传膳食营养科学知识、合理膳食行动内容、《中国居民膳食指南》，指导消费者正确认读营养标签，提高居民营养标签知晓率。

2. 鼓励全社会共同参与"全民营养周"

每年5月份的第三周为我国的"全民营养周"，旨在通过以科学界为主导，全社会、多渠道、集中力量，传播核心营养知识和实践，使民众了解食物、提高健康素养、建立营养新生活，让营养意识和健康行为代代传递。鼓励全民参与，传播健康文化，提升社会进步。

3. "三减三健"等宣教活动

"三减三健"指对减盐、减油、减糖，健康口腔、健康体重、健康骨骼的倡导宣传活动。2018年9月的"全民健康生活方式日"，中国疾病预防控制中心将宣传主题确定为"三减三健，全民行动"，倡导"每个人是自己健康第一责任人"的理念，改变不良生活习惯，降低慢性病风险。

（1）减盐。流行病学调查发现，吃盐太多，会升高血压，而大量科学证据证明，高血压会增加中风、心脏病的发生概率。高盐饮食也会增加胃病、骨质疏松、肾病等的患病风险。

《膳食指南》推荐：健康成人每人每天食盐摄入量不超过6克；2~3岁幼儿摄入量不超过2克；4~6岁幼儿不超过3克；7~10岁儿童不超过4克；65岁以上老人不超过5克。减盐行动建议：用定量盐勺控制用盐量；少吃咸菜、榨菜、咸菜和酱制食物；少吃加工熟食肉类或午餐肉、香肠和罐头食品，其含盐量高；逐渐减少钠盐摄入，纠正过咸口味，可以使用醋、柠檬汁、香料、姜等调味品，提高菜肴鲜味；外出就餐选择低盐菜品；选低盐调味品，如低钠盐、低盐酱油，减少味精、鸡精、豆瓣酱、沙拉酱和调料包的用量；警惕方便食品和零食等加工类食品中的隐形盐。

（2）减油。油脂摄入过多会导致肥胖，还会增加高脂血症、心脏病、糖尿病等患病风险。高油、高脂肪、高胆固醇，是高脂血症的危险因素，长期血脂异常可引起脂肪肝、动脉粥样硬化、冠心病、脑卒中、肾动脉硬化等疾病。

目前《膳食指南》推荐食用油用量每天每人20~30克。减油行动建议：使用限油壶，控制油的使用量；改变传统烹饪方式和习惯，使用蒸、煮、炖、焖、拌等无油、少油的烹饪方法；经常更换食用油品种，减少动物性脂肪的使用数量和频次；限制反式脂肪酸摄入，少吃含"部分氢化植物油""起酥油""奶精""植脂末""人造奶油"等预包装食品；不喝菜汤或食用汤泡饭；关注食品营养成分表，选择含油脂低、不含反式脂肪酸的食物。

（3）减糖。过多摄入糖与饮食质量不佳、肥胖和慢性疾病风险有关，吃糖过多会导致蛀牙、加速皮肤老化，增加糖尿病、痛风、心脏病、肾结石甚至多种癌症的风险。

《膳食指南》推荐成年人每人每天添加糖摄入量不超过50克，最好控制在25克以下，糖摄入量控制在总能量摄入的10%以下。减糖行动建议：少喝或不喝含糖饮料，尤其是可乐等碳酸类饮料和甜点；减少添加糖（或称游离糖）的摄入；儿童青少年不喝或少喝含糖饮料；婴幼儿食品无须添加糖，建议喝白开水为主，制作辅食时，也应避免人为添加糖；减少食用高糖类包装食品，减少饼干、冰激凌、巧克力、糖果、糕点、蜜饯、果酱等在加工过程添加糖的包装食品的摄入频率；烹饪过程少加糖，用辣椒、大蒜、醋和胡椒等为食物提味以取代糖，减少味蕾对甜味的关注，在外就餐时适量选择含糖较多的菜品；用白开水替代饮料。在温和气候条件下，成年男性每日最少饮用1700毫升（约8.5杯）水，女性最少饮用1500毫升（约7.5杯）水。

### （二）引导食品企业生产、销售、推广减盐、减糖、减油的健康食品

1. 减少加工食品中的蔗糖含量

倡导食品生产经营者使用食品安全标准允许使用的天然甜味物质和甜味剂取代蔗糖，利用技术手段科学地减少加工食品中的蔗糖含量。

2. 鼓励企业生产低钠盐

采取措施鼓励企业生产、销售低钠盐，并在专家指导下推广使用。做好低钠盐慎用人群（高温作业者、重体力劳动强度工作者、肾功能障碍者及服用降压药物的高血压患者等不适宜高钾摄入人群）提示预警。引导企业在食盐、食用油生产销售中配套用量控制措施（如在盐袋中赠送 2 克量勺、生产限量油壶和带刻度油壶等），鼓励有条件的地方先行试点。

3. 鼓励销售健康食品

采取措施鼓励商店（超市）等零售企业开设低脂、低盐、低糖食品专柜，加大健康食品的宣传和消费引导。

4. 制定儿童添加糖摄入的限量指导

制定我国儿童添加糖摄入的限量指导，从企业生产销售和儿童消费选购两个方面倡导天然甜味物质和甜味剂替代饮料中的添加糖。

## （三）引导餐饮业健康升级

1. 开展餐饮业示范健康食堂和健康餐厅创建活动

政府鼓励食堂和餐厅配备专兼职营养师，定期对管理和从业人员开展营养、平衡膳食和食品安全相关的技能培训、考核；在显著位置公布食谱，标注分量和营养素含量并简要描述营养成分；鼓励为不同营养状况的人群推荐个性化食谱。

2. 制定实施集体供餐单位营养操作规范

中小学幼儿园、养老院、部队、企业等集体供餐单位的营养操作规范，是这些单位用餐者合理膳食的保证。通过操作规范鼓励这些单位的食谱符合平衡膳食原则，食物多样，鱼禽肉蛋适量，避免能量、脂肪、蛋白质摄入过高；食物选购、储存、加工、烹调等环节遵循新鲜卫生、密闭冷藏、生熟分开、先洗后切、急火快炒、少油炸、少用盐糖等原则，避免微量营养素损失，减少引入大量的油盐糖；鼓励集体食堂向消费者提供餐饮产品的营养标识。

3. 发布平衡膳食指导和推荐食谱

鼓励营养专业机构学术团体发布适合不同年龄、不同地域人群的平衡膳食指导和食谱，引导餐饮业提供个性化服务，引导消费者合理消费。鼓励吸取中医和传统养生理念中的有益部分与现代餐饮服务结合，发展食养服务，推进传统食养产品的研发以及产业升级换代。

## （四）在贫困地区和农村因地制宜开展营养和膳食指导

由卫生健康委牵头，教育部、国务院扶贫办按职责分工负责，实施贫困地区重点人群营养干预，将营养干预纳入健康扶贫工作。继续推进实施农村义务教育学生营养改善计划和贫困地区儿童营养改善项目。

## （五）发展营养导向型农业和食品加工业

由卫生健康委、农业农村部、市场监管总局按职责分工负责，制定以食品安全为基础的营养健康标准，限制高糖食品的生产销售，推动低糖或无糖食品的生产与消费。实施食品安全检验检测能力达标工程，加强食品安全抽检和风险监测工作。

### （六）修订预包装食品营养标签通则

由卫生健康委牵头，市场监管总局、工业和信息化部按职责负责，增加蔗糖等糖的强制标识，鼓励企业进行"低糖"或者"无糖"的声称，积极推动在食品包装上使用"包装正面标识（FOP）"信息，帮助消费者快速选择健康食品，加强对预包装食品营养标签的监督管理。研究推进制定特殊人群集体用餐营养操作规范，探索试点在餐饮食品中增加"糖"的标识。研究完善油、盐、糖包装标准，在外包装上标示建议每人每日食用合理量的油盐糖等有关信息。

### （七）推动营养立法和政策研究

由卫生健康委、民政部、司法部、财政部按职责分工负责，制定实施营养师制度，在幼儿园、学校、养老机构、医院等集体供餐单位配备营养师，在社区配备营养指导员。强化临床营养工作，不断规范营养筛查、评估和治疗。

## 二、合理膳食促进行动流程

合理膳食促进行动，以《膳食指南》中的六条推荐为合理膳食的中心目标，以"三减"（减盐、减糖、减油）为重点工作抓手，通过政府、社会、个人家庭三个层面开展行动，政府完善健全相关法制和政策做引导，专家学会行业协会通过各种活动倡导，企业、餐饮业营造合理膳食环境，幼儿园、学校、医院、养老机构、社区配备营养师深入指导，每一个家庭和个人都行动起来，学习营养与膳食科学知识、技能，改变不良膳食习惯，对自己的健康负责（见图 3-1）。

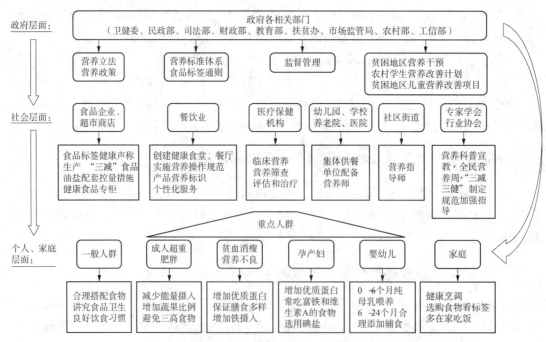

图 3-1　合理膳食促进行动工作流程

# 第四节　评价与指标

## 一、评价内容和指标

### (一) 评价内容(评价体系)

1. 人力培养与配置

(1) 每万人营养指导员(名)。

(2) 每万人营养师(名)。

(3) 每万人营养技师(名)。

2. 合理膳食知识、态度、行为的提高情况

(1) 相关知识知晓率。

(2) 营养科学素养具备率。

(3) 健康饮食行为：膳食平衡指数 DBI‐2016。

(4) 食物多样化指标：日均食物种类。

(5) 人均每日食盐摄入量/克。

(6) 成人人均每日食用油摄入量/克。

(7) 人均每日添加糖摄入量/克。

(8) 蔬菜和水果每日摄入量/克。

3. 成人超重肥胖情况

(1) BMI 水平。

(2) 腰围水平。

(3) 计算超重肥胖率。

(4) 中心性肥胖率。

4. 孕妇营养状况

(1) 孕期增重。

(2) 血红蛋白水平。

(3) 空腹血糖。

(4) 餐后 2 小时血糖。

(5) 血压。

5. 儿童生长发育状况

(1) 各年龄段身高、体重、BMI 水平,头围、胸围。

(2) 根据年龄别 BMI 计算营养不良、超重、肥胖率。

(3) 根据年龄别身高,计算生长迟缓率。

## （二）评价指标

合理膳食行动的目标是到 2022 年和 2030 年（见表 3-1），成人肥胖增长率持续减缓，5 岁以下儿童生长迟缓率分别低于 7% 和 5%，贫血率分别小于 12% 和 10%，孕妇贫血率分别小于 14% 和 10%，成人脂肪供能比下降到 32% 和 30%。

1. 结果性指标

（1）成人超重、肥胖、消瘦率。超重、肥胖、消瘦根据体重指数（BMI）值判断。体重指数（BMI）为体重（公斤）/身高的平方（平方米），按照中国成人体重判定标准，体重指数大于等于 28 公斤/平方米即为肥胖。

（2）成人肥胖增长率。成人肥胖增长率是指 18 岁及以上居民肥胖率的年均增长速度。

（3）居民营养健康知识知晓率。计算方法：具备基本营养健康知识的人数/监测人群总人数×100%。

（4）孕妇贫血率。孕妇血红蛋白小于 110 克/升诊断为贫血，此指标是衡量营养状况的重要指标。计算方法：监测孕妇贫血人数/监测孕妇总人数×100%。

（5）5 岁以下儿童生长迟缓率。儿童生长迟缓是指儿童年龄别身高低于标准身高中位数两个标准差。计算方法：某地区当年 5 岁以下儿童年龄别身高小于（中位数-2 个标准差）人数/某地区当年 5 岁以下儿童身高（长）体重检查人数×100%。

2. 个人和社会倡导性指标

（1）人均每日食盐摄入量/克。2013 年，世界卫生组织建议人均每日食盐摄入量不高于 5 克。

（2）成人人均每日食用油摄入量/克。监测人群的每日食用油总消耗量与监测人群总人数之比。《膳食指南》建议成人每日食用油摄入量不高于 25～30 克。

（3）人均每日添加糖摄入量/克。添加糖指人工加入食品中的、具有甜味特征的糖类，以及单独食用的糖，常见有蔗糖、果糖、葡萄糖等。计算方法：监测人群的每日添加糖总消耗量/监测人群总人数。

（4）蔬菜和水果每日摄入量/克。《膳食指南》建议餐餐有蔬菜，保证每天摄入 300～500 克蔬菜，深色蔬菜应占 1/2；天天吃水果，保证每天摄入 200～350 克新鲜水果，果汁不能代替鲜果。

（5）每日摄入食物种类/种。《膳食指南》建议平均每天摄入 12 种及以上食物，每周 25 种以上。

（6）成年人维持健康体重。体重指数（BMI）大于等于 18.5，小于 24，为健康体重。

3. 政府工作指标

（1）每万人营养指导员/名。

（2）营养指导员是指可以为居民提供合理膳食、均衡营养指导的人员。合理膳食、均衡营养可以有效减少相关慢性病的发生，还可有效促进患者康复。

表 3-1　合理膳食行动的评价指标体系

| 序号 | 指标内容 | 基期水平 | 2022 年目标值 | 2030 年目标值 |
|---|---|---|---|---|
| 结果性指标（预期性指标） | | | | |
| 1 | 成人肥胖增长率/% | 2002—2012 年平均每年增长约 5.3% | 持续减缓 | |
| 2 | 居民营养健康知识知晓率/% | — | 比 2019 年提高 10% | 比 2022 年提高 10% |
| 3 | 孕妇贫血率/% | 2013 年为 17.2 | <14 | <10 |
| 4 | 5 岁以下儿童生长迟缓率/% | 2013 年为 8.1 | <7 | <5 |
| 个人家庭指标（倡导性指标） | | | | |
| 1 | 人均每日食盐摄入量/克 | 2012 年为 10.5 | ≤5 | |
| 2 | 成人人均每日食用油摄入量/克 | 2012 年为 42.1 | 25～30 | |
| 3 | 人均每日添加糖摄入量/克 | 30 | ≤25 | |
| 4 | 蔬菜和水果每日摄入量/克 | 2012 年为 296 | ≥500 | |
| 5 | 每日摄入食物种类/种 | — | ≥12 | |
| 6 | 成年人维持健康体重 | 2012 年 BMI 值在正常范围内的比例为 52% | $18.5 ≤ BMI < 24$ | |
| 政府工作质保（预期性指标） | | | | |
| 1 | 每万人营养指导员/名 | — | 1 | |

# 第五节　展望与趋势

## 一、营养教育新技术

合理膳食行动需要储备大量的营养专业人才，这些人才本身的培养过程，以及向居民传播膳食营养科学知识的过程，即为广义上的营养教育。科技飞速发展的今天，传统的营养教育方法和媒介受到严峻挑战，也催生出许多有望应用于营养教育领域的新技术。

### （一）虚拟仿真技术在营养教育中的应用

虚拟仿真（virtual reality）实际上是一种可创建和体验虚拟世界的计算机系统。此种虚拟世界由计算机生成，可以是现实世界的再现，也可以是构想中的世界，用户可借助视觉、听觉及触觉等多种传感通道与虚拟世界进行自然的交互。我们可以利用虚拟仿真技术，建立虚拟超市、虚拟厨房，让学员根据所掌握的合理膳食的原则，结合个人的喜好，在这些虚拟的空间里实践食物的选购和搭配。

### （二）食物模型

目前，营养教育市场里已经有很多从色彩到质地均制作得非常逼真的食物模型，标签上附有重量和营养信息，可以帮助学员认识食物、了解食物的营养特点、热量和营养素含量，学习估计食物的摄入量。食物模型面积有限，不适于印刷大量文字信息。针对此问题，目前也有食物模型采用了二维码技术，经过扫码后可以在相应的电脑终端显示相应的食物名称、重量、营养素含量等信息。

### （三）智能餐盘

智能餐盘，即 RFID(radio frequency identification service plate)餐盘，是一种在餐盘底部植入 RFID 射频芯片的可被自动识别餐具。它通过射频信号自动识别餐盘并获取相关数据，是自选餐厅快速结算系统的核心组成，用于高校食堂、企事业单位食堂和中式快餐连锁、自助式火锅店等就餐场所。其快速结算系统中如果加入食物营养素信息，可用于快速膳食调查和营养分析。

### （四）基于手机或平板的膳食记录与评价

目前，随着人们对营养和体重管理服务需求的增加，出现了很多可以在手机、平板等终端记录膳食并进行营养分析的应用。这些应用背后与食物营养成分数据库相关联，使用者只要每天记录所进食的各种食物及数量，就可以一键计算出摄入的能量和营养素，并可以进行历史比较，了解自己膳食能量水平及变化，分析能量和各营养素是否足够或过量、来源是否合理，及时进行调整。不断练习实践，提高对食物量估计的准确性，可以收到良好的自我教育效果。

## 二、功能性食品

功能性食品(functional food)是指具有特定营养保健功能的食品，即适宜于特定人群食用，具有调节机体功能，不以治疗为目的的食品。功能性食品也称为保健品食品。在学术与科研上，叫"功能性食品"更科学些，范围包括：增强人体体质(增强免疫能力、激活淋巴系统等)的食品；防止疾病(高血压、糖尿病、冠心病、便秘和肿瘤等)的食品；恢复健康(控制胆固醇、防止血小板凝集、调节造血功能等)的食品；调节身体节律(神经中枢、神经末梢、摄取与吸收功能等)的食品和延缓衰老的食品。

现代社会生活节奏快，一部分人无法做到有规律的膳食制度和合理的食物搭配，致使身体长期处于亚健康状态，功能性食品可以作为膳食之外的有益补充。

## 三、肠道菌群的均衡与营养平衡

营养过剩、能量正平衡导致的肥胖问题已经成为日益严峻的全球性公共卫生问题。肥胖是许多疾病的风险因素，也是多种因素作用的结果，如环境、营养、基因和个人行为等。而新近研究表明，肠道微生物与肥胖的形成有一定关系。

肠道微生物是人体重要组成部分，是一个高度复杂多样的微生物群体，包含上千种微生物细胞,总体数量比人体细胞还多10倍,其总基因组的大小估计是人类基因组的100倍。食物中不能被宿主消化酶降解的多糖是肠道微生物主要的可利用物质,在肠道内被降解成单糖和短链脂肪酸后被宿主吸收利用。肠道微生物与能量动态平衡之间的关系是复杂的,有许多因素,如饮食、生活方式、基因和药物等,都会影响体内的生态平衡,严重影响肠道微生物的组成,进而导致肥胖问题。

宿主的营养状况能影响肠道微生物的群落组成,尤其是在肠道微生物群落形成初期。分娩方式可影响婴儿肠道微生物的定植和形成,婴儿不同的喂养方式导致其肠道微生物结构也有差异。生命早期比如母亲孕中期和孕晚期使用抗生素、婴儿0～6月龄的抗生素暴露均与儿童肥胖风险增高有关。因此,自然分娩、母乳喂养和避免生命早期抗生素暴露可能降低未来发生肥胖的风险。此外,口服益生菌能改善肠道内的菌群失衡,减少肥胖的发生。在饮食中增加膳食纤维等一些益生元物质可以调节肠道微生物从而改善肥胖症状,达到控制体重的目的。肠道微生物数量庞大,功能复杂,还有许多尚未发现的作用机制,将来有可能成为儿童或成人肥胖症治疗的新靶点。

## 案例解析　高职院校食品营养专业人才培养模式

上海城建职业学院健康与社会关怀学院食品营养与检测专业、食品安全与质量专业在人才培养中紧紧围绕具有食品安全管理、食品法规监管、食品检测技术监管、食品营养加工管理能力的复合型应用性技术人才培养目标,对标行业岗位需求,聚合政府、行业、协会等多方资源,不断深入合作。

以现代学徒制平台为依托,与光明乳业股份有限公司(海内外生产基地)、上海杏花楼股份有限公司、宜芝多等先进食品企业合作进行联合培养,设立规范化的企业课程标准、考核方案等,联合建立多个大师工作室,由企业国际大师和学校教师联合授教,实现专业设置与产业需求对接,课程内容与职业标准对接、教学过程与生产过程对接、提高人才培养质量和针对性。

以“双证融通”项目为契机,通过深度调研和探索,食品营养与检测专业、食品质量与安全专业将专业课程标准与农产品食品检验员、西式面点师的职业标准进行有机融通,课程评价也更多地采用职业技能水平的考核鉴定方式,学生在取得学历证书的同时也可以考取农产品食品检验员、西式面点师职业技能鉴定证书,在校期间完成上岗前的职业训练,具有从事西式面点师、农产品食品检验员岗位工作的职业能力,有效地促进了学生职业能力提升。培养过程中注重加强职业道德教育,在工学结合的过程中潜移默化地培养学生的安全意识、质量意识、环保意识、创新意识和责任意识,培养学生的吃苦耐劳品质和耐挫能力。专业毕业学生的职业素养深受企业的认可和好评。

食品营养与检测专业以技术技能人才培养为核心,形成了“中高—高职—高本”相衔接的人才培养模式,与上海科技管理学校建立中高职贯通班,与上海中医药大学建立高本贯通班,注重学生的学历与技能提升共同发展,培养理论、技能兼修的高素质专业人才。同时专业也在积极探索国际交流模式,实现中高本硕系统化的人才培养模式。

**思考题**

（1）我国居民目前最突出的营养问题有哪些？

（2）不合理膳食有哪些危害？

（3）合理膳食行动的目标是什么？

（4）"三减三健"指什么？

（5）怎样通过全社会全民行动推进"三减"？

（薛　琨　杨德霞）

# 第四章　实施健康环境促进行动

---

## 第一节　概念与变迁

---

### 一、健康环境的相关概念

**1. 环境卫生**

环境卫生(environmental health/environmental hygiene)是研究自然环境(natural environment)和生活环境(living environment)与人群健康的关系,揭示环境因素对人群健康影响的发生、发展规律,为充分利用环境有益因素和控制有害环境因素提出卫生要求和预防对策,增进人体健康,提高整体人群健康水平的科学。环境卫生是随人类文明进步、社会生活发展不断演变,环境卫生的问题成为自然生态系统,转化为人类生态系统过程中的问题。

**2. 环境介质**

环境介质(environmental media)是人类赖以生存的物质环境条件,是指自然环境中各个独立组成部分中所具有的物质,通常以气态、液态和固态三种物质形态存在,能够容纳和运载各种环境因素。例如,大气、水体、土壤和岩石、生物体中所具有各自特性的气体、水、固体颗粒、肌肉和体液等不同介质(或不同的相),它们之间常发生相互作用或关联。

**3. 健康环境**

健康环境是指在人类与环境相互作用的过程中,环境系统功能正常,环境质量良好,人类身心健康,生命质量有保障。健康环境不但包含传统的自然环境和生活环境,还拓展到交通、食品、药品,甚至人文环境。建设健康环境,要转变地方政府的"唯GDP"政绩观,实行健康评价制度,把健康融入城乡规划、建设、治理的全过程;要加大投入解决大气、水、土壤等影响健康的环境问题,加强食品药品安全监管,最大限度地减少外界因素对健康的负面影响。

### 二、健康环境概念变迁

#### (一) 传统观念

在4 000多年前,人们就认识到水源清洁与否、水质好坏与人体健康关系十分密切,并开凿水井而饮净水。《吕氏春秋》对水质成分与健康的关系有更深刻的阐述:"轻水所,多秃与瘿人;重水所,多尰与躄人;甘水所,多好与美人;辛水所,多疽与痤人;苦水所,多尪与伛人。"《黄帝内经》提出了"人与天地相参、与日月相应"的观点。古希腊医学家希波克拉底专门著有《论风、水和地点》一书,论证了自然环境的土壤、气候、风向、水源等对人体健康的影响。

1804 年,英国用砂滤法净化自来水;1905 年加氯消毒作为饮水消毒的常规方法,自此介水传染病发生率大大减少。工业革命之后,英国大城市的燃煤量骤增,出现伦敦烟雾事件,使得人们越来越重视环境健康。

## (二) 现代观点

随着科学技术和工业化进程发展,世界人类疾病谱发生了很大改变,影响人类健康和生命的主要疾病除传染病外,还有非传染病,当前在许多国家中影响人的健康和死亡原因主要是心血管疾病、脑血管病和恶性肿瘤三大危害;不少流行病学调查报告的结果,证实大气污染和肺癌之间有一定相关性;流行病学调查资料证明水污染与肝癌有密切关系;除了已知的化学性污染能直接危害人民的健康外,其他如海洋污染、核污染还未被人们所认识。保护和改善环境是劳动力再生产的必要条件,生态平衡与人类健康的关系十分密切,环境污染破坏了生态平衡,可以直接威胁人类健康。

1972 年联合国在斯德哥尔摩召开了人类环境会议,发表了《联合国人类环境宣言》(简称《人类环境宣言》),并开展了"世界环境日"活动,其目的在于提醒世界注意全球环境和人类活动对环境的危害,环境质量的好坏与人类生存息息相关,保护环境就是保护人类的健康和生存。

## (三) 发展理念

随着健康的要求与定义的变化,健康城市等概念的提出,标志着健康环境越来越被关注。《"健康中国 2030"规划纲要》是新中国成立以来首次在国家层面提出健康领域的中长期战略规划,健康环境作为建设健康中国的重要内容之一,其主题是"共建共享、全民健康",不但涉及生态环境,还涉及城市卫生环境、食品药品安全和公共安全等与公众健康息息相关的环境因素。

习近平总书记在 2016 年 1 月 18 日省部级主要领导干部学习贯彻党的十八届五中全会精神专题研讨会上强调:"让老百姓呼吸上新鲜的空气、喝上干净的水、吃上放心的食物、生活在宜居的环境中、切实感受到经济发展带来的实实在在的环境效益,让中华大地天更蓝、山更绿、水更清、环境更优美,走向生态文明新时代。"不仅反映的是人民对于健康中国、美丽中国的期盼,也是中华民族永续发展的根本要求。

## 第二节　内容与特点

### 一、生态环境

#### （一）大气

评价大气卫生状况包括识别大气的污染来源及污染物并进行健康危险度评估，从而对大气质量进行综合评价。当大气接纳污染物的量超过其自净能力，污染物浓度升高，对人们的健康和生态环境造成直接的、间接的或潜在的不良影响时，称为大气污染。

城市大气污染的主要来源为燃料燃烧（工业生产、民用生活）及交通运输工具的排放。前者产生的主要污染物是烟尘、二氧化硫、一氧化碳和二氧化碳等；后者使用汽油和柴油等，产生的主要污染物为颗粒物、氮氧化物、一氧化碳和碳氢化合物。我国特大、超大城市空气污染明显重于中小城市，且常表现为颗粒物、二氧化硫和氮氧化物浓度超标。

城市大气铅污染的来源之一曾经是含铅汽油的使用。推广使用无铅汽油，是降低大气铅污染的重要举措。我国从 2000 年 1 月 1 日起停止生产含铅车用汽油，7 月 1 日起停止销售和使用含铅汽油。上海自 1997 年全面推行汽油无铅化，大大减少了汽车尾气中铅的排放，对缓解大气铅污染及降低接触人群的血铅水平均有积极意义。

大气污染对健康影响的特点：

（1）接触人群广泛，老年人、儿童、孕妇和各类慢性病患者人群通常对大气污染更敏感；

（2）人群通常处于低浓度大气污染的长时间暴露下，可引起慢性危害，表现为对呼吸系统、心血管系统等多系统的影响，甚至可以增加癌症风险；

（3）大气污染物往往同时存在，并且可通过物理、化学等因素的作用进行转化，或与环境中的其他物质发生反应从而形成新的污染物，即二次污染物。

#### （二）水质

水是生命之源，也是构成自然环境的基本要素。根据世界卫生组织的调查，人类疾病 80% 与饮用被污染的水有关，水质不良可引起多种疾病。水体污染的来源主要包括工业废水、生活污水和农业污水。其中，工业废水通常引起饮用水的化学性污染，造成慢性中毒和多种远期危害（致癌、致畸形和致突变）；生活污水是人们日常生活的洗涤废水和粪尿污水等，含有大量无机盐、有机物甚至肠道病原体等；农业污水由于大规模农业生产、化肥和农药的使用和畜禽养殖业的规模化经营，逐渐成为水质污染的威胁。

目前，我国承受着水资源紧缺和水质污染的双重负担：

（1）地表水受到广泛污染，地下水污染程度日益严重，饮用水水源安全受到威胁；

（2）城市供水管网和高层建筑二次供水污染严重；

（3）持久性有机污染物、环境内分泌干扰物、微囊藻毒素、抗生素和消毒副产物等毒性强、浓度低、难去除的污染物使水质污染造成的疾病风险明显增加。

从源头控制污染物排放，保护水源水质，从而保护生态环境和饮水安全已经成为全球共识。

### （三）土壤

土壤是自然环境的基本要素之一，是人类赖以生存和发展的物质基础。土壤作为一种环境介质，具有一定的污染负荷，对污染物有净化作用，且存在一定的环境容纳量。一旦污染物超过土壤的最大容量，引起土壤污染，会进一步通过生态系统食物链危害人类健康。

由于土壤环境的组成和结构复杂，决定了土壤污染特点与大气污染和水污染有所不同：

（1）区别于大气污染和水污染易发现的特点，土壤污染具有隐蔽性；

（2）土壤能对污染物进行吸附、固定，特别是重金属元素由于化学性质不活泼，迁移低，可长期存在于土壤中，具有累积性；

（3）许多有机化合物特别是持久性有机污染物由于在土壤中很难被降解，其造成的土壤污染常常是不可逆的；

（4）土壤环境一旦被污染，仅仅依靠切断污染源很难实现土壤功能的自我修复，而各种修复技术的开发和推广又存在困难，致使土壤污染存在长期性。

## 二、社区环境

### （一）社区

世界卫生组织对健康城市的定义为："健康城市是指不断创造和改善自然和社会的环境，并且扩大社区资源，使人们在实施生活功能和发挥他们最大潜力中互相支持——让健康的人生活在健康的世界。"建设健康城市、健康村镇，包括营造健康环境、构建健康社会、优化健康服务、发展健康文化，提高人群健康水平，从而促进经济社会可持续发展，推进健康中国建设。社区是城市的"细胞"，健康社区建设是健康城市建设的重要任务之一。

### （二）办公场所

办公场所是指管理或专业技术人员处理或办理某种特定事务的室内工作环境。办公场所中工作人员停留时间长、流动性小，办公场所的卫生质量与工作人员健康状况密切相关。健康单位（企业）是健康城市"细胞"的一员，是建设健康城市的重要内容之一。健康企业建设从场所的角度出发，以建立健全管理制度、建设健康环境、提供健康管理与服务、营造健康文化等方面为主要内容，多角度、多维度开展，保障劳动者身心健康。

### (三) 学校

学校是儿童青少年学习、生活的重要场所。开展健康学校建设,实现对儿童青少年的健康要求:健康行为养成、促进心理健康、减少危害行为、促进体质健康和重点疾病防控。

健康学校是指将"健康第一"的理念贯穿于学校教育教学的各个环节;有维护和促进学生身心健康的政策和措施并能落实,包括教学和生活环境符合卫生安全标准,有完善的食品(饮用水)安全管理及传染病防控管理措施,每年开展健康体检;体育教学、训练、竞赛体系完善,场地设施齐全,确保学生每天 1 小时体育锻炼,学生体质健康达标率 95% 以上,有效控制学生肥胖、近视的发病率;开展高质量健康教育,规范师生健康行为,提升心理健康素养;营造良好的学校社会人文氛围的学校。

### (四) 医院

目前国际上通用的健康促进医院定义是以《布达佩斯宣言》为基础整理而成的,即一个医院的职能不仅是提供高品质人性化的医疗与护理服务,还应形成与健康服务目标紧密结合的企业共识,既能营造健康促进所需的组织机构与文化氛围,也能充分调动病人与医护人员在健康维护中所发挥的主观能动性,还能促进医院与社会主动合作,将其本身发展成为一个提升健康素养的综合环境与交流平台。

简单地说,建设健康医院,就是提供一个平台,医院、医务人员、患者、社区居民、社会各界在这个平台上良性互动、互相促进,最终实现患者和公众的健康水平提升。

## 三、家庭环境

### (一) 小气候

小气候又称微小气候,是指生活环境中空气的温度、湿度、气流和热辐射等因素,对于机体的热平衡产生明显影响。良好的小气候是维持机体热平衡,使体温调节处于正常状态的必要条件。相反,不良的小气候会影响机体热代谢过程,使体温调节处于紧张状态甚至出现障碍,长期处于不良小气候中会造成机体抵抗力下降,从而引发疾病。

### (二) 室内空气污染

人们每天有 80% 以上的时间在室内度过,因此室内空气质量与健康密切相关。室内空气污染是指由于室内引入能释放有害物质的污染源或室内环境通风不良导致室内空气中有害物质浓度上升或种类增加,当有害物质在有限的空间达到一定浓度后,对人体身心健康产生直接或间接的、近期或远期的,或者潜在的有害影响。

居室空气污染来源多,成分复杂。随着经济发展和人们生活环境的不断改善,我国当前城市与农村地区居室空气污染存在差异。城市居室装修盛行,建筑和装修材料带来的室内空气污染引起了广泛关注,其中突出的是甲醛和苯系物污染。农村地区固体燃料燃烧造成的室内空气污染是我国长期以来较突出的农村室内空气污染问题。农作物秸秆、薪柴和煤炭等非清洁燃料的直接燃烧,老式的传统炉灶,都是造成农村室内空气污染的主要原因。

另外,吸烟和烹调油烟对家庭室内空气污染、尘螨等生物性污染物造成的室内空气污染危害、空调系统对室内空气质量的影响等都是值得关注的家庭室内空气污染问题。

### (三) 家用化学品

家用化学品是指用于家庭日常生活和居住环境的化工产品,包括化妆品、洗涤剂、化学消毒剂、黏合剂、涂料、家用杀虫剂、汽车护理产品和生活中使用的化学纤维制品等,是人们居住和生活环境的重要环境因素。随着国家化学工业的进步和社会市场经济的发展,家用化学品的数量和种类大大增加,在衣食住行各方面改善了人们的日常生活条件的同时,也大大增加了人们接触化学物质的机会。

家用化学品具有数量品种多、需求量大、暴露人群广泛和暴露时间长等特点,严格落实安全性评价,加强卫生监管是环境卫生工作的重要内容之一。

## 四、城市环境

### (一) 城市环境噪声

环境噪声污染是指环境噪声超过国家规定的环境噪声限定标准并干扰他人正常生活、工作和学习的现象。城市环境噪声的来源包括交通噪声、工业噪声、建筑工地噪声和社会生活噪声。城市环境噪声的控制措施包括合理规划城市各功能区、城市道路交通系统;利用各种工程技术措施,加强对噪声敏感建筑物的重点保护;严格执行有关标准,落实对环境声污染的有效监督和管理。

### (二) 城市道路交通

城市道路交通是城市的动脉,是城市发展的重要基础设施。城市道路交通规划布局是否合理,不仅直接关系到城市经济发展,也对人们的生产生活环境、生活方式、公共安全及健康产生长远影响。同时,城市人口迅速膨胀,引发交通资源供需不平衡;绿色出行环境未得到有效保障,人均汽车保有量逐年上升,交通资源利用不合理,道路交通伤害发生率逐年攀升。

### (三) 城市公共安全规划

城市公共安全事件包括自然灾害、事故灾害、公共卫生事件和社会安全事件等。城市公共安全规划是通过对城市风险进行分析研究,为最大限度地降低突发事件对城市的不利影响。

### （四）城市生活垃圾

这是指在日常生活中或者为日常生活提供服务的活动中产生的固体废弃物以及法律、行政法规规定视为生活垃圾的固体废弃物。城市生活垃圾管理是以实现生活垃圾减量化、资源化、无害化为目标,建立健全生活垃圾分类投放、分类收集、分类运输、分类处置的全程分类体系,积极推进生活垃圾源头减量和资源循环利用。

## 五、农村环境

近几十年来,我国农村环境卫生面貌发生了巨大变化,保障农村饮水安全和普及农村无害化卫生厕所等内容仍然是我国环境卫生的重要任务之一。

我国农村饮水卫生现状为生物性污染和化学性污染同时存在,以生物性污染为主。饮用水受病原体污染可引起介水传染病,尤其是肠道传染病的暴发流行。切实推进"厕所革命",做好农村改厕和粪便无害化处理,是控制肠道传染病的重要措施。以开展健康村镇建设为指导的内容:

（1）完善农村基础设施条件,全面推进农村垃圾治理,因地制宜推进生活垃圾简单分类和资源化利用。

（2）加强农村改水工程建设,进一步提高农村饮水集中供水率、自来水普及率、供水保证率和水质达标率,将城市供水管网和服务向农村延伸。

（3）加快农村无害化卫生厕所改造,提升改厕质量,提高粪便无害化处理和资源化利用水平。

（4）开展农村环境卫生监测,利用信息化管理实现监测全覆盖,掌握农村环境卫生健康危害因素水平及动态变化。

## 六、环境污染危害评估

### （一）环境污染物的危害

环境污染危害评估的目的是阐明化学、物理和生物污染因素的危害,包括这些因素对于生命各个时期的危害,通过可靠的实验方法,测定危害物质进入体内的速度、代谢和转归。可研究的包括工业生产的中间体和副产品,臭氧、硫氢化物、氮氧化物及细颗粒物等大气污染物,砷、镉、汞、铅等化学废弃物中的有关物质,红外线、激光、噪声、电磁场、电磁辐射及电离辐射等具有潜在的不利健康效应的物理因素。

### （二）环境污染物的生物学效应

为了解环境因素引起的损害和疾病的机理,研究化学和物理因素对分子、细胞、组织和器官水平的损害,涉及细胞生物学、遗传学等方法;研究包括呼吸道疾病、心血管疾病、肾功能障碍、诱变作用、致癌作用、生殖障碍及出生缺陷等。

为了深入地阐明环境因素对机体的作用,在严格控制的实验室条件下,进行环境因素对机体和其他生物系统影响观察,即采用卫生毒理学的方法,判明毒物的毒性大小,确定阈剂量和建立剂量—效应与剂量—反应关系。

### 1. 环境遗传毒理研究

随着化学物质不断进入环境,致突变的危害增多,人们开始关心环境污染与遗传变异的关系。遗传毒理测试的目的是判断在多种试验系统中诱发突变的化学物质对人类可能产生的遗传损伤,鉴别其与细胞中遗传物质(DNA)的相互作用。

### 2. 行为毒理研究

行为是生物对外界环境变化的一种反应。行为毒理学是研究环境中不良因素对生物行为影响的一门科学,它主要运用心理学、神经生理学和行为科学方法,研究环境污染物在低剂量时对精神活动及神经生理功能方面的影响,它在评价环境污染物的安全性、制定卫生标准、诊断和检验公害病疗效等方面具有重要参考意义。

### 3. 生物系统毒理研究

目的在于通过对自然界生物系统中的动植物进行环境污染物毒性作用的研究,观察受试生物生理机能的改变或毒性反应,借以判断环境污染的实际危害状况。生物系统毒理试验方法简便、经济、可靠,在一般实验条件下都能开展,是近十几年来发展的一种新的研究方法,具体包括鱼类毒理实验、植物系统毒理实验等。

## (三) 环境流行病学和危险研究

应用流行病学、统计学、生物数学和危险性评价,识别人群中的环境相关疾病,用实验设计以及解释结果。环境流行病学主要研究各种有害物质暴露水平与人类疾病的关系,现场研究用于评价各种污染物的效应及影响,确定接触—效应关系。

### 1. 污染源和污染状况的调查

欲了解环境污染对健康的危害,应先了解污染来源及污染状况,包括污染源位置,污染物排放种类、排放方式及排放量,污染物排放强度及排放规律。

### 2. 人群健康效应

呈金字塔形分布是环境影响人群健康效应的一个主要特点,表现为正常人群中生理、生化、免疫功能出现异常的人数增加,出现主观感觉不良的人数增多,儿童正常发育水平降低和遗传效应的人数增多,但出现典型公害病或死亡人数相对较少;提示应注意调查人群疾病前期健康变化与亚临床变化。

### 3. 环境病因的判断

由于环境中多种因素的影响,环境病因的确定是比较复杂的,应排除虚假性联系,鉴别相关关系,确定因果关系,最终确立病因。环境污染与危害因果关系比一般疾病的因果关系判断要困难和复杂得多,常常是多种原因产生一种结果或者是一种原因产生多种结果。

# 第三节　运作与流程

## 一、健康环境的运作

健康环境创建需要国家、社会组织、企业、社区、协会及居民的共同努力,通过政策支持、城乡规划、协会指导、居民参与等方式,营造有利于维护和促进人民群众身心健康的环境。

### (一)完善相关法律规范及标准体系

随着经济快速增长,其带来的环境健康问题也日益严重,环境污染和生态破坏带来的健康威胁越来越受到广泛重视。

自 1979 年 9 月通过《中华人民共和国环境保护法(试行)》以来,我国相继制定颁布了《中华人民共和国大气污染防治法》等多部环境污染防治和资源保护的法律规范,卫生法中也有一系列保护健康的相关规定。这些法律规范,共同构成了我国环境与健康法律体系的框架,在防治环境污染保护人民健康方面发挥着积极的作用,对保护和改善生活环境和生态环境,保障人体健康,促进经济和社会可持续发展具有非常重要的意义。

### (二)完善健康环境监督模式

环保、水务、城管及卫生等多部门监督管理,执法过程中可能存在漏洞或脱节,建议建立联合监管的模式,明确责任、分段管理、密切配合,建立完善的考评机制,强化事先、事中及事后监管,加强抽查、核查及重点监督,形成健康环境保护诚信体系和黑名单制度。突破政府在环境治理中指导一切、过于依赖行政权力和行政管制的模式,对环境污染严重的企业单位进行重点监督,指导开展专项治理;同时,充分发挥行业协会的技术优势,引导居民参与,形成全社会监督的氛围。

### (三)推进健康环境信息公开机制

空气质量信息的主动公开,既建设统一的平台对全国城市空气质量进行实时发布,又能系统、及时和完整地对各个监测点的监测数据进行公开;但与之对应地,环境影响评价信息与污染源监测信息公开相对较差。比如,在环境影响评价信息公开方面,环保部尚没有关于环境影响评价文件公开的全国性平台。政府应按照《政府信息公开条例》加强环境信息公开监督,督促相关部门对健康环境有关信息及时公开。

### （四）建立监测预警应急体系

**1. 应建立监测预警机制**

环保要与气象部门加强合作，建立重污染天气监测预警体系，做好重污染天气趋势分析，提高监测预警准确度，及时发布监测预警信息。

**2. 制订和完善应急预案**

空气质量未达标的城市应制订和完善重污染天气应急预案，向社会公布，并开展重污染天气应急演练。

**3. 应及时采取应急措施**

对重污染天气，其应急响应应纳入地方人民政府突发事件应急管理体系，实行政府主要负责人负责制，并依据重污染天气预警等级，迅速启动应急预案，引导公众做好卫生防护。

### （五）引导企业参与环境治理

应引导辖区企业主动参与环境治理，在利用法律、法规、标准等规范企业行为、遏制企业因追求利润而破坏环境的同时，可以通过税收、财政补贴、排污费等经济杠杆来引导企业主动采用新能源、技术革新、引进设备等措施以减少污染排放。还可以通过环境标识的方式，影响消费者的消费行为，倒逼企业基于市场占比和利润的考虑而减少生产过程中的环境污染破坏，从而使企业加强行业自律。

## 二、健康环境运作

健康环境运作离不开各级政府、企业单位及居民等紧密参与，政府应制定政策并督促实施，企业单位应承诺申报合法排放，健康环境运作如图4-1所示。

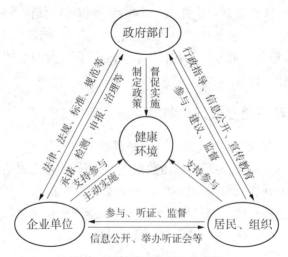

图4-1 健康环境运作示意图

### 三、健康环境促进工作流程

只有政府、企业单位、行业协会及社区居民各司其职,各尽其能,才能实现健康环境及健康中国的目标。健康环境促进工作流程如图4-2所示。

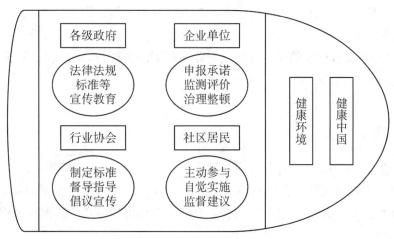

**图4-2　健康环境促进工作流程**

## 第四节　评价与指标

## 一、评价目的与意义

### (一)健康环境的评价目的

(1)确定健康环境促进行动的合理性、科学性。

(2)明确健康环境促进行动的内容与质量,以确定各项行动是否适合健康环境。

(3)确定健康环境促进行动达到预期目标的程度及其影响因素。

(4)总结健康环境促进行动的成功与不足之处,进一步完善健康环境促进措施。

(5)报告健康环境促进行动的成果,扩大健康环境促进行动的影响力。

(6)修订完善确定健康环境促进行动相关策略,并推广。

### (二)健康环境促进行动的评价意义

(1)健康环境促进行动的评价是行动取得成功的必要保障。通过开展评价,可以保证各项行动及指标的执行质量,从而对有效预防和控制职业健康危害,保障劳动者职业健康权益起到积极的推动作用。

(2)健康环境促进行动的评价可以科学地说明行动的价值。通过开展评价,可以科学地说明职业健康保护行动对改善工作环境,改变健康相关行为,维护劳动者身体健康所做的贡献,明确职业健康保护行动的价值。

(3)健康环境促进行动的评价为决策者科学管理提供依据。通过开展评价,可以发现各项行动中的不足之处及影响因素,为决策者优化行动方案提供依据,使之更适合职业人群的健康保护。

(4)健康环境促进行动的评价可以使职业人群了解各项行动的效果,争取职业人群更多的关注与支持。

## 二、评价指标

职业健康保护行动的科学评价,需要制定合理的评价指标,这些指标既要满足职业人群健康保护的需求,又要符合我国经济社会发展的现况。评价指标需要涵盖政府监管、企业责任、个人参与等各方面,职业健康保护行动的主要评价指标列举如表4-1所示。

表4-1　健康环境促进行动的主要评价指标

| 分类 | 指标内容 | 2022年目标值 | 2030年目标值 |
|------|----------|--------------|--------------|
| 预期性指标 | 噪声污染 | 明显下降 | 持续下降 |
| | 公共消防设施 | ≥80 | ≥90 |
| | 生活垃圾分类 | | |
| | 工伤保险参保人数 | 稳步提升 | 法定人群参保全覆盖 |
| 倡导性指标 | 重点行业劳动者对本岗位主要危害及防护知识知晓率/% | ≥90 | ≥90 |
| | 鼓励各用人单位做好员工健康管理、评选"健康达人",国家机关、学校、医疗卫生机构、国有企业等用人单位应支持员工率先树立健康形象,并给予奖励 | — | — |
| | 灾害事件能做到早期预防 | — | — |
| | 采取综合措施降低或消除工作压力 | — | — |
| 目标 | 人均体育场地面积/平方米 | ≥2.4 | 2.8 |
| | 空气质量优良天数比率/% | ≥75.1 | ≥80 |
| | 受污染地块及耕地安全利用率/% | 95 | 98 |
| | 重要水功能区水质达标率/% | ≥78 | ≥95 |
| | 建成区绿化覆盖率/% | ≥40 | ≥42 |
| | 主要食品安全总体监测合格率/% | ≥97 | ≥97 |
| | 药品质量抽检总体合格率/% | ≥98 | ≥98 |

# 第五节 展望与趋势

## 一、环境健康可持续发展

"可持续发展战略旨在促进人类之间以及人类与自然之间的和谐"(《我们共同的未来》)。这两个目标的实现都取决于当代人(具体的正在活动的一代人)的努力。当代人之间能否公平地分配环境保护的成本与利益,能否建立一套鼓励人们的环保行为的制度安排,这直接决定着人与自然的和谐这一目标的实现,如果当代人之间尚且不能实现某种最低限度的公正,那么,我们就很难指望他们会真正关心遥远后代的利益。因此,当代的集体努力与个人选择是实现可持续发展的目标的关键。

地球上的资源是有限的,生态系统吸收我们排放废物的能力也是有限的。整个地球是一个密不可分的整体。我们都生存在一个渺小的"地球村"中;为他人敲响的丧钟,也是为我们自己敲响的丧钟。因此,我们必须选择一种与地球的承载能力相适应的绿色生活方式。我们的消费习惯直接决定着商家的投资取向,购买和使用不符合环保要求的商品,无异于支持破坏环境的行为;购买和使用包含濒危动植物成分的产品,则等于间接毁灭濒危物种。因此,作为消费者,我们应把手中的货币选票投给那些符合环保标准的产品,并选择一种崇尚俭朴的绿色消费方式。

## 二、2018 年 ISEH 研讨会围绕系列研讨会的宗旨和主题为"环境健康与持续发展"

环境污染已成为人类健康的主要威胁之一,特别在发展中国家,高速的经济发展和工业化进程,带来了一系列的环境污染问题。因此,人们需要追求一种可持续的发展,需要防治环境污染问题,以避免发展带来的污染对人体健康的有害影响。ISEH2018 邀请国内外享有盛誉的专家,分享环境与健康相关的最前沿重要科学发现,介绍最新的研究方法和技术,总结环境与健康的发展趋势和研究需求。通过这次会议,促进国内外学者及相关从业人员进行热点问题的学术交流与技术合作,为解决地区和全球的环境健康问题提供新方法,为人类可持续发展建设提供新思路。

## 三、《"健康中国 2030"规划纲要》明确了建设健康环境等战略任务

纲要提出要把健康融入所有政策,要深入开展爱国卫生运动,加强城乡环境卫生综合整治,建设健康城市和健康村镇,要加强影响健康的环境问题治理,深入开展大气、水、土壤等污染防治,实施工业污染源全面达标排放计划,建立健全环境与健康监测、调查和风险评

估制度。当前环境健康事业迎来了前所未有的发展机遇和挑战：

（1）建立和完善环境健康相关法律、法规、标准。

（2）全面改善安全饮用水和环境健康设施问题，控制城市室内装修导致的空气污染并推广农村贫困地区室内空气污染干预策略。

（3）进一步完善环境健康危害因素的监测预警体系，加强伤害监测网络建设。

（4）提倡部门协作，开展多种形式的环境健康宣传活动，普及环境健康基本理念、基本知识和基本技能，营造全社会关心、参与环境健康的良好氛围。

（5）积极开展环境健康研究工作，以复合污染对健康影响和污染健康防护为重点开展攻关研究，着力研发一批关键核心技术，指导公众做好健康防护。

## 案例解析　　上海青草沙水库建成使用

上海市拥有很多河流和水域，但水质较差，污染严重，不能作为生活用水；上海是全国36个水质型缺水城市之一，更是联合国预测21世纪饮用水缺乏的世界六大城市之一。而位于上海市宝山区陈行水库自1994年运行以来，历年咸潮入侵均有发生，每次影响少则两三天，多则10余天，尤其2014年2月春节期间更是发生了史上最严重的咸潮入侵事件，连续20余天不能取水，造成上海部分城区停水。

为解决上海市对自来水水源的需求，希望利用径流量更大、相对优质的长江水作为饮用水水源。经多方专家论证，上海市决定在长兴岛的西北侧以青草沙为中心，在长兴岛的边上筑堤围水，建设青草沙水源地水库。在没有咸潮时，要保证长江水能持续不断地为进入水库供水，咸潮来临时及时关闭取水口，保证水库里的水质不受影响。水库采用的是水闸和泵站并行的方式，若水库水位不高，可以利用潮汐动力，乘高潮位打开闸门让长江水自流进入水库；水库水位较高时，如果不能开闸取水，就会启动泵站从长江抽水，从而保证水库有足够的存水。在下游还设计有出水口，夏季长江口一般没有咸潮，但水体容易发生富营养化，通过出水口释放部分库内水体，促进水库内水体有序流动，降低水体发生富营养化的风险。

青草沙水库于2011年6月建成使用，设计总库容5.27亿立方米，有效库容4.35亿立方米，供水规模每日719万立方米，规模为目前国内外同类之最；其取水泵站规模200立方米/秒；下游排水闸净宽20米，是水库唯一的排水口门。青草沙水库的建成改变了上海市主要依靠黄浦江取水的历史，成为上海市的主要原水水源地，其供水规模占全上海市自来水水源供应的50%以上，受益人口超过1000万人。

比较2009—2010年和2011—2012年水质监测结果，青草沙水库使用后，其水源水监测指标总合格率为92.59%，高于黄浦江水源水85.31%的监测总合格率，上海市浦西使用青草沙水源7个区饮用水的3家水厂替代黄浦江水作为水源水后，出厂水监测指标总合格率由98.30%上升为99.67%，出厂水样品合格率由61.54%上升为90.91%，尤其是出厂水的耗氧量合格率显著升高，由69.23%上升为100%。

由此可见，使用青草沙长江水替代黄浦江水作为水厂水源水后，饮用水生产工艺各个环节的水质均有了巨大的改善,饮用水的感官性状指标和反映有机物污染程度指标的合格率明显上升,说明青草沙水库建成使用后,实现了改善饮用水水质,有效提升了上海地区的供水水质和供水安全,具有重大的社会效益。

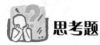
## 思考题

(1) 简述健康环境行动的主要内容。

(2) 健康环境的发展趋势是什么?

(3) 健康环境促进的评价指标和意义是什么?

(王祖兵　黄云彪　周开锋)

# 第五章 实施心理健康促进行动

## 第一节 概念与变迁

### 一、心理健康相关概念

#### (一) 心理健康

心理健康是人在成长和发展过程中,认知合理、情绪稳定、行为适当、人际和谐、适应变化的一种完好状态,是健康的重要组成部分,包含了心理活动的各个方面,可以说心理健康主要是指心理活动的健康。

#### (二) 心理过程

心理过程是指在客观事物的作用下,心理活动在一定时间内发生、发展的过程,通常包括认知过程、情绪情感过程和意志过程三个方面。认知过程指人以感知、记忆、思维等形式反映客观事物的性质和联系的过程;情绪情感过程是人对客观事物的某种态度的体验;意志过程是人有意识地克服各种困难以达到一定目标的过程。三者有各自发生发展的过程,但并非完全独立,而是统一于心理过程中的不同方面。

#### (三) 心理现象

心理现象(mental phenomena)是心理活动的表现形式。分为心理过程、心理状态和心理特征三类。

(1) 心理过程是指心理现象的动态表现形式,包括知、情、意三个方面。

(2) 心理状态是指在一段时间内相对稳定的心理活动,如认知过程的聚精会神与注意力涣散状态等。

(3) 心理特征是指心理活动进行时经常表现出来的稳定特点,如:有的人观察敏锐、精确;有的人观察粗枝大叶等。

## 二、心理健康概念和变迁

1946 年第三届国际心理卫生大会指出,心理健康是指:"身体、智力、情绪十分协调;适应环境,在人际交往中能彼此谦让;有幸福感;在工作和职业中能充分发挥自己的能力,过有效率的生活。"

国内外许多学者从各自关注的不同角度对心理健康进行论述,迄今为止,对于什么是心理健康还没有一个统一的、公认的定义。有人从心理潜能的角度来理解心理健康,认为心理健康的人是能够充分发挥自己的潜能,并能妥善处理和适应人与人、人与环境之间相互关系的个体;有人认为心理健康是一种持续、积极乐观、富有创造性的心理状态,在这种状态下个体适应良好,具有旺盛的生命活力,在情绪与动机的自我控制等方面达到正常或良好水平。

《简明不列颠百科全书》将心理健康解释为:"个体心理在本身及环境条件许可范围内所能达到的最佳状态,但不是十全十美的绝对状态。"

我国王书荃认为,心理健康指人的一种较稳定持久的心理机能状态。它是个体在与社会环境相互作用时,主要表现为在人际交往中能否使自己的心态保持平衡,使情绪、需要、认知保持一种稳定状态,并表现出一个真实自我的相对稳定的人格特征。她认为如果用简单的一个词来定义心理健康,就是"和谐"。个体不仅自我感觉良好,与社会发展和谐,发挥最佳的心理效能,而且能进行自我保健,自觉减少行为问题和精神疾病。[1] 刘华山认为,心理健康是指一种持续的心理状态。在这种状态下,个体具有生命的活力、积极的内心体验、良好的社会适应,能有效地发挥个人的身心潜力与积极的社会功能。[2]

一般认为,心理健康是指一种生活适应良好的状态。心理健康包括两层含义:一是无心理疾病,这是心理健康的最基本条件,心理疾病包括各种心理与行为异常的情形;二是具有一种积极发展的心理状态,即能够维持自己的心理健康,主动减少问题行为和解决心理困扰。

## 第二节 内容与特点

## 一、心理健康的内容和特点

### (一)心理健康的内容

(1)身体、智力、情绪十分调和。这里指的是心理健康和身体健康是不可分割的,身体

---

① 王书荃:《学校心理健康教育概论》,华夏出版社,2005,第 2—3 页。
② 刘华山:《心理健康概念与标准的再认识》,《心理科学》2001 年第 4 期,第 481 页。

健康是心理健康的基础,心理健康的各个部分都是身体健康的表现。

（2）适应环境、人际关系中能谦让。这种说法体现了心理健康和社会健康之间的关系,也是大健康观念在心理健康观念当中的体现。其实在某种程度上社会健康是心理健康的重要组成部分。

（3）有幸福感。主要和自身需要的满足有关,按照马斯洛的理论,幸福感可以在需要的各个层次上得到满足,这种幸福感也是和人的期望和认知紧密联系在一起的。

（4）对待工作和职业,能充分发挥自己的能力,过着有效率的生活。人们能够在职业和工作当中发挥自己的能力,体现效率这本身就是心理健康的重要体现。心理健康的人能够在工作中体现效率获得满足和尊重,同时又能够避免职业倦怠和其他心理疾病的产生。

## （二）心理健康的特点

心理健康和不健康之间并没有绝对的界限。心理健康同时是一个范围,标准仍然是模糊的和相对的,通过不同标准的建立,把相对健康的人放到标准和范围中。心理健康是一个动态、开放的过程,心理健康的人在特别恶劣的环境中,可能也会出现某些失常的行为。判断一个人的心理是否健康,应从整体上根据经常性的行为方式作综合性的评估。

# 二、心理健康中的社区、家庭、个人

中国的现代化建设需要相当长时间的不懈努力,可持续的健康发展是社会进步的前提。而社会的发展归根到底是人的发展,物质丰富与心理建设需要同步进行。

人具有社会属性,而且是社会属性发展最复杂的生物。尊重这一客观规律,才能做好国家和社会的发展。心理健康是心理建设的基础,心理健康的国民是社会心理和构架健康发展的坚实基础,在此之上才能够安全进行社会转型、建立现代社会管理制度,才能够面对复杂严峻的国际态势挑战。

## （一）心理健康中的社区

### 1. 搭建良好的社区心理健康服务平台

当前,我国专业心理咨询人员缺口较大,优质服务获取难度较大且费用较高,这决定了社区在引进专业人员和获取专业服务方面难度偏大。因此,需要搭建良好的社区心理健康服务承接平台,让心理专业人士不仅能在社区找到用武之地,还能实现自身的价值。心理健康是经济发展水平和运行质量的重要指标,有了较高的心理健康水平才会有健康的社区。

### 2. 打造专业性强的社区心理健康服务团队

社区心理健康服务包括宣传、教育、筛查、咨询、治疗、转诊及社会工作干预等多项内容,应吸纳具有精神医学、心理学、社会学等不同专业背景的团队成员。这需要开拓多种人才引进渠道,如向社会购买服务、与相关志愿者组织及其他社会组织开展合作、建设大学毕业生实习与实践基地等方式,实现社区心理健康服务平台专业人才的充分供给。

3. 确立预防先于治疗的工作思路,做好重点人群的数据采集、分析与跟踪服务

社区心理健康服务的优势在于能够通过心理健康教育、评估与筛查工作,准确把握居民社会心理动态,对心理问题高危人群早识别、早干预,防范心理问题发展为心理疾病。

4. 从政策与资金两方面保障社区心理健康服务的可持续性

开展并推进社区心理健康服务试点工作,尽早将社区心理健康服务的监管机制、运作机制、评估机制加以落实,定期进行问题汇总与经验总结,推动社会政策建设进程。同时,在试点初期给予必要的资金支持和经费保障,探索多元筹资模式,推进社区心理健康服务的可持续发展。

### (二)心理健康中的家庭

家庭是社会的细胞,每一个家庭的稳定是社会稳定的基础。

家庭是个体心理健康教育发展的基石。从发展心理学的观点看,家庭的稳定与和谐是家庭成员心理稳定与和谐的基础。有研究发现,留守儿童在心理健康各个层面与非留守儿童存在诸多差异。

家庭的支持是心理支持疗法的一个重要组成部分。在精神分析理论中,弗洛伊德认为一个人(尤其是儿童)的心理问题和他的原生家庭存在千丝万缕的联系,也可以叫作心理决定论。

### (三)心理健康中的个人

个体心理健康是全社会健康发展的基础。

富强的国家需要健康平衡的良好社会心态,没有个体的健康心态不可能形成社会和家庭的健康心态。一方面要通过普及心理健康筛查与干预治疗,以减少心理疾患的发生;另一方面更要通过普及个体心理健康知识与技能,提升社会和家庭的心理健康水平,进而营造良好的社会心态和家庭环境,真正实现社会和家庭的健康运转与发展。

## 三、抑郁与心理健康

### (一)抑郁流行病学

据有关资料,我国目前约有 4 000 万抑郁症患者。[①] 流行病学调查显示,情感性精神障碍患病率居首位,尤其是抑郁症的患病率上升,应引起高度重视。据官方公布的统计数字,我国抑郁症患病率达到 2.1%,这充分说明抑郁症几乎可以称为未来威胁人类健康的第一大杀手。

人的心理健康中以情绪的稳定为基石,其中情绪的稳定又以愉快稳定为基调,激情能在理智控制下适当发泄;如果情绪低落则严重影响心理健康,影响学习、工作和生活质量。

---

① 黄悦勤:《中国精神卫生调查概况》,《心理与健康》2018 年第 10 期,第 14—16 页。

网络上曝光的多起自杀事件几乎均与抑郁症有关。

### （二）抑郁的表现

正常人在一定的处境下也可有情绪低落的表现，如持续 1～2 周，且不能依其处境来解释时，方考虑为抑郁发作或诊断为抑郁症。情绪低落患者表情忧愁、唉声叹气、心境苦闷，觉得自己前途灰暗，严重时悲观绝望，甚至有自杀观念及行为；常伴有思维迟缓、动作减少及某些生理功能的抑制现象，如食欲不振、早醒、性功能紊乱等。

在情绪低落的情况下，患者自我评价低，自感一切都不如人，并将所有的过错归咎于自己，常产生无用感、无希望感、无助感和无价值感。觉得自己连累了家庭和社会，回想过去，一事无成，产生孤立无援的感觉并伴有自责自罪。典型的抑郁病例其抑郁心境具有晨重夜轻节律的特点，睡眠障碍主要表现为早醒。

抑郁情绪可发生在任何年龄，称之为特殊类型的抑郁症，如儿童情绪障碍、产后抑郁发作、更年期抑郁、老年期抑郁、自杀等，越来越受到人们重视。

### （三）抑郁的治疗

当人们无法依靠自身调节摆脱抑郁情绪时，找专业医师进行心理咨询是一个好的办法。心理咨询师或心理治疗医师将与你一起找出造成情绪低落的来源及缓解抑郁的方法。运用抑郁自评量表等心理测验有助于判断抑郁的严重程度。

当情绪低落明显影响学习、工作及生活时，抗抑郁药物的及时治疗是必要的，将大大改善人们的生活质量。目前治疗抑郁发作的药物有多塞平、氟西汀、帕罗西汀、西酞普兰、文拉法新等，能有效地缓解抑郁情绪、防止自杀、保持愉快心情。

### （四）抑郁评估

抑郁自评量表（self-rating depression scale，SDS），是含有 20 个项目，分为 4 级评分的自评量表，原型是 W. K. Zung 编制的抑郁量表（1965 年）。其特点是使用简便，并能相当直观地反映抑郁患者的主观感受及其在治疗中的变化。主要适用于具有抑郁症状的成年人，包括门诊及住院患者。只是对严重迟缓症状的抑郁，评定有困难。同时，SDS 对于文化程度较低或智力水平稍差的人使用效果不佳。

## 四、焦虑与心理健康

### （一）焦虑的流行病学

2012 年，由原国家卫生部（现为国家卫生健康委）及科技部资助立项的"中国精神障碍疾病负担及卫生服务利用的研究"立项启动。2019 年 2 月 18 日，以此为基础的首个覆盖全国的精神障碍流行病学调查结果被刊发在了权威医学期刊《柳叶刀——精神病学》上。研究结果显示焦虑障碍的终生患病率为 7.6%，约 8000 万人，是患病率最高的一种精神障碍，女性显著多于男性(2.6%/1.4%),不同年龄层患病率从高到低依次为中年、老年和青年。

### (二) 焦虑的表现

焦虑症(anxiety),又称为焦虑性神经症,是神经症这一大类疾病中最常见的一种,以焦虑情绪体验为主要特征。可分为慢性焦虑,即广泛性焦虑(generalized anxiety)和急性焦虑即惊恐发作(panic attack)两种形式。主要表现为:无明确客观对象的紧张担心、坐立不安,还有自主神经功能失调症状,如心悸、手抖、出汗、尿频等,及运动性不安。注意区分正常的焦虑情绪,如焦虑严重程度与客观事实或处境明显不符,或持续时间过长,则可能为病理性的焦虑,甚至没有明确原因和对象的焦虑更具有临床意义。

### (三) 焦虑的治疗

无论是焦虑的急性发作还是慢性发作,均适用音乐放松疗法和生物反馈以及重复经颅磁刺激等疗法。

物理治疗技术是很好的治疗方法,在一般的健身机构中类似于放松的治疗(比如瑜伽、普拉提等),也有很好的辅助治疗效果,但是如何使这种健身运动发挥治疗效果,还需要专业人士的点拨。运用焦虑自评量表、汉密尔顿焦虑量表等心理测验有助于判断焦虑的严重程度。

当焦虑情绪明显时,抗焦虑药物的合理使用是必要的,可以明显地提高患者的工作效率。在临床使用的主要抗焦虑药物是苯二氮卓类药物,比如阿普唑仑、艾司唑仑、氯硝西泮、劳拉西泮等。有一些选择性 5-羟色胺 1A 受体激动剂,如丁螺环酮和坦度螺酮也有抗焦虑作用。还有一些具有抗焦虑作用的抗抑郁药物(比如帕罗西汀等),以及 β 受体阻滞剂,如美托洛尔、普萘洛尔等,但在多种指南中并不推荐为第一线治疗药物。

### (四) 焦虑评估

焦虑自评量表(self-rating anxiety scale,SAS)由 W. K. Zung 于 1971 年编制。从量表结构的形式到具体评定方法,都与抑郁自评量表十分相似,用于评定病人焦虑的主观感受及其在治疗中的变化。焦虑自评量表适用于具有焦虑症状的成年人,它与抑郁自评量表一样具有广泛的应用性。焦虑是心理咨询门诊中较为常见的一种情绪障碍,因此焦虑自评量表可作为咨询门诊中了解焦虑症状的自评工具。

## 五、失眠与心理健康

### (一) 睡眠概念

睡眠是高等脊椎动物周期性出现的一种自发的和可逆的静息状态,表现为机体对外界刺激的反应性降低和意识的暂时中断。人的一生大约有 1/3 的时间是在睡眠中度过的。成年人的睡眠时间因人而异,通常为 6～9 小时不等,一般认为 7.5 小时是合适的。老年人的睡眠时间约 6 小时。

## （二）失眠表现

每个人一生中都或多或少地会出现失眠现象。失眠是一种常见的症状,在我国人群发生率有 30% 以上。一旦持续出现入睡困难、睡眠深度或频度过短、早醒及睡眠时间不足或质量差等现象,则会让人有疲劳感、全身乏力、身体不适、无精打采、反应迟缓、头痛、注意力不集中等症状。导致失眠的因素很多,如身体疾病、情感因素、年龄、生活方式(过多饮用咖啡和茶、长期熬夜、不规律的睡眠习惯)以及环境因素(噪声、拥挤或污染),或者服用一些导致失眠的药物,以及焦虑、抑郁等精神疾病都可以影响睡眠。

## （三）失眠的治疗

非药物方法和药物方法具有同等重要的作用。

### 1. 治疗失眠的非药物方法

有正确的认识(转变对于睡眠的不正确认知),建立良好的睡眠卫生习惯(如睡眠卫生教育),学会控制和纠正各种影响睡眠的行为(不良的嗜好如吸烟、饮酒等)和认知因素(失眠的认知行为治疗),改变与消除导致睡眠紊乱慢性化的持续性因素,才能建立较正常的睡眠模式,恢复正常的睡眠结构,从而摆脱失眠的困扰。非药物治疗中还包括:重复经颅磁刺激以及生物反馈,睡眠治疗仪(仓)等物理治疗。

### 2. 睡眠的药物疗法

按照治疗规范首选非苯二氮卓类的药物(佐匹克隆和右佐匹克隆、唑吡坦、扎来普隆等),其次可以选择苯二氮卓类的药物(艾司唑仑、氯硝西泮、劳拉西泮等),再次可以选择具有助眠作用的抗抑郁药物(曲唑酮、米氮平、氟伏沙明等),甚至可以用抗精神病药物(奥氮平、喹硫平等)。

## （四）失眠的评估

（1）病史的系统回顾。推荐使用《康奈尔健康指数》[1]进行半定量的病史及现状回顾,获得相关躯体和情绪方面的基本数据作为支持证据。

（2）睡眠质量量表评估。如失眠严重程度指数、匹兹堡睡眠指数[2]、疲劳严重程度量表、生活质量问卷、睡眠信念和态度问卷,Epworth 嗜睡量表[3]。

（3）情绪包括自评与他评相关测评量表,如抑郁量表、状态特质焦虑问卷。

# 六、信任与心理健康

心理健康的基础是信任,包括对自己能力和价值的信任,也包括对他人和社会环境的信任。

---

① 康奈尔健康指数是美国康奈尔大学的几位学者编制的自填式健康问卷。

② 匹兹堡睡眠指数是用于评价睡眠质量的量表,由匹兹堡大学的几位学者编制。

③ Epworth 嗜睡量表是由澳大利亚 Epworth 医院设计的,用来评定白天过度嗜睡状态。

信任缺失会产生问题。首先，是对自己的不信任即自我怀疑、自卑，就会在人际或亲密关系、学习或工作中感到不自信，从而消极、被动、回避和退缩，从而导致关系或事情的失败，从而情绪低落、兴趣减退和焦虑不安。然后，是对他人和社会环境的不信任，总是感觉周围危机四伏，自己随时都有可能被他人挑剔、指责、嘲笑或欺骗、背叛、侵害。于是，在人际关系里总是伪装、掩饰自己，迎合、讨好他人，或回避他人、抗拒社交。

这是一种世界观，感觉自己处在一个弱肉强食、欺软怕硬的社会环境里，这种世界观是在过去的生活经历（特别是家庭环境）里形成的。有比较、评价和对立，有防御和戒备，争强好胜、追求完美。当自己脆弱、疲惫或生病的时候，就要躲藏起来，生怕别人看出来，因为在自己的经验里，别人会因此嘲笑或攻击自己。也会形成相应的思维模式和行为习惯，并产生人际关系或情感、学习或工作等问题，产生社交恐惧、焦虑、抑郁或强迫等身心困扰。

心理康复的过程也是重建信任关系的过程，首先是对自己的信任，是发现、发展和提高自己的能力与价值，学习更多的知识、掌握更多的技能、积累更多的成功经验，从而满足自己的情感需求，也被他人和社会所需要。

## 第三节　运作与流程

### 一、心理健康促进

社会心理服务体系建设是一个覆盖个体、家庭、组织、社会各方面的体系。社会心理服务体系建设是社会治理的重要内容，社会治理是多元主体共商共治的过程，社会心理服务体系建设是实施健康中国、平安中国战略的具体举措，心理学工作者应积极参与，与政府部门和社会机构密切协作，充分发挥专业支持作用，探索和推进社会心理服务的科学化、规范化。

### 二、心理健康和身体健康以及社会健康的关系

按照恩格尔提出的医学新模式（生物心理社会医学模式），世界卫生组织提出的健康新概念包括心理健康、身体健康以及社会健康。笔者认为这三种健康之间的关系可以这样理解：既相互促进又相互独立。

### （一）心理健康、身体健康和社会健康相互促进，容易理解并能得到大家的共鸣

现在比较流行的医学分支是心身医学。心身医学反映了心理健康和身体（生理）健康之间密不可分的关系。失衡的与和谐的心理健康状态对身体（生理）健康造成的影响分别是消极的和积极的。举例来讲，长期抑郁失眠的患者，导致机体内环境的变化，从而造成生理功能的改变，罹患身体（生理）疾病，比如胃溃疡等，甚至更严重的疾病，比如癌症也是可

能的。同样不良的身体(生理)健康状态,尤其一些慢性身体(生理)疾病对心理健康的影响也是负性的,比如长期高血压和糖尿病的患者容易出现抑郁、焦虑和失眠等心理问题。

### (二)心理健康和身体健康和社会健康三者之间又是相对独立的

身残志坚这句话就说明身体可以是残缺的或者是不健康的,但精神和心理状态却可以是坚韧的和积极的。那么身体健康,是不是就可以有较高的心理健康水平呢? 恐怕也不是。临床上会见到一些身体十分强健的人却拥有不良的心理健康状况(抑郁、焦虑和失眠),甚至重症精神障碍都是有可能的。而成熟健康的国民心理是全面建设小康社会不可或缺的微观基础,直接影响社会的现代化进程。

(1) 社会秩序基于心理秩序,社会的稳定发展取决于许多因素,其中人心稳定(可以理解为人的心理的稳定)起着至关重要的作用。社会的稳定发展、科学决策的实施都离不开健康稳定的社会心理环境。

(2) 心理现代化、人格转型对于一个国家或地区的现代化发展具有十分重要的意义。

## 三、促进心理健康工作流程图

### (一)青少年心理健康促进流程

青少年心理健康促进流程如图 5-1 所示。

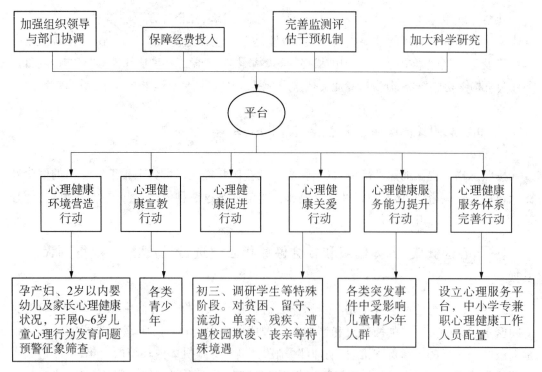

**图 5-1 青少年心理健康促进流程**

## （二）女性心理健康促进流程

女性心理健康促进流程如图 5-2 所示。

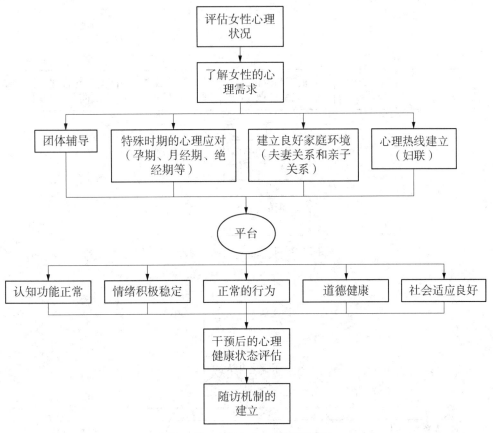

图 5-2 女性心理健康促进流程

## （三）员工心理健康促进流程

员工心理健康促进流程如图 5-3 所示。

## （四）老年人心理健康促进流程

老年人心理健康促进流程如图 5-4 所示。

# 四、心理健康培训和科普

## （一）心理健康培训

心理健康培训应该作为社会心理健康服务体系的重要一环,心理健康培训内容十分广

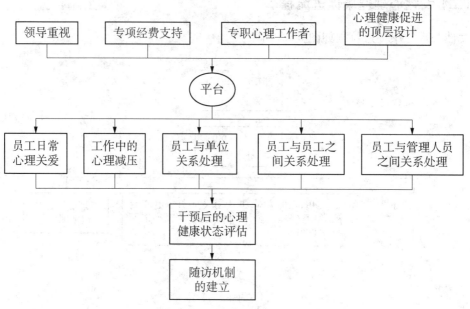

图 5-3  职工心理健康促进流程

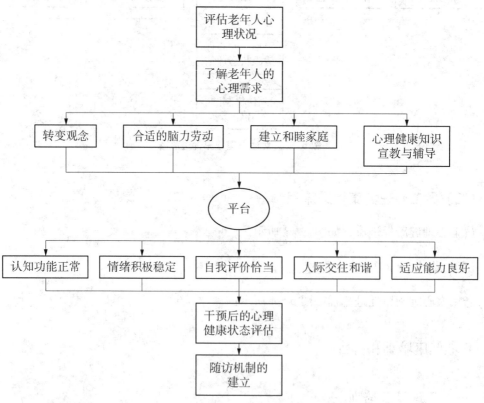

图 5-4  老年人心理健康促进流程

泛,比如在三新(新学生、新职工和新兵)当中的心理健康培训,心理健康培训中除了要重视普通心理健康知识外,也要重视变态心理学的知识,既要有关于心理学理论,也要有关于心理治疗技术的简单通俗的介绍,最好能够达到一定的水平,掌握比如认知疗法、行为治疗的一般原理和简单操作步骤。

心理健康培训也可以因地制宜地开展,根据不同的行业和不同地域面向不同的人群,制订不同的培训计划,既重视过程也重视产出,培训过程中应建立起良好的过程监督机制和台账,培训结束时对培训进行评价,培训前后进行调查,测试培训效果。

### (二)心理健康普及

**1. 教育系统心理健康教育基本形成规范**

到目前为止,全国大部分的城市中小学都配备心理健康老师和心理咨询室,并且按照教育部的规定开展心理健康教育课程,在大部分高校中建立了心理咨询中心。

**2. 卫生系统精神心理工作逐步形成配套**

在医院系统,国家卫健委要求在三级甲等医院中配备心理咨询门诊,有条件的医院建立病房,并且提出了相应的建设标准。卫生系统的专业人员(精神专业的医护工作者)是治疗重症精神障碍的专家,同时又是对精神疾病患者进行心理健康科普知识传播的主力军,精神专业的医护工作者应该有足够的人文素养,具有将精神科专业知识科普化的能力和水平。

卫生系统的专业人员在解决病人的心理痛苦的同时还应该注意自身的心理健康。有研究资料显示,医护人员的工作强度大、风险高,面临的工作压力强,产生职业倦怠甚至心理疾病的可能性与其他职业相比处于较高的水平,所以医护人员更应该关注自身的心理健康。

**3. 国家机关、企事业单位积极探索心理保障模式**

作为社会心理健康服务体系建设的重要一环,要大力推动在国家机关、企事业单位中开展心理健康工作。机关、企事业单位职工工作固定,缺少灵活性,面临群众和国家的双重监督与考核,工作压力大,需要减压。

**4. 学术团体和专业科普工作机构蓬勃发展**

各级政府和团体十分重视关于心理健康的工作,医学会和科协中都有专门的心理健康科普分会和组织,设想未来,会有越来越多的组织和团体参与到普及心理健康知识的工作中来。

**5. 各种媒体传播平台积极诉求心理知识**

充分利用媒体和自媒体的作用,积极推广心理专业知识,对心理专业知识科普化有可能是各种媒体今后的工作重心或重点。无论出于自身的需要还是广大粉丝的需要,心理健康的科普知识是各种媒体绕不开的话题。

**6. 学科建设与专业人才队伍发展迅速**

随着公民对健康科普知识的需要,预计将来会有更多的专业工作者参与到这项工作中来,国家现在和将来都会重视对公民的健康尤其是心理健康的科普教育,各个高校尤其是医学院校可能会成立相关专业,促进人才的培养。

## 第四节 评价与指标

## 一、心理健康的评价体系

### (一) 马斯洛心理健康标准

(1) 充分的安全感。

(2) 充分了解自己,并对自己的能力作适当的评价。

(3) 生活的目标能切合实际。

(4) 能与现实环境保持接触。

(5) 能保持人格的完整与和谐。

(6) 具有从经验中学习的能力。

(7) 能保持良好的人际关系。

(8) 适当的情绪表达及控制。

(9) 在不违背集体要求的前提下,能做有限度的个性发挥。

(10) 在不违背社会规范的前提下,对个人的需要能做恰如其分的满足。

### (二) 奥尔波特心理健康标准

(1) 自我意识广延。

(2) 良好的人际关系。

(3) 情绪上的安全性。

(4) 知觉客观。

(5) 具有各种技能,并专注于工作。

(6) 现实的自我形象。

(7) 内在统一的人生观。

### (三) 我国学者林崇德的标准

林崇德指出:"心理健康标准的核心是:凡对一切有益于心理健康的事件或活动作出积极反应的人,其心理便是健康的。"他同时认为心理健康主要有以下 10 条标准:

(1) 了解自我,对自己有充分的认识和了解,并能恰当地评价自己的能力;

(2) 信任自我,对自己有充分的信任感,能克服困难,面对挫折能泰然处之,并能正确地评价自己的失败;

(3) 悦纳自我,对自己的外形特征、人格、智力、能力等都能愉快地接纳认同;

（4）控制自我，能适度地表达和控制自己的情绪和行为；

（5）调节自我，对自己不切实际的行为目标、心理不平衡状态、与环境的不适应性等，能作出及时的反馈、修正、选择、变革和调整；

（6）完善自我，能不断地完善自己，保持人格的完整与和谐；

（7）发展自我，具备从经验中学习的能力，充分发展自己的智力，能根据自身的特点，在集体允许的前提下，发展自己的人格；

（8）调适自我，对环境有充分的安全感，能与环境保持良好的接触，理解他人，悦纳他人，能保持良好的人际关系；

（9）设计自我，有自己的生活理想，理想与目标能切合实际；

（10）满足自我，在社会规范的范围内，适度地满足个人的基本需求。

除了这些关于心理健康的判断以外，心理健康水平还可以用量化的标准来评价，其实在临床上有很多的量化指标来评价个人的心理健康水平。比如，最常用的心理测试（包括自评和他评量表）能够从诸如个性、社交、智力和情商、婚姻和家庭生活、认知和情绪以及行为等各个层面对人的心理健康水平进行评定（如一些常用的汉密尔顿焦虑、汉密尔顿抑郁、SCL - 90、艾森克个性量表、明尼苏达个性量表等）。当然，还包括一些关于心理健康的普适性量表，如心理健康自测量表；也有一些特殊的量表，如大中小学生心理健康评定量表。

## 二、心理健康指标

心理健康是人在成长和发展过程中，认知合理、情绪稳定、行为适当、人际和谐、适应变化的一种完好状态，是健康的重要组成部分。居民心理健康是大健康的重要部分，我们期望到 2030 年前后，居民心理健康素养水平提升到 20％～30％；失眠现患率、焦虑障碍患病率、抑郁症患病率上升趋势减缓；每 10 万人口精神科执业（助理）医师达到 3.3～4.5 名；抑郁症治疗率在现有基础上提高 30％～80％；登记在册的精神分裂症治疗率达到 80％～85％；登记在册的严重精神障碍患者规范管理率达到 80％～85％；建立精神卫生医疗机构、社区康复机构及社会组织、家庭相互衔接的精神障碍社区康复服务体系，建立和完善心理健康教育、心理热线服务、心理评估、心理咨询、心理治疗、精神科治疗等衔接合作的心理危机干预和心理援助服务模式。

提倡成人每日平均睡眠时间为 7～8 小时；鼓励个人正确认识抑郁和焦虑症状，掌握基本的情绪管理、压力管理等自我心理调适方法；各类临床医务人员主动掌握心理健康知识和技能，应用于临床诊疗活动中。

## 第五节 展望与趋势

### 一、心理健康的远期规划

针对心理健康的新要求,心理健康的远期规划应该从个人和家庭以及社会、政府等各个层面都对心理健康重视并上升至战略的高度。笔者提出如下规划和建议供参考。

#### (一) 个人和家庭层面

(1) 提高心理健康意识,追求心身共同健康。

(2) 使用科学的方法缓解压力。

(3) 重视睡眠健康。

(4) 培养科学运动的习惯。

(5) 正确认识抑郁、焦虑等常见情绪问题。

(6) 出现心理行为问题要及时求助。

(7) 精神疾病治疗要遵医嘱。

(8) 关怀和理解精神疾病患者,减少歧视。

(9) 关注家庭成员心理状况。

#### (二) 社会层面

(1) 各级各类医疗机构和专业心理健康服务机构对发现存在心理行为问题的个体,提供规范的诊疗服务,减轻患者心理痛苦,促进患者康复。

(2) 发挥精神卫生医疗机构作用,对各类临床科室医务人员开展心理健康知识和技能培训,普及心理咨询和治疗技术在临床诊疗中的应用,提高抑郁、焦虑、认知障碍、孤独症等心理行为问题和常见精神障碍的筛查、识别、处置能力。推广中医心理调摄特色技术方法在临床诊疗中的应用。

(3) 各机关、企事业单位、高校和其他用人单位把心理健康教育融入员工(学生)思想政治工作,鼓励依托本单位党团、工会、人力资源部门、卫生室等设立心理健康辅导室并建立心理健康服务团队,或通过购买服务形式,为员工(学生)提供健康宣传、心理评估、教育培训、咨询辅导等服务,传授情绪管理、压力管理等自我心理调适方法和抑郁、焦虑等常见心理行为问题的识别方法,为员工(学生)主动寻求心理健康服务创造条件。对处于特定时期、特定岗位或经历特殊突发事件的员工(学生),及时进行心理疏导和援助。

(4) 鼓励老年大学、老年活动中心、基层老年协会、妇女之家、残疾人康复机构及有资质的社会组织等宣传心理健康知识。培训专兼职社会工作者和心理工作者,引入社会力量,为空巢、丧偶、失能、失智老年人,留守妇女儿童,残疾人和计划生育特殊家庭成员提供心理辅导、情绪疏解、悲伤抚慰、家庭关系调适等心理健康服务。

（5）建立智慧心理健康小屋。

### （三）政府层面

（1）充分利用广播、电视、书刊、动漫等媒体，广泛运用门户网站、微信、微博、移动客户端等平台，组织创作、播出心理健康宣传教育精品和公益广告，传播自尊自信、乐观向上的现代文明理念和心理健康知识。

（2）依托城乡社区综治中心等综合服务管理机构及设施建立心理咨询（辅导）室或社会工作室（站），配备专兼职心理健康辅导人员或社会工作者，搭建基层心理健康服务平台。

（3）加大应用型心理健康工作人员培养力度，推进高等院校开设相关专业。进一步加强心理健康工作人员培养和使用的制度建设，积极设立心理健康服务岗位。

（4）各级卫生健康部门会同公安、民政、司法行政、残联等部门、单位建立精神卫生综合管理机制，多渠道开展严重精神障碍患者日常发现、登记、随访、危险性评估、服药指导等服务，动员社区组织、患者家属参与居家患者管理服务。

（5）重视并开展心理危机干预和心理援助工作。卫生健康、政法、民政等单位建立和完善心理健康教育、心理热线服务、心理评估、心理咨询、心理治疗、精神科治疗等衔接合作的心理危机干预和心理援助服务模式。

## 二、心理健康新内容

2020年发生的新型冠状病毒肺炎疫情，无论是身在疫区的普通民众、疑似患者，还是在救助一线的医护人员都承受了巨大的压力。这里笔者所提供的方法不仅适用于这次疫情，对于其他心理危机干预和灾害心理应对都有普遍的借鉴意义。

### （一）危机面前心理应对的一般策略

#### 1. 正确认识自己生理和情绪上的不适

虽然我们可能暂未感染新型冠状病毒肺炎，但也会有心身不良反应，这些可能表现为身体上的，也可以表现为心理上的，不良反应较轻时可自我调整，当反应严重时可寻求专业的心理援助。

#### 2. 接受自己有焦虑和恐惧的情绪

面临危险产生恐慌是人类的本能，这使得我们能够积极地防御，不要否认和排斥恐慌情绪。减少恐慌的有效措施是积极的行动，比如筛选并获得确定的信息、有效的防御行动、寻找社会支持、维持正常生活等。尤其不要为了减少恐慌而瞒报疫情，这可能会导致疾病的传播及信息播报公信力的破坏。

#### 3. 保持正确的认知，消除对疾病的耻感

有疑似症状的人群应消除自身对疾病的耻感，新型冠状病毒肺炎只是一种疾病且可防可控。不要心存侥幸或者选择逃避，及时上报并就医才是对自己和社会的负责。全社会也

应营造对感染者及疫区人民关心支持、不歧视、不调侃的社会氛围。将"病"和"病人"分开，病人是与疾病战斗的最重要的资源。控制疫情的措施应酌情、恰当，切勿以控制疫情为由采取过激行为。

4. 提高信息过滤能力

超出人们心理承受能力的信息内容往往是恐慌的源头，但在危机过后很多信息都被证实是虚假信息。真实的疫情通报由国家统一部门定时定期发布，具体的各项防护技巧、专业知识普及由国家政府认可的权威专家和机构发布，相信政府所公布信息的权威性，不要轻易相信、更不要传播未经核实的信息。

可以给自己设置一个关注信息的频率。很多时候恐惧和焦虑的原因是信息过载，不断更新的信息也在不停地刺激着我们敏感的神经，如果你属于容易焦虑的人，建议适当与网络进行"隔离"，因为对于"恐慌"你属于易感人群，要学会保护好自己。

5. 主动了解相关的专业知识

通过正规渠道主动学习了解相关知识，增加知识储备，助人助己，在主动获取信息的过程中提高判断信息真伪的能力。

6. 条件允许的情况下尽可能地保持原有的生活方式

危机不是生活的全部，在保障安全的基础上，做些能让自己感觉更好的事情，不管是看电视、看书、听音乐，还是室内运动、做家务、陪伴家人孩子等，将自己注意力转移到能让自己更舒适的活动上，让自己整个身心都放松下来。保持充足睡眠、规律作息，尽量维持以往的生活节奏。

7. 寻求专业的心理援助

当身心因疫情受到严重影响时，请记住寻求专业的心理援助。目前网络和心理热线是比较便捷又安全的方式，可关注当地心理干预的网络平台和心理热线电话。

## （二）危机面前心理应对的专业技术

1. 冥想技术

找到一个有靠背的地方坐下来，让自己可以舒服放松地坐好。把双脚平放在地面上，双手自然地放在大腿上，保持脊柱正直并且舒适，放一首轻松舒缓的音乐，闭上眼睛，伴随着音乐，慢慢地调整呼吸，感受每一次呼气与吸气，保持这样安静的状态，让你的心沉静下来，整个人都沉静下来，通常也称为"发呆"。

想象一下，现在是2020年某月，疫情已经平稳了，人们的生活终于恢复了正常。此刻的你，和谁在一起？在做些什么？尽力想象一下那个画面，填充那个画面的内容。一切都很好，此刻的自己，已经在疫情结束之后，正常地工作、生活；此刻的自己，想要对2020年1月，那个身处疫情暴风眼中，那么不容易的自己说点什么呢？此刻的自己，想要说一些怎样的话，能够鼓励、帮助到还在疫情中的自己呢？试着在音乐中冥想这些问题，待音乐结束，自己觉得可以的时候，慢慢睁开眼睛，回到现实。

2. 催眠技术

临床催眠作为一种循证的心理干预方法，已被证明能有效缓解身心压力，增进积极情绪,使躯体放松,调动个体的心理资源,从而起到压力管理和提升心理韧性的作用。该音频可供一线医护人员使用,旨在降低心理应激,激活个人资源,提升心理韧性。普通人群也可以使用。

**案例解析**　**身心反馈系统助力心理健康促进行动**

随着社会的发展以及人类生活水平的不断提高,在人们的日常生活中,特别是遇到突发事件(例如新冠疫情),不同行业的人都会面临不同的情绪问题或者心理需求,因此随时随地开展必要的、专业的心理训练,进行心理调节,从而有效地维护各行业人们的身心健康和锻炼良好的心理素质显得尤为重要。

心理健康对于处于高压的公安警察人员尤其重要。根据世界卫生组织的定义,结合公安工作特点,公安民警的心理健康是指民警在工作、学习和生活过程中表现出来的积极向上的心理状态,它具有自身的特点,是多种心理因素的统一体,是经常的、习惯性的内心活动与外显行为的一致。具体包含七项标准:①有正常的心理过程、个性心理和其他心理品质;②有正确的自我意识和较强的自信心;③遇事冷静并经常保持积极乐观的心境;④能保持与外显行为相一致的人格;⑤有良好的人际关系;⑥有对周围环境的良好适应能力;⑦有较强的控制能力。调查表明,社会人群中,有20%的人存在不同程度的心理疾病而需要接受救治。而肩负维护社会和公民安全重任、处于同各种犯罪做斗争前沿的人民警察这一特殊群体,心理健康状况更是令人担忧。公安民警心理压力最大、心理障碍最多,属于高风险、高负荷、高强度的"三高"人员,警察已经成为一个最容易出现心理问题的群体之一。

缓解心理压力的主要途径和方法包括开展心理训练、进行情绪发泄、尽量感情倾诉、心理咨询与救助等。目前已经在公安警察系统应用的有身心生物反馈系统。该系统的工作原理如下:①HRV+SCL复合型生物反馈疗法6大功能模块,包括呼吸训练、静修减压、催眠减压、身心疲劳、失眠康复、深度调养。②身心能静疗:6分钟可降低压力指数30%～50%,快速减少压力激素皮质醇分泌,均衡激素分泌。③音乐能量共振(多维体感音乐疗法);④全息脑波音乐疗法15分钟快速调节心灵与大脑意识,降低负面情绪45%。⑤"零重力"体位放松。

松研科技为浙江省某公安局打造的暖云心理健康中心,建设了心理专业功能室,配置高科技智能心理设备,委派资深心理专家,采用自助式设备调节与心理专家相结合的方式开展心理工作。公司在该公安局建立三个专业心理功能室和两大放松减压区域:包括:减压放松室、咨询辅导室、活动辅导室;一楼综合减压放松区、情绪宣泄区等五大减压放松区域。项目实施后,警务人员自主参与心理咨询和相关的干预康复意愿明显增强,参与人次比原来单纯的人工心理咨询提升了150%,警务人员体验感和满意度提升了80%以上,档案建立率达到100%,核心指标(如压力、焦虑、平衡等)改善度达到30%～60%。其中减压焕能舱等高科技产品将进一步助力心理健康促进行动,共同推进健康中国建设。

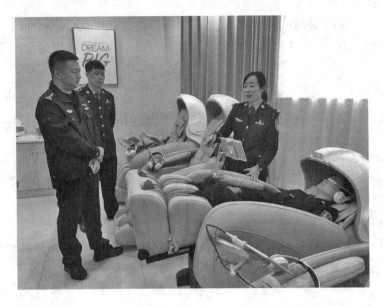

参考文献：张光第,当前公安民警的心理压力与缓解,城市建设理论研究［J］2011.000.030.第14页。

 **思考题**

（1）心理健康的定义是什么?

（2）影响心理健康的主要问题有哪些?

（3）如何做好心理健康的科普工作?

（谢　正　羊建文　薛　琨）

# 第六章 控烟健康行动

---

## 第一节　概念与变迁

---

### 一、控烟行动概述

#### （一）控烟行动背景

烟草烟雾中含有多种已知的致癌物,有充分证据表明吸烟可以导致多种恶性肿瘤,还会导致呼吸系统和心脑血管系统等多个系统疾病。根据世界卫生组织报告,每3个吸烟者中就有1个死于吸烟相关疾病,吸烟者的平均寿命比非吸烟者缩短10年。烟草对健康的危害已经成为当今世界最严重的公共卫生问题之一。

为此,世界卫生组织制定了第一个国际公共卫生条约——《烟草控制框架公约》(简称《公约》)。我国2003年签署《公约》,2005年经全国人民代表大会批准,2006年1月在我国正式生效。我国现有吸烟者逾3亿,迫切需要对烟草危害加以预防。每年因吸烟相关疾病所致的死亡人数超过100万,因二手烟暴露导致的死亡人数超过10万。

#### （二）控烟行动目标

吸烟严重危害人民健康。推动个人和家庭充分了解吸烟和二手烟暴露的严重危害。鼓励领导干部、医务人员和教师发挥控烟引领作用。把各级党政机关建设成无烟机关。研究利用税收、价格调节等综合手段,提高控烟成效。完善卷烟包装烟草危害警示内容和形式。到2022年和2030年,全面无烟法规保护的人口比例分别达到30%及以上和80%及以上。15岁以上人群吸烟率分别低于24.5%和20%。

把各级党政机关建设成无烟机关,逐步在全国范围内实现室内公共场所、室内工作场所和公共交通工具全面禁烟;将违反有关法律法规向未成年人出售烟草的商家、发布烟草广告的企业和商家,纳入社会诚信体系"黑名单",依法依规实施联合惩戒。

提倡个人戒烟越早越好,什么时候都不晚;创建无烟家庭,保护家人免受二手烟危害;领导干部、医生和教师发挥引领作用;鼓励企业、单位出台室内全面无烟制度,为员工营造无烟工作环境,为吸烟员工戒烟提供必要的帮助。

### (三)控烟科普的实施

医务人员掌握与岗位相适应的控烟科普知识,并在诊疗过程中主动提供控烟指导。各医疗机构网站要根据本机构特色设置控烟科普专栏,为社区居民提供健康讲座和咨询服务,三级医院要组建控烟科普队伍,制订控烟科普工作计划,建设微博微信新媒体控烟科普平台。开发控烟教育处方等健康科普材料,定期面向患者举办针对性强的控烟知识讲座。完善全科医生、专科医生培养培训课程和教材内容,显著提高家庭医生控烟必备知识与技能。

## 二、控烟行动概念变迁

### (一)传统观念

考古分析发现,3500 年前的美洲居民已经有了吸烟的习惯。迄今发现人类使用烟草最早的证据是在墨西哥南部贾帕思州倍伦克的一座建于神殿里的一幅浮雕。它是一张半浮雕画,浮雕上画着一个叼着长烟管烟袋的玛雅人,在举行祭祖典礼时,呈现管吹烟和吸烟的情景,头部还用烟叶裹着。考古学家还在美国亚利桑那州北部印第安人居住过的洞穴中,发现了遗留的烟草和烟斗中吸剩的烟灰。后来在漫长的岁月中,烟草制品在全球范围内长期流行。

16 世纪明朝万历年间,烟草传入中国。到了 1902 年,美、英两国烟草公司分别在上海、香港建立卷烟厂,从而揭开了中国卷烟工业的序幕。直到 1927 年,英国医生弗·伊·蒂尔登在医学杂志《柳叶刀》上撰文,他看到或听到的每一个肺癌病人都有吸烟行为。这也是第一次在医学上提出"吸烟致癌"的概念。[①]

1986 年,美国卫生官员西·埃弗里特·库普提出:生活在烟雾中的不吸烟的人,面临严重的健康危险。这也是"被动吸烟同样有害人体健康"的概念第一次被提出。[②]

### (二)现在观点

随着科学技术和工业化进程发展,世界人类疾病谱发生了很大改变。除了传染病外,当前在许多国家中影响人的健康和死亡原因主要是心血管疾病、脑血管病和恶性肿瘤三大危害;不少流行病学调查报告的结果,证实吸烟与这三大疾病危害均有一定相关性;流行病学调查资料已经证明主动吸烟和被动吸烟与冠心病、肺癌、脑梗死等多系统疾病密切相关。

1987 年 11 月,世界卫生组织在日本东京举行的第 6 届吸烟与健康国际会议上建议把每年的 4 月 7 日定为世界无烟日(World No Tobacco Day),并从 1988 年开始执行;但从

---

①② 郝凤桐:《避免烟草的重金属污染,戒烟治疗是最佳选择》,转载自搜狐网 2010 年 10 月 11 日。

1989 年开始,世界无烟日改为每年的 5 月 31 日,因为第二天是国际儿童节,希望下一代免受烟草危害。烟草依赖是一种慢性疾病,烟草危害是世界最严重的公共卫生问题之一,吸烟和二手烟问题严重危害人类健康。

值得警惕的是,我国是世界上烟草产销大国,年卷烟、烟叶的产销量占世界总量的 1/3 左右。此外,中国也是全球最大的烟草消费国,烟民总数已经超过 3 亿人。多年来,我国长期保持着烟草相关的 7 项"世界第一",即烟叶种植面积、烟叶收购量、卷烟产量、卷烟消费量、吸烟人数、烟草利税以及死于吸烟相关疾病的人数。

与此同时,需要引起我们注意的是,除了已知的一手烟、二手烟会直接危害人民的健康外,三手烟和电子烟等新兴烟草危害理念和烟草产品还未被人们广泛认知。同时,社会上关于"吸烟有益健康"和"戒烟有害健康"的伪科普和谣言依然不绝于耳,这些都是在控烟行为中所需要时刻面对的困难和挑战。此外,由于我国烟民基数大,各级地方政府和卫生健康部门控烟政策和目标尚未统一,控烟任务十分艰巨。

### (三) 发展理念

在我国公安部公布的《剧毒物品品名表》中,烟草主要的成分之一——尼古丁属于 A 级剧毒物(编号 A2045);如进行静脉注射,50 毫克(mg)的尼古丁足以夺取一个成年人的性命。类似烟草危害的相关概念和具体内容需要在广大人群中进行持久、有效且正面的宣传。

随着健康的要求与定义的变化,健康城市等概念的提出,标志着健康环境越来越被关注。《"健康中国 2030"规划纲要》是新中国成立以来首次在国家层面提出健康领域的中长期战略规划,控烟行动作为建设健康中国的重要内容之一,其主题是"共建共享、全民健康",不但涉及生态环境,还涉及城市卫生环境、食品药品安全和公共安全等与公众健康息息相关的环境因素。实现"无烟社会"无疑需要人类对"吸烟无好处""烟草是毒品"的事实真相达成一致共识。

## 第二节　内容与特点

## 一、控烟行动的主要内容

### (一) 个人和家庭层面

(1) 充分了解吸烟和二手烟暴露的严重危害。不吸烟者不去尝试吸烟;吸烟者尽可能戒烟,戒烟越早越好,什么时候都不晚,药物治疗和尼古丁替代疗法可以提高长期戒烟率。不在禁止吸烟场所吸烟。

(2) 领导干部、医务人员和教师发挥引领作用。领导干部要按照中共中央办公厅、国务院办公厅《关于领导干部带头在公共场所禁烟有关事项的通知》要求,起模范带头作用,公务活动参加人员不得吸烟、敬烟、劝烟;医务人员不允许在工作时间吸烟,并劝导、帮助患者戒烟;教师不得当着学生的面吸烟。

(3)创建无烟家庭,劝导家庭成员不吸烟或主动戒烟,教育未成年人不吸烟,让家人免受二手烟危害。

(4)在禁止吸烟场所劝阻他人吸烟。依法投诉举报在禁止吸烟场所吸烟行为,支持维护无烟环境。

### (二)社会层面

(1)提倡无烟文化,提高社会文明程度。积极利用世界无烟日、世界心脏日、国际肺癌日等卫生健康主题日开展控烟宣传;倡导无烟婚礼、无烟家庭。

(2)关注青少年吸烟问题,为青少年营造远离烟草的环境。将烟草危害和二手烟危害等控烟相关知识纳入中小学生健康教育课程。不向未成年人售烟。加强无烟学校建设。

(3)鼓励企业、单位出台室内全面无烟规定,为员工营造无烟工作环境,为员工戒烟提供必要的支持。

(4)充分发挥居(村)委会的作用,协助控烟政策在辖区内得到落实。

(5)鼓励志愿服务组织、其他社会组织和个人通过各种形式参与控烟工作,或者为控烟工作提供支持。

### (三)政府层面

(1)逐步提高全面无烟法规覆盖人口比例,在全国范围内实现室内公共场所、室内工作场所和公共交通工具全面禁烟。

(2)研究推进采取税收、价格调节等综合手段,提高控烟成效。

(3)加大控烟宣传教育力度,进一步加强卷烟包装标识管理,完善烟草危害警示内容和形式,提高健康危害警示效果,提高公众对烟草危害健康的认知程度。

(4)逐步建立和完善戒烟服务体系,将询问患者吸烟史纳入日常的门诊问诊中,推广戒烟干预服务和烟草依赖疾病诊治。

(5)全面落实《广告法》,加大烟草广告监督执法力度,严厉查处在大众传播媒介、公共场所、公共交通工具、户外发布烟草广告的违法行为。

(6)按照《烟草控制框架公约》履约进度要求,加快研究建立完善的烟草制品成分管制和信息披露制度。

(7)禁止向未成年人销售烟草制品。

(8)加强各级专业机构控烟工作,确定专人负责相关工作组织实施,保障经费投入。

## 二、控烟行动的特点

《健康中国行动(2019—2030年)》之控烟行动,明确将全面无烟法规覆盖人口比例作为控烟工作的考核目标。目前,我国已有 20 多个城市制定了地方性控烟法律规范,其中北京、上海、深圳、西安、秦皇岛等均已实施室内公共场所全面禁烟。

截至 2020 年 3 月 1 日,上海控烟立法实施整整 10 年。2010 年 3 月 1 日,上海出台我国内地第一部由省级人大颁布的控烟法规——《上海市公共场所控制吸烟条例》,同时催生人类历史上首个"无烟世博会"。2016 年,在第九届全球健康促进大会召开之际,上海开启"天花板下全面禁烟"时代并成为大会经典推广案例。2017 年,上海被世界卫生组织授予"世界无烟日奖"。10 年来,上海市立法控烟取得积极成效。全市重要区域地铁站、商业街区户外大屏、所有的火车站和长途客运站、出租车……只要身在上海,就能从这些无处不在的控烟公益视频或广告中,感受到"无烟上海"的势在必行。因此,控烟行动特点以上海为例,详细阐述控烟行为的重点和难点。

### (一)控烟立法与执法并重

《上海市公共场所控制吸烟条例》是由上海市人民代表大会常务委员会制定颁发的,于 2010 年 3 月 1 日正式实施,是世界卫生组织《烟草控制框架公约》在中国生效后,国内第一部由省级人大颁布的控烟地方性法规。2017 年 3 月 1 日,修改后的《上海市公共场所控制吸烟条例》正式实施,该《条例》被坊间称为"最严控烟令"。自条例实施起,上海的室内公共场所、室内工作场所、公共交通工具内禁止吸烟。

上海控烟,一手抓宣传,一手抓执法。以 2019 年为例,仅在 2019 年上半年,上海市发放各类控烟宣传品 90 万余件,投放公益视频 40 万余次,举办各类主题活动近 6800 次,参与人数近 48 万人次。同时,各监管执法部门共检查单位 121 391 家,其中处罚单位 588 家,较去年同期增加 10.7%,处罚个人 554 人,较去年同期增加 42.4%,罚款金额分别为 1 408 450 元和 43 370 元;罚款总金额为 1 451 820 元,较去年同期增加 21.7%。

虽然上海控烟工作取得了诸多成绩,但依然存在很多软肋。事实上,在推动控烟行动过程中,不能仅仅靠立法强制执行,还需要考虑民风和传统因素。在我国,吸烟习惯已经有 500 多年的历史,而控烟行为作为一种新生事物,大多数烟民对其并不"感冒",诚然,其中有长期的陈旧思想和顽固的习惯势力在作怪。同时,在控烟立法执行的过程中,不免会遇到来自方方面面的阻力和盲点。我们必须清晰地认识到,控烟工作和禁烟形势依然是十分严峻和异常艰巨的。

### (二)重在宣教倡导文明行为

时代在发展,社会在进步,人们的素质也在不断提升。而控烟工作则是一个国家或一个城市文明程度的重要体现之一。这也是《健康中国行动(2019—2030 年)》之控烟行动所积极倡导的目标和方向。

政府在严格执法的同时,更应该建立有效的监管平台。利用信息化技术向社会公示各部门单位控烟的相关信息,加大执法力度。政府应该加大对公共场所控烟的监督,针对未成年人和大学生吸烟行为进行劝阻和禁止。公益组织除了推动政府制定公共政策,还应加强控烟戒烟知识的传播和宣传教育。

广大烟民应积极响应,避免在公共场所吸烟,杜绝烟蒂烟灰乱丢行为。与此同时,应从自身、家人和环境健康等角度出发,尽早戒烟。现代公民有责任和义务维系社会的文明发展,从我做起,杜绝不文明吸烟行为。相信,在控烟行动的推进过程中,我们一定能迎来清新的无烟环境。

## 第三节 运作与流程

### 一、烟草依赖及戒烟指导流程

#### (一)烟草依赖的临床表现

烟草依赖是一种慢性高复发性疾病,其本质是尼古丁依赖。卷烟、雪茄、烟斗燃烧所产生的烟雾以及无烟烟草中均含有尼古丁,吸烟是将尼古丁摄入身体的迅速、有效的方式。吸烟者对尼古丁产生依赖后,会表现在躯体依赖和心理依赖两方面。心理依赖又称精神依赖,俗称"心瘾",表现为主观上强烈渴求吸烟。躯体上表现为耐受性增加和戒断症状,行为上表现为失去控制,具体表现为:

(1)耐受性增加。多数吸烟者在首次吸烟时不能适应烟草的味道,因此在开始吸烟的一段时间内,烟量并不大。但随着烟龄的增加,烟量也会逐渐增多。

(2)戒断症状。吸烟者在停止吸烟或减少吸烟量后,由于体内尼古丁水平迅速下降,会出现一系列难以忍受的戒断症状,包括渴求、焦虑、抑郁、不安、头痛、唾液腺分泌增加、注意力不集中、睡眠障碍、血压升高和心率加快等,部分患者还会出现体重增加(见表6-1)。一般情况下,戒断症状可在停止吸烟后数小时开始出现,在停用烟草后的前14天内最为强烈,之后逐渐减轻,直至消失。大多数吸烟者的戒断症状持续时间为1个月左右,但一些患者对烟草的渴求会持续1年以上。

**表6-1 烟草戒断症状及持续时间**

| 戒断症状 | 持续时间 | 戒断症状 | 持续时间 |
| --- | --- | --- | --- |
| 易激惹 | <4周 | 食欲增加 | >10周 |
| 抑郁 | <4周 | 睡眠障碍 | <1周 |
| 不安 | <4周 | 吸烟渴求 | >2周 |
| 注意力不集中 | <2周 | | |

(3)失去控制。多数烟草依赖患者知道吸烟的危害,并有意愿戒烟或控制烟量,但经多次尝试后往往以失败告终,部分吸烟者甚至在罹患吸烟相关疾病后仍不能控制自己,无法做到彻底戒烟。烟草依赖是一种慢性高复发性疾病,多数吸烟者在戒烟后会有复吸的经

历,这是一种常见现象。在仅凭毅力戒烟的吸烟者中,只有不到 3% 的吸烟者能在戒烟后维持 1 年不吸烟。国外研究发现,吸烟者在戒烟成功之前,平均会尝试 6~9 次戒烟。

### (二)烟草依赖的评估及程度评估

1. 烟草依赖的评估

烟草依赖的诊断以及程度评估烟草依赖的诊断主要依据可靠的吸食烟草史;临床症状与体征(戒断症状);实验室血、唾液或尿中的尼古丁及其代谢产物检查及烟草依赖评定量表来综合判断。按照世界卫生组织国际疾病分类 ICD-10 诊断标准,确诊烟草依赖综合征通常需要在过去 1 年内体验过或表现出下列 6 条中的至少 3 条:

(1)对吸烟的强烈渴望或冲动感;

(2)对吸烟行为的开始、结束及剂量难以控制;

(3)当吸烟被终止或减少时出现生理戒断状态,主要表现为坐立不安、注意力不集中、焦虑、抑郁、易激惹、失眠及心率减慢、食欲增加等;

(4)耐受的依据,例如必须使用较高剂量的烟草才能获得过去较低剂量的效应;

(5)因吸烟逐渐忽视其他的快乐或兴趣,在获取、使用烟草或从其作用中恢复过来所花费的时间逐渐增加;

(6)固执地吸烟不顾其明显的危害性后果,如过度吸烟引起相关疾病后仍然继续吸烟。

2. 尼古丁依赖检测量表(见表 6-2)

表 6-2　尼古丁依赖检测量表

| 问　　题 | 答案 | 分值 |
| --- | --- | --- |
| 你早晨醒来后多长时间吸第一支烟? | 5 分钟内 | 3 |
|  | 5~30 分钟 | 2 |
|  | 31~60 分钟 | 1 |
|  | 60 分钟 | 0 |
| 你是否在许多禁烟场所很难控制吸烟的需求? | 是 | 1 |
|  | 否 | 0 |
| 你认为哪一支烟你最不愿意放弃? | 早晨第一支 | 1 |
|  | 其他 | 0 |
| 你每天抽多少支烟? | ≤10 支 | 0 |
|  | 10~20 支 | 1 |
|  | 21~30 支 | 2 |
|  | ≥31 支 | 3 |
| 你卧病在床时仍旧吸烟吗? | 是 | 1 |
|  | 否 | 0 |
| 你早晨醒来后第 1 个小时是否比其他时间吸烟多? | 是 | 1 |
|  | 否 | 0 |

## 二、戒烟指导

### （一）戒烟指导和干预

1. 对于暂时没有戒烟意愿的吸烟者采取"5R"干预措施，以增强其戒烟动机

"5R"包括：相关（relevance），使吸烟者认识到戒烟与其自身和家人的健康密切相关；危害（risk）：使吸烟者认识到吸烟的严重健康危害；益处（rewards），使吸烟者充分认识到戒烟的健康益处；障碍（roadblocks），使吸烟者知晓和预估戒烟过程汇总可能会遇到的问题和障碍。同时，让他们了解现有的戒烟干预方法（如咨询和药物）可以帮助他们克服这些障碍。反复（repetition），反复对吸烟者进行上述戒烟动机干预。

2. "5A"干预措施模式

步骤1：询问（ask），了解患者是否吸烟。

步骤2：建议（advise），强化吸烟者的戒烟意识。

步骤3：评估（assess），明确吸烟者戒烟的意愿。

步骤4：辅导（assist），帮助吸烟者戒烟。向愿意戒烟者提供药物和专业咨询，以协助戒烟。除非患者有禁忌证，或某药物对特定患者群（如妊娠女性、轻度吸烟者、青少年）的疗效或安全性缺乏足够证据，应向所有患者提供药物。戒烟药物依目前戒烟指南推荐包括尼古丁替代治疗（5种剂型：贴片、咀嚼胶、口含片、鼻吸入剂、经口吸入剂）、盐酸胺非他酮缓释片、伐尼克兰等。

步骤5：安排（arrange），吸烟者开始戒烟后，应安排长期随访，随访时间至少6个月。

对于有戒烟意愿的吸烟者可以使用5A's方案进行简短干预，包括：询问患者是否吸烟；建议他们戒烟；评估他们的戒烟意愿；帮助想戒烟的吸烟者进行戒烟尝试；安排随访，预防复吸。这些步骤都很简单，一般耗时不超过3分钟。

### （二）戒烟指导步骤

1. 询问推荐步骤（见图6-1）

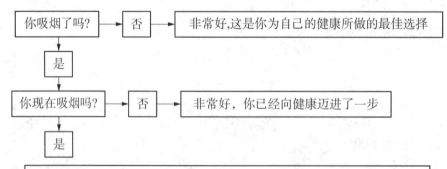

图6-1　询问推荐步骤

2. 戒烟指导建议推荐步骤(见图 6-2)

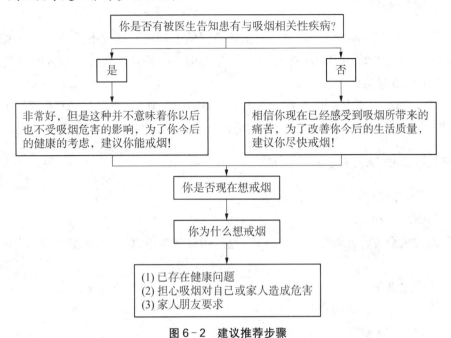

图 6-2　建议推荐步骤

3. 评估推荐步骤(见图 6-3)

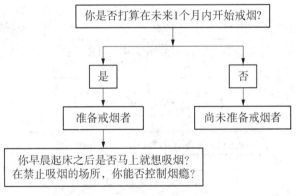

图 6-3　评估推荐步骤

## (三) 戒烟意愿改变步骤

戒烟意愿改变步骤如表 6-3 所示。

表 6-3　戒烟意愿改变步骤

| 戒烟阶段 | 表现 | 戒烟阶段 | 表现 |
| --- | --- | --- | --- |
| 尚未准备戒烟期 | 在未来 6 个月内尚未打算戒烟 | 戒烟行动期 | 已经戒烟,但时间<6 个月 |
| 戒烟思考期 | 打算在未来的 6 个月内戒烟 | 戒烟维持期 | 保持戒烟状态 6 个月以上 |
| 戒烟准备期 | 打算在未来 1 个月内戒烟 | 复吸期 | 戒烟一段时间后重新恢复吸烟 |

### （四）戒烟药物治疗

戒烟药物可以缓解阶段症状，辅助有戒烟意愿的吸烟者提高戒烟成功率。不是所有吸烟者都需要使用戒烟药物才能成功戒烟，但医生应向每一位希望获得戒烟帮助的吸烟者提供有效戒烟药物的信息。

对于存在禁忌或使用戒烟药物后疗效尚不明确的人群（如非燃吸烟草制品使用者、少量吸烟者、孕妇、哺乳期妇女以及未成年人等），目前尚不推荐使用戒烟药物。

### （五）控烟健康教育的干预措施

（1）做好部门协调。

（2）控烟立法和执法。

（3）通过大众传媒开展控烟健康教育，包括制订基本信息、制作传播材料、利用多种传播渠道等。

（4）骨干培训班。

（5）充分利用世界无烟日。

（6）开展社区控烟活动。

## 三、无烟机构创建的流程

无烟机构创建的具体流程如图 6-4 所示。

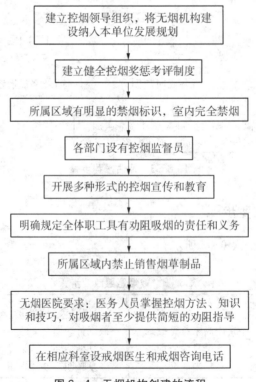

图 6-4　无烟机构创建的流程

## 四、"政府—社会—个人"三位一体的控烟行动流程

控烟行动需要各级政府、社会及个人等紧密参与。政府应制定政策并督促实施,社会应提倡和宣传无烟文化,而个人则应充分了解吸烟危害,努力创建营造无烟家庭,从而形成"政府—社会—个人"三位一体的控烟行动流程(见图6-5)。

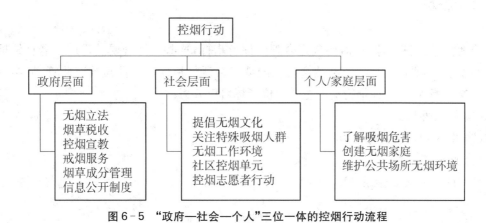

图6-5 "政府—社会—个人"三位一体的控烟行动流程

# 第四节 评 价 与 指 标

## 一、评价目的与意义

### (一) 控烟行动的评价目的

(1) 确定控烟行动的合理性、科学性。

(2) 明确控烟行动的内容与质量,以确定各项行动是否适合因时制宜、因地制宜。

(3) 确定控烟行动达到预期目标的程度及其影响因素。

(4) 总结控烟行动的成功与不足之处,进一步完善措施。

(5) 报告控烟行动的成果,扩大控烟行动的影响力。

(6) 修订完善确定控烟行动相关策略,并推广。

### (二) 控烟行动的评价意义

(1) 控烟行动的评价是行动取得成功的必要保障。通过开展评价,可以保证各项行动及指标的执行质量,从而有效预防和控制烟草危害,保障广大老百姓的身体健康。

(2) 控烟行动的评价可以科学地说明行动的价值,可以科学地说明靠控烟行动对个人、

社会和国家所做出的贡献,明确控烟行动的价值。

(3) 控烟行动的评价为决策者科学管理提供依据,可以发现各项行动中的不足之处及影响因素,为决策者优化行动方案提供依据,使之更适合广大老百姓的健康保护。

(4) 控烟行动的评价可以使吸烟者更多了解吸烟的危害效果,争取吸烟人群更多的关注,指导其重新回到健康的无烟生活。

## 二、评价指标

控烟行动的科学评价,需要制定合理的评价指标,这些指标既要满足广大老百姓健康保护的需求,又要符合我国经济社会发展的现况。评价指标需要涵盖政府监管、社会责任和个人参与等各方面,控烟行动的主要评价指标可以分为:

(1) 结果性指标;

(2) 个人和社会倡导性指标;

(3) 政府工作指标。

具体内容如表6-4所示。

表6-4 控烟行动的评价指标

| 控烟行动评价指标 | 2015 年 | 2022 年 | 2030 年 | 指标性质 |
| --- | --- | --- | --- | --- |
| 结果性指标 | | | | |
| (1) 15 岁以上人群吸烟率/% | 27.7 | <24.5 | <20 | 预期性 |
| (2) 全面无烟法规保护的人口比例/% | 10 左右 | ≥30 | ≥80 | 预期性 |
| 个人和社会倡导性指标 | | | | |
| (1) 个人戒烟越早越好,什么时候都不晚 | 未实现 | 基本实现 | 持续保持 | 倡导性 |
| (2) 创建无烟家庭,保护家人免受二手烟危害 | 未实现 | 基本实现 | 持续保持 | 倡导性 |
| (3) 领导干部、医务人员和教师发挥在控烟方面的引领作用 | 未实现 | 基本实现 | 持续保持 | 倡导性 |
| 政府工作指标 | | | | |
| | 未实现 | 基本实现 | 持续保持 | 约束性 |

# 第五节 展望与趋势

## 一、控烟行动和机遇

### (一) 行动

(1) 控烟履约机制将会进一步完善。

（2）提高烟草税价最有效的单项控烟措施逐渐起效。

（3）全国性控烟立法势在必行。

（4）卷烟包装上警语修改需发挥警示作用。

（5）烟草广告、促销和赞助现象未来得到控制。

（6）所谓"低危害卷烟"误导公众。

## （二）机遇

（1）国际机遇。中国作为《烟草控制框架公约》缔约国履行国际责任与义务，世界卫生组织前总干事陈冯富珍呼吁：控制烟草成瘾这个完全可以预防的疾病，现在必须成为公共卫生系统和各国政治领袖的最有限目标。

（2）国内机遇。控烟行动被纳入《健康中国行动》中，在2022年和2030年从政府、社会等各个角度进行考核。

## 二、日本控烟行动经验

日本作为一个"吸烟大国"近50年来，吸烟率下降了64%，成为成功戒烟的典范。2014年7月30日，日本烟草公司公布的全国吸烟率调查结果显示，截至5月，日本全国吸烟率为19.7%，同比下降了1.2个百分点。而吸烟率最高的1966年，这一数字为83.7%。在50年时间里，日本的吸烟率下降了64%。日本的吸烟率已经连续19年以1%左右的速度下降，烟草对民众健康的影响越来越小。

众所周知，日本是全球人均寿命最长的国家之一。清洁的饮用水、良好的卫生设施、政府的医药投入、清淡低热量的饮食模式，都是日本人摘取长寿桂冠的重要因素。然而，与这些积极因素相反的是，该国居高不下的吸烟率，成为制约民众寿命进一步增长的巨大障碍。日本对烟草实行专卖制度，由日本烟草公司负责统一销售，多数股权掌握在政府手中。

以前，债台高筑之下，日本政府承受不了烟草收入的大幅减少。所以对烟草的蔓延接近放纵。不仅禁烟举措寥寥无几，烟草价格也长期处于低位。其实，这种做法无异于饮鸩止渴。日本卫生经济学协会的数据显示，每年在烟草相关健康问题上的花费和损失约为900亿美元，为卷烟销售额的3倍。

但是，随着民众肺癌等疾病的比率不断攀升，近年来，日本政府开始打出强有力的"组合拳"，情况终于发生了改变。

2008年7月，为防止未成年人吸烟，日本烟草协会发行了TSPO卡（即成人识别卡）。成年人需要在卷烟销售点填写申请书，连同身份证复印件、本人照片一同寄往烟草协会，获得印有本人照片的TSPO卡。买烟时，自动售货机会读取卡片信息，核对无误后才能顺利买到香烟。

2010年10月，经过"史上最大幅度"的价格调整后，日本一根香烟要加收3.5日元的烟草税。当时的调查表明，三成烟民因此萌生了戒烟的念头，而主导这次加税的不是财政部门，而是卫生部门。

2011 年 8 月,政府决定出售日本烟草公司股份,4 年内将控股比例从 50％下降至 33.3％,减少对烟草收入的依赖,提高政府在禁烟工作上的权威性及话语权。

2012 年 6 月,日本首次将控制吸烟率纳入政府工作目标《癌症对策推进基本计划》,并确定了将吸烟率降至 12％的具体目标数值,予以推行。

2013 年 2 月,东海道等新干线宣布全线禁烟,此前的室外吸烟角也被全部撤销,实现"分烟";4 月,厚生劳动者在全国约 400 家医院安排"戒烟咨询师"。这是首次由国家安排咨询师。

控烟对于很多国家来讲,是一件进展缓慢、吃力不讨好的工作。而日本在天皇、政府的率先垂范下,各个机构陆续跟进,在管理的同时还有服务举措,最后形成全社会控烟的强大声势与压力,让烟民们或主动、或被动地做出戒烟选择。这些经验能为各国提供不少借鉴与参考。吸烟不仅危害自身的健康,而且对他人的健康危害也很大。现今,无论是家里还是在公共场所,吸烟者间接给身边的人带来的二次吸烟危害,已不容小觑,因此控烟刻不容缓。

## 三、控烟技术进展

### (一)"4D"戒烟法

1. 一份"决心"(decision)

"戒烟"信念是戒烟的最初动机所在,也需要贯穿戒烟始终。在我们接触到的烟民中,"下定决心戒烟"这一心理准备期至关重要,无论是出于自身或是家人健康、家人的督促或是关心,抑或是"吸烟空间"的进一步被压缩等诸多原因的影响,"戒烟"信念的坚定不移有助于让"戒烟"变得事半功倍。

2. 一位"医生"(doctor)

"戒烟难",其本质是一种生理、心理等多因素导致的疾病——烟草依赖综合征,因此在戒烟的道路上选择一位专业的医生进行评估和指导至关重要。盲目且孤立地"干戒"或许适用于个体短时间的戒烟行为,但对于大多数长期吸烟的烟民而言,反复"戒烟失败"则会导致最终放弃戒烟尝试。

因此,我们的实践发现"戒烟"不仅需要专业指导,更需要中、长期随访。可以这么说,每个人,"戒烟"过程兼具"生理性""心理性"和"社会性"的综合特征,即便相同的年龄、相似的年龄,戒烟的过程却是大相径庭。这种差异不仅体现在戒烟过程中戒烟者的身体反应,还表现为每位戒烟者的戒断周期和主观感受各不相同。戒烟医生的参与和指导不仅可以显著增强戒烟者的信心,更为重要的是,在戒烟过程中,专业医生与戒烟者之间的有效互动往往可以答疑解惑,在专业医师指导下的"戒烟群"便是实现这一目标的有效手段。

3. 一种"药物"(drug)

药物干预戒烟率显著高于干戒,这在我们实际工作中反复得到验证。对于大多数既往干戒失败者或者对于中—重度尼古丁依赖烟民,给予短期"药物"支持可以帮助平稳过渡

"尼古丁戒断综合症"的困扰,且短期的药物支持并不会给身体带来额外的负担,但在专业医生指导下的药物治疗则可以帮助戒烟者合理把握用药周期以及确定最终戒断时机。

4. 一个"纪念日"(day)

在专业医生的指导下,当烟量控制在3~5支/天以内的时候,彻底戒断的"时间窗"即以打开,选择一个特定的"纪念日"与"烟草"做个彻底了断,增强戒烟的"仪式感",有助于让曾经的烟民们"一经戒断,永不复吸"。

### (二)微聊模式下实施个体化科学戒烟

1. 戒烟微信群

随着来到戒烟门诊人数的逐步增多,戒烟微信群的规模也越来越大。根据近期的数据统计发现,通过"微信聊天"(简称"微聊")联合门诊管理进行戒烟的烟友们,其戒烟成功率远高于单纯门诊管理的烟民。究其原因,"微聊"这种辅助戒烟模式打破了过去戒烟者"单打独斗"的局面,凝聚志同道合者的力量,为科学戒烟、人文戒烟推波助澜。

2. "微聊"戒烟:医生的挑战,戒烟者的幸福

开启"微聊"戒烟模式的初衷是为了让戒烟医生可以进一步追踪烟民的整个戒断过程,关注其不同时期身体的变化和主观感受,并随时提供针对群体及个体的戒烟指导和帮助。进入戒烟微信群的前提是,烟民要有强烈的主观戒烟意愿,下定决心戒烟。初诊时,医生会对其吸烟情况进行专业详细的评估,包括但不限于烟龄、烟量、基础疾病情况以及尼古丁依赖情况等,并制定出一张详细的个体化戒烟时间表。随后,医生会向其积极推广并详细说明"微信戒烟"的流程和作用,并请其通过手机微信扫码入群,从而第一时间将烟民锁定在"戒烟圈"内,抓住每一个可能提高戒烟成功率的机会,将戒烟与人们的新兴生活方式进行融合,尤其在戒烟初期更有利于烟民建立起正确的戒烟习惯,逐步恢复健康无烟的生活习惯。

随着"微聊"戒烟模式的逐步深入开展,戒烟微信群所发挥的作用远远超越了我们最初的设想,"医生—烟民"的单一互动模式已然升级为"医生—医生""烟民—烟民""医生—烟民家属""烟民家属—烟民"等多元化模式。这种多元模式的建立,特别是烟民之间戒烟的亲身经历和心得分享,具有强大的说服力和感染力,可简单列举几个例子说明在"戒烟圈"中有不少惊喜和不少戒烟达人。

3. 人工智能助力控烟成为公共文明的有力推行者

2019年1月1日,杭州新版"最严控烟令"——《杭州市公共场所控制吸烟条例》(简称《杭州条例》)正式实施。值得注意的是,电子烟也被纳入禁烟范围,引起人们热烈讨论。

百度:AI捕捉吸烟者,人脸上屏。国内利用人工智能技术控烟的公司不多,百度走在前列,创造了一套"控烟算法"。通过前端摄像头获取视频,百度的AI算法能对吸烟者进行动作识别,找出人群中的吸烟者。吸烟者的面部图像经过部分马赛克处理遮挡后,投送到园区内的立体屏幕,以警示吸烟者。这套AI算法的识别率达到76%,处于初级水平。此项项目首先在百度科技园中应用落地。2018年8月,"百度AI控烟"项目还获得由南方出版传媒股份有限公司与广东新周刊杂志社有限公司联合主办的"2018企业社会责任荣誉盛

典"之"最佳公益创新奖"。

"百度 AI 控烟"算法是基于百度飞桨(PaddlePaddle)开源平台实现的,PaddlePaddle 是百度在 2016 年自建的一个开源深度学习框架,为中国开发者和企业提供了丰富的 API,有利于他们快速实现自己的 AI 想法。

百度的深度学习发展历程从 2012 年就开始了,最早是将深度学习技术应用于语音识别、OCR 等;2017 年,在百度的信息流推荐中使用深度学习,并将 PaddlePaddle 进行升级为 2.0 版本"PaddlePaddle Fluid";2018 年,PaddlePaddle3.0 版本正式发布。这套 AI 控烟算法的应用场景可以是城市里的任何角落,如餐馆、博物馆、电影院、图书馆、医院等公共场所。在控烟政策趋严的背景下,其商用价值将会不断提升。

4. 聊天机器人温柔抚慰戒烟者情绪

国外一个名为"贝拉"(Bella)的人工智能语音助手就显得更加"温柔"。这个安装在手机里的 App,成为人们戒烟路上的"陪护教练"。这项服务是由 Solutions 4 Health 提供的。Solutions 4 Health 是英国的一家创新型公司,通过整合医疗保健和技术提供公共卫生服务。2018 年 1 月 1 日,他们推出了名为贝拉的"第一个人工智能(AI)停止吸烟教练"。贝拉使用数百名帮助数千人戒烟的专家提供的知识,提供个性化、友好和专业的服务。贝拉的先进人工智能(AI)允许用户与贝拉进行流畅和人性化的交谈,让他们诚实地与她交谈。这个"聊天机器人"的最大优点是 24 小时随时访问。如果你不能在凌晨两点左右处理你的烟草渴望,只需打开应用程序并向贝拉谈论你的问题。她有丰富的知识,以一种轻松、温和的方式提供个性化建议。

不论是"粗暴式"还是"温柔式",人工智能在控烟事业上都可以走得更远,成为公共文明的有力推行者,在实现技术发展的同时,促进社会文明进步。

## 案例解析 1　　上海市控烟行动的推广和发展

烟草的使用是目前全球面临的最严重的公共卫生问题之一,目前全世界每天有 13 000 多人死于烟草。中国是世界上最大的烟草生产和消费国,每天吸烟人数约为 3.16 亿,生活在二手烟环境中的人数高达 7.4 亿,72.9% 的青少年呼吸着二手烟。为了控烟,上海着重从以下三方面入手。

### 一、加强学校教育

2011 年,上海市教育委员会与上海市健康促进委员会联手,开展丰富多彩的控烟活动。除了中小学生"拒吸第一支烟,做不吸烟新一代"签名,"健康校园行"之"无烟上海,健康生活"等主题活动外,各学校控烟工作的核心,聚焦在利用寒假春节、世界无烟日等节点,开展控烟健康教育活动,激发学生参与热情;利用家校联动,以小手牵大手形式,请家长加入控烟、戒烟的队伍中来;另外,重点加强对男教师的控烟宣传和管理,并鼓励戒烟。

### 二、确保有法可依

修改后的《上海市公共场所控制吸烟条例》(2017 年 3 月 1 日起施行)明确规定,个人在禁止吸烟场所吸烟且不听劝阻的,有关部门可责令改正,并处以 50 元以上 200 元以下罚款;

对在禁止吸烟场所内吸烟,不听劝阻且扰乱社会秩序,或阻碍有关部门依法执行职务,违反《中华人民共和国治安管理处罚法》的,由公安部门予以处罚;构成犯罪的,依法追究刑事责任。

### 三、宣传执法并重

上海控烟,一手抓宣传,一手抓执法。仅 2019 年上半年,上海市控烟协会在市民中做了大量切实有效的控烟宣传,发放各类控烟宣传品 90 万余件,投放公益视频 40 万余次,举办各类主题活动近 6800 次,参与人数近 48 万人次。同时,各监管执法部门共检查单位 12.1 万余家,其中处罚单位 588 家,处罚个人 554 人。

调查结果显示,2018 年,上海市 15 岁及以上成人吸烟率为 19.9%,较 2017 年下降 0.3%;男性吸烟率下降为 37.9%,女性吸烟率仍维持在 0.8%;58.4% 的调查对象听说过电子烟,4.1% 的调查对象使用过电子烟,电子烟使用率为 1.3%;上海市二手烟暴露情况总体好转,非吸烟者暴露于二手烟的比例,由 2017 年的 50.6% 降至 2018 年的 46.7%。与 2017 年相比,2018 年卫生机构、中小学校及家中看到有人吸烟的比例均有所下降,依次下降 3.3%、3.2% 和 1.7%;而在餐馆、大学却有所上升,分别上升 5.3% 和 0.8%。

## 案例解析 2　　二手烟和三手烟的危害

### 一、缘由

山东济宁一位 8 岁女孩,突然出现干咳症状,而且总是感到胸闷憋气。有时候,胸疼得厉害,咳出的痰中还带有血丝。刚开始,家里人没太在意。可一个多月过去,看到女儿越来越难受,父亲便带着女儿来到当地医院,经检查后发现情况不容乐观。于是,这位父亲带着女儿来到山东省胸科医院。他拿出女儿在当地医院拍的一张 CT 片和胸膜活检报告。在医院病理科和外二科共同检测下,确诊女孩已经到了肺癌晚期,右侧胸腔内都已有了积水。医生表示,女孩肺上有个肿块,肺、胸膜和纵膈淋巴结上都有癌细胞的转移。

### 二、原因

女孩的父亲已经有十几年的吸烟史,每天吸两包烟。即便当着孩子的面,父亲也是烟不离手。医生说,孩子之所以得肺癌,主要原因就是天天被动吸烟造成的。

### 三、二手烟的危害

烟草中含有 7000 余种化学成分,其中 250 余种有害物质,更包括 69 种致癌物质。二手烟主要包括吸烟者吐出来的烟雾和烟草在空气中燃烧形成的烟雾。而烟草直接燃烧形成的烟雾,其中强致癌物质苯并芘含量是吸烟者吸入烟雾的 4 倍,强致癌物质亚硝胺则达到夸张的 50 倍之多。

工作人员模仿人体吸烟的实验,燃烧了 8 根烟,并模仿人体肺部结构收集吸入物,然后注射到小白鼠体内。结果仅过了 10 秒钟,小白鼠经历了一个短暂的亢奋后,直接死亡。

有数据表明,如果孩子一出生就开始吸二手烟,那么等到孩子 5 岁时,相当于吸了 102 包烟,整整 2040 根!

### 四、三手烟的危害

吸烟所释放的烟雾(即二手烟)会悬浮在室内的空气中,其中包括多种致癌物。但是很多人还不知道,吸附在墙壁、家具与门窗表面、被褥和衣服等室内物体表面上的烟碱残留物,会与空气里的二氧化氮发生化学反应,生成三手烟的烟毒。

三手烟危害隐匿而长久。与在公共场所吸入的二手烟不同,三手烟会造成隐匿性危害。在室内和车厢里吸烟,二手烟的烟毒就会污染居室和汽车车厢。如果不定期进行彻底清理,这些有毒物质能长时间地附着在室内及车厢内各种物品的表面,并生成三手烟的烟毒。

三手烟的主要受害者是儿童。据美国哈佛大学医学院研究,儿童喜欢抚摸和用舌头舔各种物体,并把手指放在嘴里,因此三手烟的烟毒对儿童造成的危害要比成年人大 20 倍以上。由于家庭主妇、旅馆和家庭服务人员接触旅馆和家庭中各种物体的机会比较多,因此也是三手烟的主要受害者。

 **思考题**

(1) 控烟行动有哪些特点?

(2) 吸烟对人体健康造成哪些危害?

(3) 简述控烟工作的主要内容。

（周剑平　陈　萱　钱振东）

# 第七章　实施全民健身行动

## 第一节　概念与变迁

### 一、常用概念的基本含义

#### （一）身体活动

1. 概念

身体活动（physical activity）是由骨骼肌收缩产生的任何身体运动，使能量消耗增加到基础水平以上。一般来说身体活动通常是指能够增强健康的身体活动。

2. 身体活动的分类

（1）职业：职业中的身体活动有助于健康。

（2）交通：因家庭轿车等代步工具的使用。

（3）家务：应电气化和自动化家具、家电的使用。

（4）休闲：体育活动或锻炼，运动包含在休闲身体活动中。

3. 身体活动水平

这是描述一个人进行规律有氧运动水平的概念。身体活动水平分类与一个人在给定水平获得的健康受益多少有关，可以分为以下4种：

（1）非活跃状态（inactive）。在日常生活的基本活动之外没有进行任何中等或较大强度的身体活动。

（2）身体活动不足（insuffciently active）。进行一些中等强度或较大强度的身体活动，但是每周达不到150分钟的中等强度身体活动或75分钟的较大强度活动或等效组合。该水平身体活动低于满足成人身体活动指南的目标范围。

（3）活跃的身体活动（active）。每周进行相当于150～300分钟的中等强度的身体活动。该水平身体活动达到成人身体活动指南的目标范围。

（4）非常活跃的身体活动（highly active）。每周超过300分钟的中等强度身体活动。该水平身体活动超过成人身体活动指南的目标范围。

4. 身体活动强度

强度是指身体活动或运动时的费力程度,可分为绝对强度和相对强度:

(1) 绝对强度(absolute)。身体活动的绝对强度取决于所进行的工作速度,并不考虑个体的生理能力。有氧运动的绝对强度通常表示为能量消耗的速率,例如,每千克体重每分钟消耗的氧气的毫升数,即 mL/min·kg;每分钟的千卡数或代谢当量(MET)。对于肌肉力量练习,绝对强度经常表示为举起的重量或移动的重量。包括如下几个方面:

① 低强度身体活动。是指非静坐少动的清醒行为,少于 3.0 MET,如慢节奏或悠闲节奏(低于 3.2 公里/时)的步行、烹饪活动或轻松的家务劳动;

② 中等强度身体活动。中等强度活动需要 3.0～5.9 MET,如轻快行走或有目的地行走(4～6.4 公里/时)、拖地或吸尘、或庭院劳动;

③ 高强度身体活动。高强度活动需要 6.0 或更多 MET,如包括快速行走(7.2～8 公里/时)、跑步、在楼上搬运重物、铲雪、或参加费力的健身课程。许多成年人没有高强度身体活动。

(2) 相对强度。相对强度考虑或依据一个人的心肺耐力。有氧运动的相对强度表示为人的最大有氧能力($V_{O_2 max}$)或储备摄氧量($VR_{O_2}$)的百分比,或者表示为人的测量或推测的最大心率($HR_{max}$)或储备心率(HRR)的百分比。它也可以表示为人们在锻炼时主观感觉的难易程度(如在 0～10 的范围内)。

## (二) 运动

运动或锻炼是指有计划、有组织、可重复,旨在改善或保持体适能,身体表现或健康的身体活动。运动或锻炼涵盖低、中、高强度。运动的主要类型是有氧运动、肌肉力量练习、柔韧性和平衡能力。

## (三) 久坐少动行为

久坐少动行为是指在任何觉醒状态下坐着、斜倚或躺着,能量消耗小于或等于 1.5 代谢当量(梅脱,MET)的状态。久坐少动行为所带来的代谢问题和长期健康影响与身体活动水平有关;减少久坐少动行为会给每个人带来巨大的好处。

## (四) 体适能

体适能是指能够充满活力和警觉地执行日常任务,没有过度疲劳,并有充足的能量享受休闲时光和应对紧急情况。通常将体适能分为健康相关和运动表现相关两种类型。

1. 健康相关体适能

和健康相关的体适能是指人们能够精力充沛地进行日常工作且不会出现过度疲劳,同时有足够的精力享受休闲活动和应对突发事件的能力。健康体适能包括心肺耐力、肌肉适能、身体成分、柔韧性和平衡能力。提高健康体适能目的在于促进健康和降低慢性病风险。健康相关体适能的构成及定义如表 7-1 所示。

表7-1 健康相关体适能的构成及定义

| | |
|---|---|
| 心肺耐力 | 进行大肌肉群参与的、全身性的、中等到较大强度运动,并持续一段时间的能力 |
| 肌肉适能 | 完成工作所需要的肌肉力量、肌肉耐力和肌肉做功能力的总和 |
| 柔韧性 | 某一关节或某组关节可以达到的活动范围 |
| 平衡能力 | 静止或运动中保持平衡的能力 |
| 身体成分 | 脂肪、肌肉、骨骼和内脏与体重的相对量,常用于描述身体脂肪重量和瘦体重 |

2. 运动表现相关的体适能

这是指能够显著促进运动表现的属性。除了心肺耐力、肌肉力量和耐力、身体成分、柔韧性和平衡能力以外,还强调运动速度、灵敏性、反应速度和持续运动的时间。

(1) 经常参加体育锻炼。经常参加体育锻炼是指每周参加体育锻炼频度3次及以上,每次体育锻炼持续时间30分钟及以上,每次体育锻炼的运动强度达到中等及以上,这种状态持续3个月及以上。经常参加体育锻炼是一个反映体育锻炼参与度,包含参加锻炼频度、每次持续时间和运动强度三个指标的复合指标。

研究证明,达到经常参加体育锻炼的标准对于提高个体的身体素质和健康水平具有明显正相关性,是实施《健康中国行动计划》中综合评价体系的重要指标之一,到2022年和2030年,城乡居民达到经常参加体育锻炼人数比例达到37%及以上和40%及以上。

(2) 科学健身推荐量。世界卫生组织关于身体活动有益健康的全球建议包括:适当运动、增加生活中的身体活动、减少久坐少动的状态。

(3) 运动处方。运动处方(exercise prescription)是由运动处方师(instructor of exercise prescription)依据运动处方需求者的健康信息、医学检查、运动风险筛查、体质测试结果,以规定的运动频率、强度、时间、方式、总运动量以及进阶,形成目的明确、系统性、个体化健康促进及疾病防治的运动指导方案。

## 二、全民健身相关概念的变迁

随着新的科研成果的不断呈现,全民健身相关的主要概念也在不断完善,主要有以下几点变化。

### (一) 身体活动水平

身体活动水平与人体的健康水平和慢性疾病的发生率有直接关系,为了评价人体的身体活动水平和鼓励民众积极参加充足的身体活动,在2018年由美国卫生与公共服务部发布的《美国人身体活动指南》中提供了身体活动水平的明确界定。

### (二) 久坐少动行为

自从1994年世界卫生组织提出"久坐少动的生活方式是当今慢性非传染性疾病发生的第一独立危险因素"20余年来,运动科学、公共卫生和医学领域开始关注久坐少动行为对健康的影响,多项研究发现久坐时间越长,多种慢性疾病的发病率和死亡率越高。近些年进一步发现久坐时间对慢性疾病的影响还受到身体活动水平的影响,每周能够达到世界卫生组织身体活动推荐量的人,可以部分抵消久坐带来的不良影响。

### (三)健康相关体适能

在健康体适能的组成方面,近年来更加强调心肺耐力的重要性,在健康体适能中占有的权重高达40%~50%。2016年美国心脏病协会发表立场声明,建议将心肺耐力继体温、脉搏、呼吸、血压之后列为第五大生命体征,并强调规律的有氧运动是提升心肺耐力的主要措施。另外,鉴于平衡能力在抗跌倒方面的重要作用,在新近发布的《美国人身体活动指南》(第二版)中将平衡能力也列入健康体适能的组成中。

### (四)运动处方

20世纪60年代末世界卫生组织正式采用"运动处方"(exercise prescribe)这一专业术语。随着运动科学研究的深入,人们对运动处方作用认识的不断深入、功效开发的不断拓展、应用范围的不断扩大,运动处方概念、运动中风险筛查和内容也在不断丰富与完善。

运动处方的问世,打破了药物处方一统天下的健康促进格局,改变了人们仅依靠药物对慢病进行防治的思维定式与认知模式,从根本上改变了人类社会增进健康、应对慢病的方向,运动处方成为健康促进、慢病预防"一线用药",成为慢性疾病治疗方案中不可或缺的内容,规律运动为人类社会的健康促进和防治慢病开辟了新途径。

## 第二节　内容与特点

## 一、全民健身促进健康

身体活动对儿童和青少年、青年和中年人、老年人,不同性别、不同种族和民族的人以及慢性疾病或功能障碍患者都能带来健康益处。身体活动对健康的益处通常独立于体重,各种体重和体型的成年人都可通过有规律的身体活动获得健康和与健康相关的身体素质益处。

### (一)提高健康体适能

健康体适能是影响人们日常活动能力的重要因素,也是公共健康的重要问题。大量的研究结果表明,健康体适能与降低全因死亡率和心血管疾病死亡率以及罹患各种慢性疾病(如2型糖尿病和高血压)的风险有关。

1. 提高心肺耐力

(1)概念。心肺耐力(cardiorespiratory fitness,CRF)综合反映人体摄取、转运和利用氧的能力。

（2）功能。它涉及心脏泵血功能、肺部摄氧及交换气体能力、血液循环系统携带氧气至全身各部位的效率，以及肌肉等组织利用这些氧气的功能，较高水平的心肺耐力是身体健康的保证。心肺耐力与全因死亡率特别是心血管疾病的早期死亡率呈负相关关系，较高水平的 CRF 与较高水平的身体活动习惯相关，也与多种健康获益相关。

心肺耐力作为人群身体活动水平的一个客观生理指标，受身体活动水平和/或规律运动的影响较大，增加身体活动或者有规律地运动可有效提高心肺耐力，心肺耐力提高幅度在 15%～30%。身体活动水平高者比久坐生活方式人群心肺耐力好。心肺耐力越低，心血管疾病、糖尿病、高血压，甚至某些癌症发病率越高，多种疾病的死亡率也会越高。

2. 改善身体成分

（1）概念。从组织学水平可以将人体组织分为脂肪、肌肉、骨骼和内脏，脂肪在体重中所占百分比称为体脂百分比，是判断肥胖程度的重要指标。

（2）功能。肌肉、骨骼和内脏统称为瘦体重。规律运动可预防体重增加、可显著减轻体重，并且预防减体重后的体重反弹，使人维持稳定的体重和体脂百分比，保持良好的瘦体重，特别是保持足够量的骨骼肌，延缓因老龄化引起的骨骼和肌肉量的减少。

研究证明，骨骼肌不仅仅是支撑器官和运动器官，而且是重要的代谢器官。身体活动/运动可作为体重管理的有效手段。身体活动和运动对身体成分的影响可以体现在所有人群中，尤其是对于中、轻度肥胖和超重人群效果尤为突出，而对重度以上肥胖者的减重效果相对较差。瘦体重较轻的人群可以通过健身运动增加瘦体重。健身锻炼可以影响身体脂肪分布，能够有效促进躯干脂肪减少，躯干肥胖的人群通过健身锻炼减重效果更显著。而躯干脂肪减少这一结果又明显减少了中心型肥胖相关疾病的发生率。

3. 提高肌肉力量、耐力、体积和爆发力

（1）每周 2～3 次力量练习可以提高肌肉力量、耐力、体积和爆发力。更大的运动量（通过更高的频率、更重的重量或更大的负荷实现）能在更大程度上改善肌肉功能，而且这些改善可发生在儿童、少年、青年和老年人。抗阻运动还能改善中风、多发性硬化、脑瘫和脊髓损伤等疾病患者的肌肉力量。有氧运动也可以帮助减缓肌肉随年龄退化而引起的肌肉量下降。

（2）健康的骨骼、关节和肌肉对完成日常生活活动至关重要。随着年龄的增长，保持骨骼、关节和肌肉的健康是必不可少的。对于儿童和青少年来说，除了要有健康的饮食，包括充足的钙和维生素 D 的摄入外，身体活动对他们骨骼的发育至关重要。3～17 岁的儿童和青少年经常进行身体活动（如跑步、跳跃和其他健骨运动）者骨量更大、骨骼结构也能得到改善、骨强度也更高。

（3）规律的身体活动还有助于患骨关节炎或其他影响关节的风湿病患者。每周 150 分钟中等强度有氧运动加 2～3 次肌肉力量练习有助于改善疼痛、关节功能和生活质量。每天走 1 万步并不会加重骨关节炎，但极高水平的身体活动可能会带来更多的骨关节损伤的风险。

4. 改善人体的柔韧性

（1）概念。柔韧性是活动某一关节使其达到最大关节活动范围（range of motion,

ROM)的能力。它是一项重要的运动技能(如体操、舞蹈),也是日常生活活动中的重要能力。因此,保持所有关节的柔韧性有助于完成运动;相反,当某项运动使关节结构超出最大ROM 时,会导致组织损伤。

(2) 功能。所有年龄段的人都可以通过柔韧性练习提高关节的 ROM 或柔韧性,可以使人们更容易地完成对灵活性有较大要求的活动。关节的 ROM 会在柔韧性练习后即刻就得到提高,如果锻炼者坚持 3~4 周,每周至少 2~3 次的规律拉伸之后,关节 ROM 会得到长期的改善。柔韧性练习还可提高韧带的稳定性和平衡性,特别是与抗阻训练相结合进行时。

5. 提升平衡能力

(1) 概念。平衡能力是指在不同的环境和情况下,如静止或运动中维持姿势的能力。平衡能力受多种因素影响,在中枢神经系统的整合下,平衡能力与骨骼肌、躯体、视觉和前庭感受器有关。

(2) 功能。平衡能力练习可以提高个体在静止或运动的过程中抵抗身体内部或外部力量进而防止摔倒的能力,以及减少摔倒后受伤的风险,这对于体弱者和老年人有特别重要的意义。单腿站立、走直线或使用摆动板是平衡能力练习的常用方法,增强背部、腹部和腿部的肌肉力量也能改善平衡能力。

### (二) 改善人体功能

1. 运动改造大脑

维持或改善大脑健康是整个生命周期的普遍目标。

近年来运动科学专家和医学专家在运动促进脑健康方面的研究成果日益增多。人们发现规律运动可以增加青年人大脑发育成熟度,从而影响其学术成就;对普通人可以改善认知水平,减缓焦虑和抑郁,提高生活质量和睡眠质量;对老年人可以预防和减缓痴呆和认知障碍。

研究表明,中度至较大强度身体活动对认知具有短暂的即刻效益,包括注意力、记忆力和智力,以及处理速度和运动后恢复期间的执行控制。研究结果表明,与其他年龄段相比,青春期前儿童和老年人的影响更大。更多的身体活动与发生认知障碍的风险降低有关,包括阿尔茨海默病。身体活动对脑健康的益处在一次中等到较大强度的身体活动之后立即出现(即刻效应),这些益处包括状态焦虑感(短期焦虑)降低、睡眠改善和认知功能改善。规律的身体活动(习惯性效应)可使特质焦虑(长期焦虑)、深度睡眠和执行功能都得到改善。

2. 提升免疫功能

适当运动可以增强人体免疫功能。运动可以影响到血液中白细胞数量、白细胞的活性,如增加自然杀伤细胞(natural killer cell, NK)细胞对病毒感染的细胞发生快速反应,有助于识别和消除肿瘤细胞。运动过程中 NK 细胞动员和激活,可能是一种很有前途的癌症治疗方法。

适当运动可以促进中性粒细胞的功能,包括趋化、吞噬和氧化,这些反应有助于清除运动中的代谢产物和损伤细胞的修复。适当运动还可以诱导一些细胞因子产生,这些细胞因子在造血、血管生成、伤口愈合和新陈代谢中发挥积极作用。人体的这些免疫功能在维持人体健康、应对各种病原微生物的感染、清除癌变的细胞中发挥了主要作用。

提升免疫力就是提升健康力。特别在重大疫情期间,提升免疫力可以有效防范感染,即使感染了也可以让肌体处于轻症状态。

### 3. 优化心理状态

科学运动可以增加人的幸福感,减轻焦虑和抑郁情绪。长时间(几周或几个月)参加中等到较大强度的身体活动可以减少成年人和老年人的焦虑症状。经常进行身体活动可以降低儿童和成年人患抑郁症的风险,并能改善抑郁症患者的许多症状。

## (三) 减少多种慢性疾病的发病率和死亡率

规律运动是一种多效药,能够有效地提高人体的健康水平,预防、延缓和治疗多种慢性疾病,提高人体的功能状态,提高生活质量。大量科学研究的证据表明适当运动可以减少40％心脏病风险、27％中风风险、50％高血压发病率、近50％糖尿病发病率、50％乳腺癌的死亡率和发病率、60％结肠癌风险。

### 1. 心脑血管疾病

心脑血管疾病发生的主要病变是动脉粥样硬化,这是发生在全身大中动脉的多发性病变,以动脉内膜增厚、变硬导致动脉管腔狭窄而引起多个器官的缺血性病变,如冠状动脉粥样硬化性心脏病,即冠心病,脑动脉硬化则可能导致缺血性脑血管疾病。

增加身体活动或者有规律的运动可有效地预防和减缓动脉粥样硬化的危险因素,包括改善血脂、降低血压、调节血糖、减轻肥胖等。较高的身体活动水平可降低冠状动脉疾病的死亡率,降低冠心病、脑血管疾病、糖尿病等疾病的发生率,身体活动充足的人群冠心病危险性只有久坐人群的一半。对于冠心病人而言,规律运动可以预防心绞痛、心肌梗死等急性心血管事件的再次发生。

### 2. 癌症

数十年的流行病学研究已经确定了活跃的生活方式可以预防一些常见癌症的发生。经常进行身体活动的成年人患膀胱癌、乳腺癌、结肠癌(近端和远端)、子宫内膜癌、食道癌(腺癌)、肾脏癌、肺癌、胃癌(贲门癌和非贲门腺癌)的风险降低,风险降低幅度在10％～20％。

久坐少动行为增加若干种癌症风险,高水平体力活动可以减少癌症患者全因及特殊死亡率,降低幅度高达38％～49％。规律身体活动对癌症存活者的益处表现出改善健康相关生活质量、提高与健康相关的身体素质、改善身体功能、延缓心血管疾病进展、降低心血管疾病死亡风险、降低全因死亡风险等作用。对癌症病人来说,运动不是化疗的替代品,而是一种有效的协同治疗药物。

### 3. 肺部疾病

规律运动可以减少呼吸道感染的风险,减少慢性阻塞性肺部疾病的发作次数,慢性阻塞性肺部疾病患者通过运动可以获得普通人群相似的益处。研究证据还证明肺部康复可以改善运动耐受能力(如步行能力)、减轻症状并提高生活质量。运动训练应该作为肺部康复的必要组成部分。规律的身体活动可以降低阻塞性睡眠呼吸暂停的发生率。

4. 糖尿病

规律运动可改善 2 型糖尿病患者的血糖控制,改善血糖、糖化血红蛋白(HbA1c)、胰岛素敏感性等指标;降低血脂、血压等心血管疾病危险因素,减轻体重,提高生活质量。规律运动可以预防或延缓 2 型糖尿病的发展。有益于 1 型糖尿病患者(例如:改善心血管健康、增加肌肉力量和提高胰岛素敏感性等)。规律运动可能有益于糖尿病人的神经病变、肾脏病变和糖尿病足等并发症,改善糖尿病人抑郁、焦虑等心理状态,降低心血管疾病死亡风险。

## 二、科学健身,防范运动风险

科学证据表明,几乎每个人都可以安全地进行身体活动。此外,身体活动对人体带来的健康益处要远远大于风险。在身体活动背景下的负面健康事件称为运动中的不良事件(adverse event),也称为运动风险。身体活动导致的不良事件主要包括心血管事件和肌肉、骨骼及关节损伤。身体活动在给人体带来诸多益处的同时,运动损伤和不良事件也时有发生。采取一些防范措施具有明确的降低运动风险的作用。

### (一)运动中心血管风险及防范

1. 运动诱发心血管事件的主要因素及其防范

运动中心血管事件的风险主要取决于拟参加锻炼者身体活动水平、是否患有心血管疾病,以及拟采用的运动强度。规律的身体活动可维持与健康相关的体适能,从而减少运动中心血管事件的发生;平时很少从事身体活动的个体从事不习惯的身体活动/运动时,容易发生急性心血管事件。健康个体进行中等强度身体活动引起心脏骤停或心肌梗死的风险极低。

但是,对于已经诊断或隐匿性心血管疾病的人来说,在较大强度身体活动或运动时心脏猝死和/或心肌梗死发生的风险短暂快速地上升,发生猝死危险性较高者是那些偶尔参加较大强度或大运动量的人。

运动前对病人的筛查,阻止高风险病人参加某些活动、迅速评估病人可能发生的前驱症状、培训健身运动中的急救人员、劝导病人避免进行高风险活动等有一定防范作用。

2. 运动中心血管事件的常见病因

30～40 岁年轻个体发生心血管事件的风险极低,常见原因是先天性和遗传缺陷,包括肥厚性心肌病、冠状动脉发育畸形、主动脉狭窄和夹层动脉瘤(马凡氏综合征),偶尔因运动过量或强度过大诱发急性心力衰竭而造成猝死。35 岁及以上个体运动中发生心血管事件的病理学基础主要是动脉粥样硬化,特别是冠状动脉病变。

3. 降低运动中心血管事件的主要措施

(1)循序渐进地参加运动,从低强度开始,逐渐过度到中等强度运动;每次运动时间30～60 分钟。

（2）不要长时间做低头、弯腰、大幅度转体等动作，做力量练习时保持正常呼吸，不要在运动中屏息。

（3）避免在湿热或寒冷有风的环境中运动；若在炎热季节运动时，选择相对凉爽的时间段、改为室内活动、改变运动类型、降低运动强度、适当补水、适当涂抹防晒霜等都是有效的防护措施；若在严寒季节运动时，注意选择相对温暖的时间段、改为室内运动、选择无风或风力较小的时间，戴帽子、围巾、手套以减少身体的裸露面积，降低运动量等都是有效的防护措施。

（4）运动前做好准备活动，运动后做好整理活动。

（5）进行较大强度运动前应进行医学检查或征得医生或运动指导专业人员的同意。

（6）患有慢性疾病者按照运动处方去锻炼，可以有效地减少运动中的心血管事件。

（7）尽量避免在空气污染的环境中运动。在空气污染环境中运动可能增加诱发哮喘或心血管疾病的风险。应选择远离拥挤的交通和工业场所进行运动，以降低上述风险，尤其是在交通拥挤高峰期或空气污染严重的时候。

## （二）运动中的肌肉骨骼损伤及防范

肌肉、骨骼及关节损伤是指运动中可能引起腰损伤、骨折、关节扭伤、肌肉拉伤、跌伤、关节劳损、骨关节炎等状态。

1. 肌肉、骨骼及关节损伤发生的常见原因

运动强度较大、高撞击性运动导致肌肉、骨骼和关节损伤的概率较高，而步行运动、骑自行车或骑固定自行车，广场舞和游泳都属于发生肌肉、骨骼和关节损伤风险较低的运动。按照成年人通常进行的运动量，健步走（属于中等强度、低撞击性的运动）带来的运动伤害只有跑步（较大强度、高撞击性运动）引起伤害风险的 1/3 或更低一些。运动前未做准备活动、在寒冷或湿热环境中运动、长期单一形式的运动、体重大、运动量过大都可能成为运动相关的肌肉、骨骼和关节损伤的原因。此外，在做同样的运动时，有健康问题的人比健康人更容易受伤。

2. 肌肉、骨骼及关节损伤发生率

大多数人在进行中等强度身体活动时肌肉、骨骼和关节损伤的可能性很小。研究表明步行 1000 小时会有 1 例发生肌肉、骨骼和关节损伤，跑步 1000 小时会有近 4 例发生肌肉、骨骼和关节损伤。个体的体质健康水平和身体活动总量两者共同影响肌肉骨骼损伤的风险。体质健康水平高的人群发生损伤风险的可能性明显低于体质健康水平低的人群，身体活动总量高的人群运动伤害的风险也高。

3. 肌肉、骨骼及关节损伤的防范措施

采取适当的预防措施可有效地预防肌肉、骨骼及关节损伤。

（1）使用防护装备和合适的运动器材。使用个人防护装备可以减少受伤的概率，如头盔、眼镜和护目镜、护胫板、肘部和膝部护垫、护口器。使用合适的运动器材也可以降低受伤风险。在安全环境中运动选择的运动场所应该有充足光线、有其他人在场，运动场的地面最好由减震材料构成。

（2）遵守促进安全的规则和策略。规则、策略和法律是减少运动性损伤最有效和最广

泛的方法。例如,提倡使用自行车头盔的策略降低了自行车运动员头部受伤的风险,禁止在游泳池浅水区跳水的规定可以预防头部和颈部受伤。在运动时间以及运动防护方面做出明智的选择。例如,在早晨或晚上进行户外运动时(步行、跑步或骑车)穿着有反光标记的衣服,能够减少因碰撞造成的损伤。

# 第三节　运作与流程

## 一、运动指导服务

生命在于运动,运动需要科学。应根据每类人群的特点,提供针对性的运动指导,以保证运动的安全性、有效性和持续性。一般来说,可以从以下三个方面着手为用户提供针对性的运动指导。

### (一) 工作管理方面

(1) 成立工作组,根据服务对象的不同,组建不同的团队,明确权责。

(2) 设计切实可行的工作方案,根据服务对象不同,设计不同的工作方案。一般来说,工作方案应包括服务对象的纳入和排除标准、测评指标、运动处方的制定与执行和运动的监控方式、收费模式、激励措施、转诊机制、运营时间、随访内容等。

(3) 引入运动管理服务的管理平台,实时关注运动管理的进展,及时发现和解决问题。

运动服务工作管理结构如图 7-1 所示。

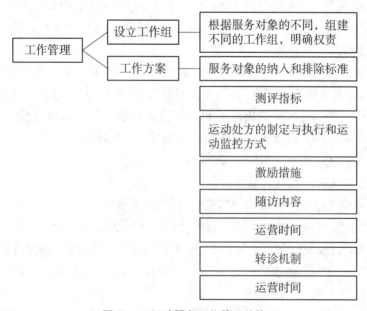

图 7-1　运动服务工作管理结构

## （二）落地实施方面

在运动指导的落地实施方面，可参考健康管理的服务流程，即健康体检、健康评估、健康咨询、健康管理后续服务、专项健康及疾病管理服务。运动管理服务落地实施的流程如图7-2所示。对应到运动指导的服务流程包括：

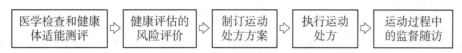

图7-2　运动管理服务落地实施流程

（1）进行医学检查和健康体适能测评。根据不同的人群特征，对不同的个体采用不同的评估手段。

（2）健康评估的风险评价。了解个体的健康状况和身体活动水平，对个体进行健康风险和运动风险评估；了解个体的运动喜好等个性化内容。

（3）制定运动处方。为个体和群体提供运动管理服务，对已患有疾病的个体，选择针对疾病危险因素或者是特定疾病的运动管理服务。

（4）执行运动处方。根据人群的年龄、从事运动的条件或环境、疾病状况等，选择采用现场指导、远程指导、直播等不同方式执行运动处方。

（5）运动过程中进行监督随访。包括定期随访、根据个体的运动状况随时调整运动方案、效果评估等方面。

## （三）服务工具方面

在服务工具方面，可借助智能化运动管理工具来辅助进行运动指导。智能化的运动管理工具在信息采集、会员管理及功能评定、自动化生成运动处方、运动处方实施中的监控和处方调整、运动服务管理等个性化服务方面发挥着非常重要的作用。

运动管理服务的工具结构如图7-3所示。

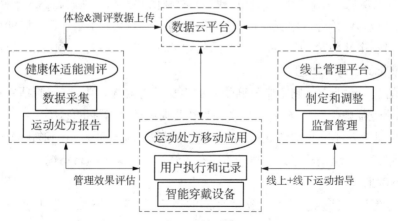

图7-3　运动管理服务工具结构

## 二、人群

### （一）妇女和幼儿运动指导

#### 1. 妇女

女性一生中会经历几个特殊的时期,包括孕期、产后、哺乳期、更年期等,在各个时期都有不同的生理特点。因此,对于女性来说,在提供运动指导时,应重点关注这几个时期。

（1）健康体适能测评。无论对于哪个时期的女性,在开始一项运动管理前,锻炼者在提供近期医学检查结果的基础上先进行健康体适能测评有助于开具更安全和针对性的运动处方。对于不同时期的女性,测试的项目有所不同,例如更年期可增加骨密度的测试等。

（2）特殊指导。对于女性特殊时期的运动管理,应由接受过相关培训、有相关资质的人员进行运动处方的开具和指导。在运动指导的过程中,结合女性不同时期的实际需求设计运动方案,例如,对于瘦弱的女性应加强心肺耐力和肌肉力量的练习;而产后的女性,可以加强盆底肌和形体练习等。在运动管理方式方面,可以根据实际情况,采用现场指导和远程运动指导相结合的方式来进行。

（3）监测。为了更好地实现运动效果、增加运动的安全性以及运动的持续性,可以采用心率表等工具进行运动强度监控;采用管理工具实时了解运动的进度,及时给予鼓励和支持。

#### 2. 幼儿

幼儿主要是指3～6岁的学龄前儿童。这部分人群不具备自主执行运动管理的能力,因此,可依托于家长、看护人员、幼儿教师或专业机构来开展运动管理服务。

（1）可以按照国家规定的幼儿体质监测项目(国民体质测定标准手册中幼儿部分)进行测评。

（2）对幼儿测试结果进行汇总分析,找出其存在的共性和个性问题。对于共性问题,看护人员或幼儿教师可结合可用资源,以幼儿操或幼儿游戏为主,有意识开展针对性的运动健康管理。对于个性问题,可以对存在相同问题的幼儿进行分组干预,此时应注意与家长沟通,取得家长的支持和协助。

（3）对幼儿运动处方的制定应遵循幼儿的生长发育规律。为此,应聘请专业的服务团队或对幼儿园教师进行专业培训,使之具备为幼儿提供运动指导的能力。

（4）在专业人员不充足的情况下,可由家长帮助幼儿完成居家运动形式的开展。

（5）采用管理系统或其他方式随时监控和了解运动方案的执行情况。

#### 3. 中小学生

中小学生是一个特殊群体。根据教育部的规定,学校每年要对学生进行体质测试工作。通过学生体质测试,可以掌握中小学生的体质状况,为他们制定个性化的运动处方。

同时,中小学生设有体育课、课间操和课外活动,这为团队运动提供了有利条件,可以利用该优势,设计针对中小学生的运动指导。

(1) 结合医学检查结果对学生的体质水平进行综合评估。除了学生体质测试的规定测试项目外,有条件的学校,还可以引进生长发育水平测评内容,如骨龄测试、脊柱形态测试等,从体质和生长发育的角度更全面地评估学生的体质健康状况,获得更有针对性的运动指导。

(2) 对学生体质测试结果进行汇总分析,找出学生存在的共性和个性问题。对于共性问题,体育教师可结合学校的资源,在体育课、课间操或课外活动中有意识增加有助于改善共性问题的课程内容或运动方案,使体育课更有针对性。对于个性问题,可以对存在相同问题的学生利用课外活动时间进行分组干预。

(3) 对中小学生运动处方的制定应遵循中小学生的生长发育规律。可聘请专业的服务团队、专业人员,或对本校体育教师进行专业培训,使之具备为中小学生进行运动指导的能力。

(4) 在运动指导专业人员不足的情况下,也可采用居家远程指导和学校现场指导相结合的方式,借助智能化运动管理工具进行干预。

(5) 监控运动处方的执行情况。有条件的学校,可采用心率表等工具进行运动强度监控,也可通过询问学生的主观感觉和观察运动表现来进行运动强度的监控。

(6) 有条件的学校,可建设运动健康管理平台,帮助随时了解学生的体质和运动进展情况,以便随时发现问题、解决问题。

## (二) 职业人群

在工作场所可通过以下方式为职业人群提供个性化运动指导。

### 1. 企业内部建设"员工健康之家"

(1) 企业内部可专门规划测评和运动场地,一般建议至少需要 30 平方米的测评区域和至少 30 平方米的运动区域,引入测评、运动和运动监控设备等。

(2) 结合医学检查结果,对员工进行健康体适能测评。根据测评结果,对企业员工进行分组,针对不同的分组采用不同的运动处方,例如可分为减重组、提高心肺耐力组、增肌组、改善形体组等。

(3) 招聘或培养有资质的运动指导专业人员,为员工提供预防、保健、康复、健康教育为一体的运动健康管理服务。

(4) 根据企业的实际情况,运动管理可灵活采用现场运动指导或远程运动指导相结合的方式。

(5) 为了更好地实现运动效果、增加运动的安全性以及运动的持续性,可以采用心率表等工具进行运动强度监控。

### 2. 企业将运动健康管理服务外包给专业健康管理机构

由企业人力资源部门或企业工会对接专业的运动健康管理机构为企业员工提供健康管理,包括上门服务和企业员工到健康管理机构享受服务。

3. 企业内部普及工间操

针对部分中小企业,可在工作日每天上午和下午各进行 15～20 分钟的工间操,亦可满足每周 150 分钟有氧运动和每周 2 次抗阻运动的要求。

### (三) 老年人群

老年人是慢性疾病的高发群体,且老年人的生理机能相对于年轻时有较大幅度的衰退,同时学习能力也有所下降,这些都是为老年人提供运动管理时需要考虑的因素。

(1) 重视对老年人尤其是有慢性疾病的老年人的医学检查结果和运动能力,从而评价老年人的运动风险和增加老年人在运动中的安全性。在进行上述评价的基础上进行运动前的健康体适能测评,可以使用健康体适能测评设备,也可以使用简易的测评方式。值得注意的是,为老年人实施健康体适能测评的人员应当具备一定的医学知识,以识别老年人在测评过程中可能出现的健康问题,增加测试的安全性,然后根据个体的情况,制定个性化的运动处方。

(2) 引进或培养有资质的运动处方师/运动指导师实施运动管理。由于老年人可能伴有慢性疾病,因而为老年人开具运动处方的运动处方师应具有一定的医学知识,运动指导师亦应当具备运动相关心血管事件的常识,以及时发现运动过程中的异常表现。

(3) 根据老年人的身体状况制订运动方案,并灵活采用的运动指导方式。对于身体健康的老年人,可以采用现场运动指导和远程居家运动指导相结合的方式;对于身体健康但无法执行远程居家运动指导的老年人,可采用现场指导的方式等;对于有慢性疾病的老年人,可以采取更高的医务监督水平,例如糖尿病患者在运动前后应测量血糖、高血压患者在运动前后应测量血压等。

(4) 要重视对老年人运动过程中运动强度的实时监控。尤其是对于有慢性疾病的老年人,可以采用心率表等智能可穿戴式监控设备随时监控老年人在运动中的反应以保证安全。

(5) 建立良好的转诊机制。

## 三、建立体医融合的疾病管理和健康服务模式

### (一) 医院健康服务

1. 医院内部

医院心内科、呼吸内科、内分泌科、消化内科、神经内科、肿瘤科、老年科、健康管理中心等可以开设运动处方门诊,对冠心病、脑卒中、高血压、慢阻肺、糖尿病、脂肪肝、癌症等病人和疾病风险人群,在充分评估患者健康状态和运动风险的基础上,开具个体化的运动处方,结合科学运动和临床治疗,达到患者缓解症状、提升健康体适能、不增减或减少用药、延缓疾病等效果。基于体力活动水平的运动风险评估内容与流程如图 7-4 所示。

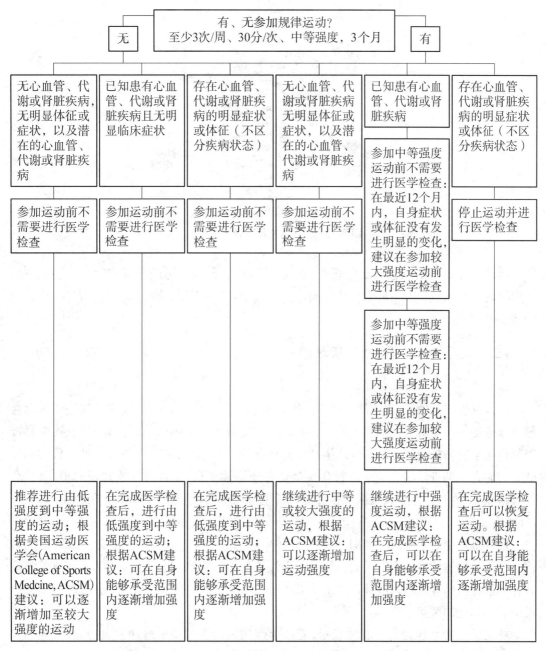

图7-4　基于体力活动水平的运动风险评估内容与流程

**2. 运动处方门诊**

应配备包括心肺耐力测试等的健康体适能测评设备(见图7-5)和运动处方软件系统,对不同病种的医学检查指标、运动风险指标、体适能指标和运动处方的执行进行综合评测和监控。运动处方门诊应当配备1名运动处方医师和至少1名运动指导师,运动指导师可以是护士、物理治疗师、康复技师,也可以是经过运动处方培训的健身教练。

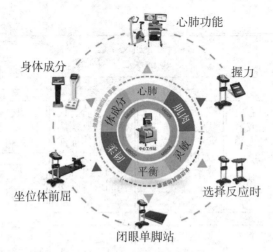

**图7-5　健康体适能测评设备示例**

　　运动处方的制定应包括健康筛查、运动风险评估、健康体适能测试和制定运动处方四个步骤,在明确健康筛查、健康体适能测评的基础上,针对不同病种开具安全、有效、个体化的运动处方。

## (二)社区健康小屋/社区康复中心

### 1.功能

　　社区卫生服务中心(站)、居委会或社区健身、养老、健康管理服务机构是基层体医融合健身服务的主要场所。社区卫生服务中心(站)应配备基本的健康体适能评测设备,全科或康复科医生应当接受过运动医学或运动康复培训,有进行运动风险评估和开具基础的运动处方的能力。健身设施和场地应符合安全性和经济性要求,由具备专业知识的护士、社会体育指导员、健身指导员或社区工作者对患者进行运动指导、提供必要监护的运动干预。

### 2.服务

　　社区康复中心主要服务本社区卫生服务中心(站)的患者,也可以接受上级医院的转诊。在社区锻炼的患者主要是病情稳定的慢性非传染性疾病(如糖尿病、癌症、心血管疾病和呼吸系统疾病等)患者,经评测没有运动禁忌证、运动风险可控的患者,超出该范围的患者应转到相应的医院就诊。

　　社区康复中心也可以为骨质疏松、肥胖等疾病风险人群提供运动健康指导,或为老年人提供认知训练、防摔倒等预防性训练。对本社区病情轻微且稳定的患者或者疾病风险人群,还可以借助微信平台等给予居家运动指导及健康咨询服务。社区康复中心服务流程如图7-6所示。

## (三)泛医疗服务机构:医学健身中心

### 1.医学健身

　　医学健身是一种新兴的体医融合服务。传统的健身服务以增肌、减脂、塑形为重点,而

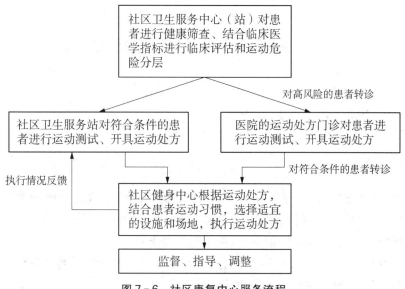

图7-6 社区康复中心服务流程

医学健身中心执行医生开具的运动处方,重点加强与身体活动不足相关的肥胖、心脑血管疾病、肿瘤等非传染性慢性病的治疗和康复,将运动、膳食和生活方式管理融入持续的管理中,达到提升健康、降低慢性疾病发病率及严重程度的效果。医学健身中心将患者在院内、院外的诊断、治疗、康复和预防全过程联系起来,帮助医疗系统从治病为中心转变为以患者健康为中心。美国心脏病人术后运动康复的过程如图7-7所示。

| 第一阶段 在医院心外(内)科进行心脏手术(对患者进行心肺耐力测试,术后转到院内医学健身中心) | 第二阶段 在院内医学健身中心进行6~8周运动康复,恢复到生活自理水平;费用由保险公司支付,每月220~300美元 | 第三阶段 转入社区健身中心,继续锻炼6~12个月,恢复到正常生活水平;费用由患者自己支付,每月90~120美元 | 第四阶段 回家自我管理,医院会定期回访,提醒他们运动、健康饮食,出现问题再返回中心继续锻炼 |
|---|---|---|---|

图7-7 从医联体到健联体:以美国心脏病人术后运动康复为例

2. 医学健身指导师、康复师

这些应当经过运动医学培训(ACSM/ACE 的 CPT、EP、CEP[①] 等认证),场地和设备要符合安全性要求,运动处方的执行要遵循流程和规范,对风险要有防范和应急预案。医学健身中心的设立主体可以是医院、社区、养老、健身和健康管理机构,根据不同的疾病和运动风险进行分层、分级和双向转诊。基层的医学健身知识普及和健身指导可以与社区公共卫生服务结合,医院和商业医学健身服务可以由医疗保险和特定的商业健康保险来支付。

---

① CPT 为 Certified Personal Trainer 的缩写,即我们通常所说的私人教练;EP 指 Certified Exercise Physiologist,即运动生理师;CEP 指 Certified Clinical Exercise Physiologist,即临床运动生理师。

# 第四节　评价与指标

## 一、按照内容构建评价的指标体系

### （一）妇女和幼儿

对于妇女可以分为两个年龄段：50岁以下主要以健康体适能的评价体系为主；大于（等于）50岁者的评价体系应包括健康体适能和常见四大慢性疾病的发病率。

幼儿的评价体系以健康体适能为主，主要指标如下：

BMI：衡量幼儿的胖瘦程度，通过数据对比让家长了解孩子体重是否达标。

10米折返跑：反映幼儿的身体灵敏性。

立定跳远：反映幼儿下肢肌肉的力量。

网球投掷：反映幼儿上肢和腰腹的肌肉力量。

双脚连续跳：反映幼儿协调能力。

坐位体前屈：反映幼儿躯干的柔韧性。

走平衡木：反映幼儿动态平衡能力。

### （二）中小学生

中小学生体质健康评价问题，指标及标准参见《国家学生体质健康标准（2014年修订）》。

### （三）职业人群

职业人群评价体系应包括健康体适能和常见四大慢性疾病的发病率。

### （四）老年人群

老年人群评价体系应包括健康体适能和常见四大慢性疾病的发病率，另外特别强调平衡能力的测量与评价。

## 二、建立体医融合的疾病管理和健康服务模式评价体系与指标

体医融合的疾病管理和健康服务模式，发挥运动干预在全人群健康促进、多级别疾病预防、多病种治疗康复等方面的重要作用。

### （一）医院运动处方门诊/运动康复中心的评价体系及指标

运动处方门诊将运动医学与公共卫生领域的临床实践结合起来，将运动干预纳入疾病

治疗、康复、预防的全过程,实现医疗机构从以治病为中心向以健康为中心转变。

（1）评价体系：建立体医融合的疾病管理和健康服务,为不同人群提供针对性的运动健身方案或运动指导服务。

（2）细分指标：医务人员运动处方科普知识普及率,家庭医生、全科医生、社区医生及重点临床科室的运动处方培训比例,各级医院运动处方门诊开设情况,重点人群、重点病种运动处方案例库建设情况,运动处方门诊相关流程、标准、规范、指南制定和实施情况。

（3）参考指标：糖尿病患者规范管理率,癌症患者的 5 年生存率,因心血管疾病、癌症、慢性呼吸系统疾病和糖尿病导致的过早死亡率等。

### （二）社区康复中心的评价体系及指标

社区医学健身中心是为社区人群提供终生运动干预和长期生活方式管理的伙伴,也是初级卫生保健工作者对疾病风险进行早期预警和预防的伙伴。

（1）评价体系：提高常运动人口比例和国民体质测定达标率。

（2）细分指标：运动健康科普知识普及率、运动环境和健身设施普及率、社区运动指导人员培训情况、经常参加体育锻炼的人口比率、达到中等运动强度要求的人口比例、社区人群的健康体适能指标,包括心肺耐力、身体成分、肌肉力量、柔韧性、平衡能力、反应时等体适能水平等(老年人要重点注意与防跌倒、肌少症相关的平衡能力、肌肉力量等)。

（3）参考指标：居民健康体重指数在正常范围内比例、成人肥胖增长率、与身体活动不足相关的慢性疾病发病率和造成的个人医疗负担比例等。

### （三）医学健身中心的评价体系及指标

医学健身中心实现了从医联体到健联体的无缝衔接,将运动处方等生活方式干预与疾病护理结合起来,达到提升患者康复效果和促进健康的作用。

（1）评价体系：加强身体活动不足导致心脑血管病、内分泌、癌症等非传染性慢性病的治疗和康复。

（2）细分指标：运动环境安全性、运动设施完备性、运动干预过程中的医学和运动指标、运动风险监控和应急预案情况、健身教练培训和资质情况、服务流程规范性等。

（3）参考指标：糖尿病患者规范管理率,癌症患者的 5 年生存率,因心血管疾病、癌症、慢性呼吸系统疾病和糖尿病导致的过早死亡率等。

## 第五节　展望与趋势

### 一、"运动是良医"项目

2007 年,美国运动医学会和美国医学会正式向全球推出"运动是良医"(exercise is

medicine，EIM)项目，作为一项解决全球公共卫生问题的健康促进行动，在 50 多个国家和地区得到响应和推广。中国于 2012 年 6 月正式加入该项目，并于 2015 年引入"运动是良医健康校园行动"(EIM-OC)，超过 200 多所大学成为项目成员。"运动是良医"主张将身体活动作为基本生命体征纳入医生问诊系统，将运动处方纳入慢性疾病的治疗方案，并提倡临床医生和健康管理人员积极参与人群预防性卫生服务，促进人群身体活动水平的提高，倡导积极健康的生活方式。

"运动是良医"注重推进运动科学在公共卫生领域中的循证实践，主要包括以下三方面的工作：

(1) 科学证据的搜集与更新，包括生理学、流行病学、行为学的证据，为运动与健康的关系提供科学依据和趋势分析。

(2) 应用，探索通过医生、健身专业人员及其他卫生保健服务人员将科学证据和政策应用于日常实践的实践模式。

(3) 政策制定，通过法律或非法律性政策的形式将运动科学研究的证据应用到公共卫生实践中，促进 EIM 的全球化。

## 二、国外的医学健身中心

随着医疗保健系统压力的增加和慢性病、癌症发病率的持续攀升，许多国家的医院、健康管理/健身机构认识到，在医疗实践中不可否认运动干预对疾病预防和治疗的益处，未来的趋势在于将运动、营养和生活方式管理融入医疗和护理服务，以提升患者的整体健康状况。

根据美国医学健身协会(medical fitness association，MFA)的定义，医学健身中心是具有专业的医疗指导、有效果的和有问责机制的健身机构，主要针对老年人群、有慢性疾病和多种健康风险的患者提供个体化的运动处方和持续的护理。美国有近 4 万家健身中心(很多能提供运动损伤、产后康复等运动指导服务)，但取得医学健身协会认证的不超过 1400 家，其中 50%是医院附属的医学健身中心。

日本《医疗法》规定，医疗机构必须设置具备资质的有氧运动健身场所，为各类患者和老年人提供医疗和运动处方，发挥治疗、康复、保健和服务功能。

英国建立了"运动转诊系统"(health exercise referral systems，ERSs)，选择在符合条件的休闲中心、健身房等非临床场所，为符合低/中度风险条款的长期慢性疾病或非传染性疾病患者提供为期 12 周、既有有氧运动也有抗阻训练的临床运动干预。

## 三、美国的体适能指数

美国人体适能指数(American fitness index，AFI)于 2008 年由美国运动医学会建立，是美国大都市人群的整体健康和健身水平的定量评价体系。2019 年，AFI 调查覆盖美国人口最大的 100 城市，包括个人健身、健康、慢性疾病、环境构建、娱乐设施、学校体育课政策等

33 个指标数据,其中个人健康指标数据来源于美国疾病控制与预防中心每年更新的行为危险因素监视系统(behavioral risk factor surveillance system,BRFSS),社区/环境指标数据来源于公共土地信托基金进行的城市公园年度调查,人口数据和通勤措施数据来源于美国人口普查的美国社区调查,其他数据来源还包括美国农业农村部和美国疾病预防控制中心的学校卫生政策和计划研究(州立报告卡)。

AFI 指标选取的原则:必须与城市居民的身体活动、健康状况,或支持健康行为的城市环境/社区资源相关;由信誉良好的机构或组织收集;数据向公众开放;定期测量并及时提供;可通过社区努力予以改进。

《美国的体适能指数》与《美国人身体活动指南》等相结合,为美国城市人群健康意识的提高、健康生活方式的形成和疾病的早期预防提供了长效机制。长期数据显示,改善社区和建筑环境、提升居民身体活动水平是重要的投资,对提升人群整体健康水平的积极效果将逐步显现。美国体适能指数中各指标数据如表 7-2、表 7-3 所示。

表 7-2 美国体适能指数——个人健康指标数据表(2019 年数据来源、平均值和范围) 单位:%

| 个人健康指标 | 来源 | 百城平均值 | 最小值 | 最大值 |
| --- | --- | --- | --- | --- |
| 最近 30 天的运动百分比 | 2017 年 BRFSS(州数据)——CDC | 75.2 | 56.7 | 92.6 |
| 符合有氧活动指南的百分比 | 2017 年 BRFSS(州数据)——CDC | 51.2 | 36.6 | 65.0 |
| 符合有氧运动和力量活动准则 | 2017 年 BRFSS(州数据)——CDC | 22.0 | 13.1 | 32.9 |
| 骑车或步行上班 | 2017 年美国社区调查——美国人口普查 | 4.5 | 0.7 | 17.7 |
| 使用公共交通工具上班的百分比 | 2017 年美国社区调查——美国人口普查 | 7.1 | 0.2 | 55.8 |
| 每天消耗 2 个以上水果的百分比 | 2017 年 BRFSS(州数据)——CDC | 33.4 | 21.9 | 46.6 |
| 每天消耗 3 种蔬菜的百分比 | 2017 年 BRFSS(州数据)——CDC | 16.4 | 8.2 | 29.5 |
| 吸烟的百分比 | 2017 年 BRFSS(州数据)——CDC | 15.1 | 6.5 | 24.4 |
| 健康或非常好的百分比 | 2017 年 BRFSS(州数据)——CDC | 50.5 | 23.5 | 71.4 |
| 过去 1 月内身体健康状况不佳的百分比 | 2017 年 BRFSS(州数据)——CDC | 34.8 | 24.8 | 44.4 |
| 过去 1 月内心理健康状况不佳的百分比 | 2017 年 BRFSS(州数据)——CDC | 36.4 | 27.1 | 48.9 |
| 肥胖百分比 | 2017 年 BRFSS(州数据)——CDC | 28.7 | 16.3 | 44.9 |
| 哮喘百分比 | 2017 年 BRFSS(州数据)——CDC | 9.1 | 3.4 | 18.5 |
| 高血压百分比 | 2017 年 BRFSS(州数据)——CDC | 30.3 | 20.2 | 41.5 |
| 患有心绞痛或冠心病的百分比 | 2017 年 BRFSS(州数据)——CDC | 3.3 | 0.0 | 7.7 |
| 中风百分比 | 2017 年 BRFSS(州数据)——CDC | 2.9 | 0.4 | 9.6 |
| 糖尿病百分比 | 2017 年 BRFSS(州数据)——CDC | 10.0 | 4.1 | 19.6 |
| 行人死亡率/100 000 居民 | 2016 年国家公路交通安全管理局 | 2.2 | 0.0 | 5.8 |

表 7‑3　美国体适能指数——社会/环境指标数据表（2019 年数据来源、平均值和范围）

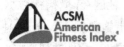

| 社会/环境指标 | 来源 | 百城平均值 | 最小值 | 最大值 |
|---|---|---|---|---|
| 空气质量指数 | 2017 年环境保护局 | 61.7 | 10.4 | 98.3 |
| 自行车评分® | 2018 步行指数 | 50.1 | 23.0 | 81.9 |
| 农贸市场/1 000 000 名居民 | 2018 年农贸市场名录——USDA | 18.5 | 0.0 | 82.1 |
| 公园/10 000 名居民 | 2017 年公共土地信托 | 4.1 | 1.3 | 11.3 |
| 距离公园不到 10 分钟的步行百分比 | 2017 年公共土地信托 | 66.4 | 26 | 100 |
| 步行评分® | 2018 步行指数 | 48.1 | 22.1 | 89.2 |
| 棒球场/10 000 名居民 | 2017 年公共土地信托 | 1.7 | 0.2 | 5.2 |
| 篮球架/10 000 名居民 | 2017 年公共土地信托 | 3.7 | 0.7 | 28.3 |
| 公园游乐场/10 000 名居民 | 2017 年公共土地信托 | 2.6 | 0.7 | 7.0 |
| 娱乐中心/20 000 名居民 | 2017 年公共土地信托 | 0.9 | 0.1 | 2.9 |
| 游泳池/100 000 名居民 | 2017 年公共土地信托 | 2.4 | 0.0 | 10.9 |
| 网球场/10 000 名居民 | 2017 年公共土地信托 | 2.0 | 0.0 | 6.9 |
| 本地完整街道政策 | 2018 全国完整街道联盟 | 1 | 0 | 2 |
| 公园支出/居民（调整后） | 2017 年公共土地信托 | $98 | $13 | $382 |
| 体育要求 | 2016 年国家形态 | 2.2 | 0 | 3 |

## 案例解析　奥美健康公司助力全民健身行动典型案例

2013 年以来，奥美健康公司先后助力北京、上海、江苏、浙江、黑龙江、安徽、河北、贵州、广西等多省（市）开展全民健身行动和探索社区体医融合疾病管理和健康服务模式，其中安徽省合肥市庐阳社区试点经验进入《新华社内参》，省政府批准 2019 年全省扩大体医融合试点推广力度。本案例简要介绍安徽省体育局"体医融合"慢病干预试点项目，探索社区体医融合疾病管理和健康服务模式。

2018 年 3 月，安徽省启动"体医融合"慢病干预试点项目，该项目由安徽省体育局、合肥市体育局、庐阳区人民政府、庐阳区教育体育局、庐阳区卫计局、安徽省体育科学技术研究所、安徽省国民体质监测中心、奥美健康研究院、合肥师范学院等相关部门协同完成。

工作主要分为启动宣传期、对象招募期、筛选测试期、实质干预期和成果总结期 5 个阶段。其中，在干预阶段，对干预对象进行问卷调查、医学检查指标确定、健康体适能评估（心肺耐力、身体成分、握力、坐位体前屈、闭眼单脚站立、选择反应时）、运动指导方案制订、运动风险防控、干预过程管理、风险防控方案等都做了规范性要求，同时采用远程运动指导和现场运动指导相结合的形式，以最大程度增加了干预对象的安全性和干预方案的顺利进行。现将实施方案简要介绍如下：

（1）线下干预：充分利用庐阳区所辖区内的体育资源，以组织线下的专业训练。初步集中锻炼干预点为：每小组每周2次，利用微信群或奥美微动App召集，在庐阳区预设的集中干预点，由工作人员和经过体医结合专项系统培训的社会体育指导员、医生组成的教练组进行集中训练，规范动作，确保运动强度和运动量达标，以保证干预效果。

（2）线上干预：给每位干预对象统一配发专业的智能穿戴设备和医学检测设备，由干预者自行日常进行锻炼。通过智能穿戴设备提供运动及运动强度实时监测。干预对象还可每日通过手机App进行打卡和互动，并讨论线下活动和集训；每月一次根据干预对象的处方打卡情况以及线下集训的状态，结合相关检测，由后台专家组根据干预对象的阶段检测指标，调整个体处方的执行细节；运动处方执行情况由App线上判定，未完成可进行监督。在整个干预周期内，很多干预对象在服用药物，工作组医生会根据情况适时对药物服用情况进行调整，以使干预对象能够安全地进行正常的体育锻炼活动。

经过9个月的干预管理，在慢病防治方面取得良好效果。数据分析发现，高血压人群的收缩压和舒张压明显降低，平均降低11.31毫米汞柱和4.62毫米汞柱；糖尿病人群的空腹血糖水平明显降低，平均降低1.48毫摩尔每升；在血清总胆固醇高、甘油三酯高和低密度脂蛋白高的干预对象中，干预前后血清总胆固醇、甘油三酯和低密度脂蛋白数值降低明显，分别平均降低0.86毫摩尔每升、1.23毫摩尔每升和0.98毫摩尔每升。

在庐阳区体医融合慢病干预试点工作中初步形成了"政府主导、体育—卫生部门协同、健康服务企业参与、专家研究"的体医融合慢病干预模式，该模式在慢病人群的组织、健康评估、运动和生活方式干预、跟踪、评价、激励等方面形成了有效的运营管理模式，为安徽省下一步如何做好体医融合和非医疗健康干预闯出了一条新路。

 **思考题**

（1）世界卫生组织身体活动推荐量的基本内涵是什么？

（2）科学健身的益处主要有哪些？

（3）体医融合促进健康的主要模式有哪些？

（王正珍　徐峻华　杨德霞）

# 第八章　实施妇幼健康促进行动

## 第一节　概念与变迁

### 一、定义和变迁

#### （一）概念

**1. 妇幼卫生**

妇幼卫生是指通过社会、家庭和个人的共同努力来保障和促进妇女和儿童健康的科学和艺术。它以妇女儿童这一特定群体为对象，以儿童各年龄阶段生长发育特点和女性生命全程生殖生理特征为理论基础，针对影响妇女儿童健康的生理、心理、社会和环境等因素，综合运用预防医学、临床医学、行为科学、心理学、管理学等多学科的知识与方法，通过卫生系统和全社会的协同参与，落实保健策略和干预措施，实现妇女儿童生存和健康权利。

**2. 妇幼保健**

妇幼保健是根据妇女和儿童一生中不同时期的生理和心理特点，针对危害妇女儿童身体健康与心理卫生的各种疾病和因素，运用预防医学、临床医学、基础医学、心理学、健康教育学、现代管理学、卫生统计学等知识和技术，对婚前和孕前、孕期、新生儿期和儿童早期各阶段分别给出妇幼健康促进建议，并提出政府和社会应采取的主要举措，对他们进行系统的健康保护和疾病防治，以保障妇女儿童身心健康，提高健康水平。

**3. 妇幼健康促进**

妇幼健康促进是指以教育、组织、法律和经济等手段，广泛协调社会各相关部门及社区、家庭和个人，使其履行各自对妇女和儿童的健康责任，共同维护和促进妇女和儿童健康的一种社会行为和社会战略。

#### （二）妇幼健康促进行动重要意义

**1. 政治意义**

妇女是人类的母亲，儿童是人类的未来，保障和增进妇女儿童的身心健康，是我国卫生事业的重要组成部分。它关系到整个中华民族人口素质的提高，关系到我国社会主义现代化建设事业的稳步推进，关系到实现中华民族伟大复兴"中国梦"的顺利实现。

第八届全国人民代表大会常务委员会第 10 次会议于 1994 年 10 月 27 日通过《中华人民共和国母婴保健法》，自 1995 年 6 月 1 日起施行。2017 年 11 月 4 日第十二届全国人民代表大会常务委员会第 30 次会议通过修改《中华人民共和国母婴保健法》。充分证明国家的重视程度。

2. 社会意义

健康是人类生存发展的基础，是社会经济、社会、文化发展的主要目标之一。妇幼健康是反映社会文明与进步的重要窗口。保护和增进妇女儿童的身心健康是社会稳定和社会经济可持续发展的主要基础和保障，是促进社会和谐的重要体现。

3. 家庭意义

家庭是国家社会的最基本单元，家庭的健康稳定是国家兴旺发达至关重要的根基。妇女和儿童是一个家庭重要的组成部分，妇女儿童的健康状况关系到整个家庭的经济水平以及家庭成员的生活质量和幸福感。

### （三）妇幼健康促进特点

1. 保健性

妇幼保健工作是针对妇女、儿童身心健康及影响因素，通过有效措施，达到预防和控制疾病，促进身心健康为目标的一项系统性工程。随着我国妇幼健康促进工作服务网络不断健全，妇幼保健事业逐步形成以妇幼保健机构为核心，以基层医疗卫生机构为基础，以大中型综合专科医院和相关科研教学机构为支撑的，具有中国特色的妇幼保健服务网络。

2. 预防性

预防性是妇幼健康促进事业的重要工作特点。通过全面落实优生优育的计划生育政策、妊娠风险筛查与评估、妇女常见病筛查和早诊断、早治疗、儿童出生缺陷性疾病的筛查等一系列预防措施，促进妇女儿童健康水平不断提升。

## 二、妇幼保健行动的变迁

### （一）国际妇幼健康促进行动

妇幼卫生历来是各国政府卫生工作的重要内容，也是国际社会普遍关注的卫生工作重点。自 20 世纪 70 年代以来，国际社会和各国政府为保障妇女儿童的健康已召开多次国际性元首级会议，颁布了一系列重要的宣言和行动纲领。这些具有里程碑意义的事件，在一定程度上推动了国际妇幼卫生的健康发展。

1. 国际妇女年及第一次世界妇女大会

1972 年，联合国大会通过决议，将 1975 年定为"国际妇女年"。首次世界妇女大会于 1975 年 6 月 19 日—7 月 2 日在墨西哥首都召开。会议通过了《关于妇女的平等地位和她们对发展与和平的贡献的墨西哥宣言》和《实现国际妇女年目标世界行动计划》。此次大会是自联合国成立以来第一次专门讨论妇女问题的世界性政府间会议。来自133个国家和地区的代表团，联合国各专门机构和有关组织的1000多名代表（其中70％是妇女）出席了会议。

2. 阿拉木图国际初级卫生保健会议

1978年，国际初级卫生保健会议在苏联哈萨克斯坦（现哈萨克斯坦共和国）首府阿拉木图召开，共有来自134个国家的代表、世界卫生组织、联合国儿童基金会建立正式联系的专门机构及非政府组织的67名代表参加这次会议。大会制定了8项初级保健任务，并将妇女保健和计划生育纳入其中，以号召国家及国际社会采取有效行动，在世界范围内特别是在发展中国家开展和贯彻执行初级卫生保健。

3. 联合国千年发展目标

联合国千年发展目标缘于2000年9月5日第55届联合国大会举行的千年峰会（Millennium Summit）。

该目标由以下8大内容组成：①消灭极端贫穷和饥饿（MDG1），②实现普及初等教育（MDG2），③促进两性平等并赋予妇女权利（MDG3），④降低儿童死亡率（MDG4），⑤改善孕产妇健康（MDG5），⑥控制艾滋病毒/艾滋病、疟疾以及其他疾病（MDG6），⑦确保环境的可持续能力（MDG7），⑧全球合作促进发展（MDG8）。这些目标的实现，对改善妇女儿童健康具有促进和支持作用。

4. 促进妇女儿童健康全球战略

2010年9月22日，联合国及其合作伙伴在纽约共同发布了《妇女和儿童健康全球战略》，旨在大力推动和改善妇女儿童健康行动，降低孕产妇和5岁以下儿童死亡率。实现相关千年发展目标全球战略目前已经得到了400多亿美元的资金承诺，用于今后5年改善全球卫生保健服务。

## （二）我国妇幼健康促进行动变迁

1. 1949—1979年改善妇女儿童的生存状况

新中国成立伊始，百废待兴，妇幼卫生状况差、接生方法落后，孕产妇死亡率高达1500/10万，婴儿死亡率高达200‰，其中新生儿破伤风是婴儿死亡的第一位原因。1950年，国家卫生部在北京建立中央妇幼保健实验院。同年，召开了第一次全国妇幼卫生座谈会，确定了当时妇幼卫生工作的基本任务是：推广新法接生，团结、改造旧产婆，培训新法接生员，减少产热和新生儿破伤风发病和死亡。

1953年制定《妇幼卫生第一个五年计划草案》，随后发布了《关于发动秋季种痘运动的指示》《种痘暂行办法》以及《妇幼保健组织试行简则》等，很快在全国范围内开展婴幼儿普种痘苗运动。宣传新育儿法包括婴幼儿喂养方法及各种卫生习惯的养成等，并研制和推广代乳品配方，有力改善了婴幼儿的喂养问题。

1974年，卫生部妇幼司组织了多项全国大合作的研究项目，探讨农村儿童保健的组织形式、内容和方法，从科研着手有力推动了全国各地农村儿童保健工作的开展。通过新法接生、预防接种、育儿宣教、妇幼卫生机构的成立等措施，极大地改变了儿童高死亡率和营养不良状况。

**2. 1980—1989 年加强妇女儿童的健康保护**

此时明显加强了对于儿童的健康保护工作。1980 年卫生部颁布《妇幼卫生工作条例（试行草案）》，全国各地妇幼卫生工作及保健机构专业队伍建设逐渐加强，业务内容逐步扩大。1982 年制定《县妇幼卫生机构的建设与管理方案》，对妇幼卫生机构的职责范围、业务技术要求、服务方向、基本工作方法、组织机构、人员编制、房屋建设及各种规章制度等都作了具体规定。

1986 年提出了中国妇幼卫生工作方针，颁发《妇幼卫生工作条例》，明确妇幼保健院要以"预防保健为中心，指导基层为重点，保健与临床相结合"。1986 年，卫生部颁发了《城乡儿童保健工作要求》》，儿童保健系统管理工作稳步纵深发展。1989 年建立了妇女保健和儿童保健两个学会，有力地推动了学科的发展。

**3. 1990 年以来促进妇女儿童的全面发展**

1990 年以来，"母亲安全""儿童优先"成为全球性的道德观念和维护人类健康和发展的行动准则。建立了以我国《宪法》为根据，以《妇女权益保障法》为主体，包括国家法律、行政法规和地方性法规在内的一整套保障妇女权益和促进妇女发展的法律体系，健全了与之相应的保障妇女权益的组织机构，有效地推动了妇幼事业的发展。1990 年，世界儿童问题首脑会议通过了《儿童生存保护和发展世界宣言》和《执行九十年代儿童生存、保护和发展世界宣言行动计划》；1991 年 3 月，中国国务院总理代表中国政府签署了上述两个文件，做出了庄严的承诺。继续推动免疫规划，儿童计划免疫接种率以县为单位已达到 90% 以上，实现了无脊髓灰质炎的目标。1992 年，制定了《儿童弱视防治技术服务规范》《儿童口腔保健技术服务规范》，第一个《中国儿童发展纲要》颁布。1994 年，卫生部和国家教委联合颁发了《托儿所幼儿园卫生保健管理办法》，显著提高了集体儿童的保健工作质量。

1995 年，中国颁布《母婴保健法》和《中国妇女发展纲要》。2011 年教育部在本科招生目录中，将"妇幼卫生"再次列入特设专业，妇幼保健的教材不断更新，学科不断发展。近年来，不断加强与国际交流，不断奏响中国妇幼保健的最强音，妇幼保健工作已迈入新的发展阶段。

**4. 2016 年实施健康中国 2030 年战略至今**

2016 年健康中国提升为国家战略，政府重视妇幼健康工作，妇幼健康由"保生存"向"促发展"转变。习近平总书记在 2016 年全国卫生与健康大会上强调，要关注和重视重点人群健康，保障妇幼健康。妇幼健康工作努力顺应时代要求和人民期盼，在全力保障母婴安全基础上，加强政策和服务资源整合，积极推进妇幼健康全程服务，加强儿童早期发展，创新出生缺陷综合防治，深度参与妇幼健康全球治理，推动妇幼健康事业进入新时代。

2015 年，中国女性平均寿命为 79.4 岁，比 1990 年延长了 8.9 岁。孕产妇死亡率稳步下降，1990 年全国孕产妇死亡率为 88.8/10 万，2018 年下降至 18.3/10 万，较 1990 年下降了 79.4%。城乡差距明显缩小、地区差距持续缩小，产科出血导致的孕产妇死亡大幅减少。联合国千年发展目标要求到 2015 年，孕产妇死亡率要在 1990 年水平基础上下降 3/4，中国于 2014 年提前实现，是全球为数不多实现这一目标的国家之一。儿童死亡率明显下降，儿童生长发育状况不断改善,出生缺陷防治成效明显,妇幼健康服务持续改善。生殖保健水平不断提高。

70年来,中国在保障妇幼健康方面付出了巨大努力,中国妇女儿童的生存权、健康权和发展权得到了充分保障,为促进经济社会可持续发展作出了重要贡献。

## 第二节　内容与特点

### 一、妇幼健康促进行动主要内容

#### (一) 孕产期健康促进

**1. 孕产期保健**

这是指各级各类医疗保健机构为准备妊娠至产后42天的妇女及胎婴儿提供全程系列的医疗保健服务。孕产期是母亲孕育新生命至关重要的时期,在这一时期为孕产妇提供健康保健妇幼有助于孕产期身心健康的保持,同时也是新生儿有效存活的重要基础。

**2. 孕产期保健内容**

(1) 妊娠保健。妊娠保健的基本内容是做好预防和促进工作,包括母婴疾病阻断以及妊娠并发症的管理。

① 妊娠早期保健。妊娠早期保健是指妊娠12周之前的时期,其保健要点包括:及早确诊;胚胎免受各种有毒有害因素影响;及早进行第一次产前检查;警惕异位妊娠,正确处理自然流产;关注心理保健。

主要措施:继续补充叶酸至妊娠12周;避免接触有毒有害物质,如放射线、高温、苯、铅、汞、砷等;慎用药物,避免使用可能影响胎儿正常发育的药物;必要时可接种破伤风或流感疫苗;改变不良生活方式及习惯,避免高强度的工作、高噪声环境;保持心理健康,减轻精神压力,避免家庭暴力。

② 妊娠中期保健。妊娠中期是指13~27周阶段。在妊娠20~27周间应每4周进行1次产前检查,高危孕妇酌情增加产前检查次数。

常规保健:分析首次产前检查结果;询问有无阴道出血及饮食、运动情况;测量血压、BMI,评估孕妇体重增长是否合理;测量宫高和腹围,评估胎儿增长是否合理;测定胎心率。

③ 妊娠晚期保健。妊娠晚期是孕28周以后的阶段。在36周前进行1次产前检查,妊娠37周以后每周检查1次,高危孕妇酌情增加产前检查次数。

常规保健:根据孕周询问胎动、阴道出血、宫缩、皮肤瘙痒、饮食、运动及分娩前准备情况;身体检查及胎位检查;宫颈检查及Bishop评分(妊娠37~41周)。

(2) 分娩保健。分娩保健的基本内容包括:从临产一开始到产后24小时的健康促进和预防性保健,产后母亲与新生儿的基本保健,早期识别和管理并发症,母婴传播疾病的阻断与保健。

① 产前评估：

孕妇情况评估：全面了解孕妇产科病史、既往史和整个孕期情况。进行全面体格检查，确定需要进一步完善的辅助检查。

胎儿情况评估：确定胎龄，避免医源性早产；评价胎儿生长，了解胎儿发育情况，估测胎儿体重；胎动计数；胎心监测；胎儿生物物理监测，评估胎儿宫内缺氧和胎儿酸中毒情况。

② 产前健康教育。加强和完善产前健康教育的规范化、制度化。提高全民对分娩的正确认识，争取家属的支持，促进阴道分娩。开展导乐分娩和分娩镇痛等人性化服务，减轻产妇恐惧和疼痛，树立阴道分娩的信心，提高阴道分娩率。

③ 产时保健指导：

预防产时危重症的发生：早期识别、诊断、处理阐释危重症，严密观察产程进展，正确绘制产程图，及时发现产程异常并处理。

预防产后出血：有产后出血高危因素者，积极做好防止产后出血准备。

（3）产后保健。产后保健的服务内容包括：产后 24 小时到 6 周内最基本的促进和预防性保健，早期识别和管理并发症，计划生育，对 HIV 阳性母亲的照护和咨询以及支持母乳喂养。

① 心理保健：了解产妇存在的心理问题，有针对性地解释，使产妇情绪安定，消除心理障碍。

② 饮食起居：提供营养丰富的食物，补充铁、叶酸至产后 3 个月。保持室内安静、清洁、空气流通。保持身体清洁，尤其注意外阴清洁，注意休息，至少 3 周以后才能进行全部家务活动。

③ 适当活动：经阴道分娩的产妇 6～12 小时即可起床轻微活动；于产后第 2 日可在室内随意走动。会阴侧切或行剖宫产的产妇可适当推迟活动时间，待拆线后伤口不感疼痛时应做产后健身操。

④ 计划生育指导：若已恢复性生活，应采取避孕措施；哺乳者以工具避孕为宜，不哺乳者可选择药物避孕。

⑤ 母乳喂养：母婴同室，做到早接触、早吸吮。产后半小时内开始哺乳。若为剖宫产儿，娩出后应与母亲皮肤接触不少于 30 分钟。按需哺乳，哺乳的时间及频率取决于新生儿的需要。

总体而言，孕产期保健特点有三：第一，保健对象为母亲和胎儿，并根据孕产期的不同阶段侧重点有所不同；第二，时间上具有鲜明的阶段性，并按照孕产期不同的阶段提供相应的保健服务；第三，内容上为孕妇和儿童提供整个孕产期间生理、心理以及社会的较为全面的健康促进服务。

## （二）围绝经期健康促进

### 1. 围绝经期概念

这是指妇女 40 岁以后从出现与绝经有关的内分泌、生物学改变和临床特征起至最后一次月经 12 个月以内的时期。其相关概念还有以绝经为标志分为绝经前期和绝经后期,前者指最后月经前的整个生育阶段,后者指从最后月经直至生命终止的阶段。

2. 围绝经期健康促进内容

(1)加强绝经相关知识的健康教育宣传。正确认识绝经是自然事件,根据绝经期生理、心理及社会适应特点,合理安排生活,戒烟戒酒,培养良好的饮食习惯;坚持适当运动,维持合理体重,保证充足睡眠;注意心理平衡及情绪管理,培养健康的娱乐爱好及人际交往;保持个人卫生,提高妇女自我保健意识和能力。

(2)围绝经期妇女营养保健措施。随着基础代谢率的逐渐下降,围绝经期女性能量供应要以碳水化合物为主,主食中增加五谷杂粮比例,多选择鱼类、奶类、豆类及豆制品等优质蛋白,避免食用动物性蛋白质,多用食物油烹调;多食用蔬菜水果,重视钙的摄入,以减缓骨质疏松症的发生。

(3)定期进行体格检查。妇女体格检查包括全身及生殖系统疾病检查,感觉器官结构与功能、心血管疾病、糖尿病及骨质疏松等慢性疾病,乳腺癌、妇女生殖系统三大恶性肿瘤(宫颈癌、子宫内膜癌及卵巢癌)等筛查,做到早发现、早诊断及早治疗。

(4)激素补充治疗。这是缓解围绝经期相关症状的有效方法,必要时可采用,有助于顺利渡过围绝经期,提高生活质量。

3. 围绝经期健康促进特点

围绝经期是每个妇女都会经历的生理阶段,其健康促进的特点主要在于宣传和普及健康的生活方式、鼓励自我情绪的调控以及督促定期体格检查。最关键的是,让围绝经期妇女学会接受自己正在走向衰老的事实,并帮助她们顺利地渡过这段生命的过渡期。

# 二、儿童健康促进内容及特点

## (一) 重大出生缺陷预防与干预

1. 重大出生缺陷(神经管缺陷、先天愚型)

(1)出生缺陷:也称先天性异常,是指出生前在发育过程中发生的结构或功能异常。有些异常可在出生时出现,有些在出生后一段时间才被发现,包括先天畸形、先天代谢疾病、染色体异常、先天性宫内感染所致的异常以及先天发育残疾如盲、聋、智力障碍等。

(2)神经管畸形:又称神经管缺陷,是一类神经管形成缺陷导致的严重先天畸形,由胚胎发育早期神经管不闭合或闭合不全而引起,常见表型主要有无脑儿、脑膨出、颅脊柱裂、脊柱裂等。神经管畸形是造成孕妇流产、死胎的主要原因之一,也是造成婴儿死亡和患者终身残疾的主要原因之一。

(3)唐氏综合征:即 21 三体综合征,又称先天愚型或 Down 综合征,是由染色体异常(多了一条 21 号染色体)而导致的疾病。60% 患儿在胎内早期即流产,存活者有明显的智能落后、特殊面容、生长发育障碍和多发性畸形。

2. 重大出生缺陷预防

随着医学的进步和发展,绝大多数出生缺陷性疾病的病因可被查明,提示出生缺陷疾病的可预防性。目前主要通过三级预防的模式加强出生缺陷性疾病的预防。

(1)一级预防。一级预防是从源头上降低出生缺陷的有效和经济方法,让人们能够自觉、主动提高预防出生缺陷的意识,并能够自觉行动。主要内容有计划妊娠、合理有针对性地补充营养、合理用药、心理以及生活行为等方面的健康教育指导。评估高危因素和常规身体检查以及包括必查和备查在内的辅助检查。

(2)二级预防。出生缺陷二级预防是指通过孕期筛查和产前诊断,识别严重缺陷胎儿,早发现早干预,减少缺陷儿的出生。主要措施是:一整套针对致死、致残、致愚性重大先天性疾病的产前筛查和产前诊断综合防控体系,包括针对常见胎儿染色体非整倍体的母血清学筛查或无创 DNA 筛查,标准产前遗传学诊断,以及超声核磁共振等影像学技术。完成对单基因病的产前诊断,并利用影像学检查对胎儿结构异常进行筛查,防止和减少重大出生缺陷的出现,提高出生人口素质。

(3)三级预防。出生缺陷三级预防是在新生儿期,对新生儿通过特殊的血生化检查,早期发现出生缺陷儿,提早干预,避免或减少伤残,提高缺陷儿的生活质量,帮助患儿回归社会。目前广泛开展包括新生儿身体检查和遗传代谢病、听力障碍、先天性心脏病等新生儿疾病筛查。一些常见单基因遗传病如苯丙酮尿症、葡萄糖-6 磷酸脱氢酶缺乏、大多数种类的先天性心脏大血管畸形等出生缺陷,早期治疗可有效预防疾病对患儿智力的损害甚至挽救生命。

3. 重大出生缺陷预防特点

重大出生缺陷的儿童在接下来的成长过程中将始终脱离不开疾病的缠绕,其所患疾病给家庭和社会带来沉重的负担。因此,重大出生缺陷疾病的预防特点和重点在于实施早发现、早诊断、早治疗的三级防护,对孕前、孕期和产后开展串联式筛查,严格把好每一道关。

## (二) 儿童注意力缺陷

1. 儿童注意力缺陷概念

注意缺陷多种障碍(attention deficit hyperactivity disorder, ADHD),在我国称为多动症,是我国儿童和青少年中常见的一种神经行为障碍,表现为与年龄和发育水平不相称的注意力不集中和注意时间短暂、活动过度和冲动,常伴有学习困难、品行障碍和适应不良,其核心特征是注意力不集中、多动和冲动障碍。

2. 临床表现

(1)注意缺陷。表现为与年龄不相称的明显注意集中困难和注意持续时间短暂,是本症的核心症状。

(2)活动过多。表现为患者经常显得不安宁,手足小动作多,不能安静坐着,在座位上扭来扭去。

(3)行为冲动。在信息不充分的情况下快速地做出行为反应。表现冲动,做事不顾及后果、凭一时兴趣行事,为此常与同伴发生打斗或纠纷,造成不良后果。注意缺陷、活动过多和行为冲动是 ADHD 的核心症状,具有诊断价值。

（4）学习困难。因为注意障碍和多动影响了患者在课堂上的听课效果、完成作业的速度和质量，致使学业成绩差，常低于其智力所应该达到的学业成绩。

（5）神经系统发育异常。患者的精细动作、协调运动、空间位置觉等发育较差。如翻手、对指运动、系鞋带和扣纽扣都不灵便，左右分辨困难。

（6）品行障碍。品行障碍表现为攻击性行为，如辱骂、打伤同学、破坏物品、虐待他人和动物、性攻击、抢劫等，或一些不符合道德规范及社会准则的行为，如说谎、逃学、离家出走、纵火、偷盗等。

3. 儿童注意力缺陷矫正的关键技术

（1）行为干预：

① 正性强化法。也叫阳性强化法，是通过及时赞许、鼓励、奖赏 ADHD 儿童的良好行为，淡化异常行为。

② 隔离处罚法。当 ADHD 儿童作出不适宜的行为时，可使用温和的处罚方法，即暂时隔离法。

③ 消退法。在儿童表现出不良行为时，采用故意忽视和淡化的处理方法，减少正性强化的关注，达到使不良行为逐渐消失的作用。

（2）家庭和学校支持：

① 宣传。向家长和学校老师宣传和普及 ADHD 的相关知识，让他们了解到 ADHD 是儿童神经精神发育障碍，并非儿童故意行为，是一种难以自控的疾病状态。

② 了解。家长和学校老师需要了解和学习如何帮助和管理 ADHD 儿童的方法，进行个体化的行为矫正方案，改善家庭和学校老师的教育观念和策略，设置合理的期望值，家庭、老师和医生应密切配合，使 ADHD 儿童获得更多的支持，从而提高治疗的依从性。

③ 沟通。积极主动与 ADHD 儿童和家长进行沟通，疏导缓解患儿的情绪问题和社会交往问题，帮助患儿制定个体化的治疗策略，鼓励其建立自信心，促进其身心健康成长。

④ 儿童注意力缺陷健康促进的特色。开展儿童注意缺陷健康促进的目的是帮助患病儿童尽早摆脱不良习惯，建立和谐友好的人际关系，促进身心健康成长。相应地，健康促进工作在内容上以行为干预为主，药物治疗为辅；干预形式为医院、家庭和学校三方相互配合，拓宽患儿社会支持来源，从而提高治疗的依从性。

## 第三节　运作与流程

# 一、个人和家庭运作

## （一）积极准备，孕育健康新生命

### 1. 主动为先

主动了解妇幼保健和出生缺陷防治知识，充分认识怀孕和分娩是人类繁衍的正常生理过程,建议做到有计划、有准备。积极参加婚前、孕前健康检查,选择最佳的生育年龄,孕前3个月至孕后3个月补充叶酸。

**2. 预防为主**

预防感染、戒烟戒酒、避免接触有毒有害物质和放射线。

### (二)定期产检,保障母婴安全

**1. 常规保健**

发现怀孕要尽早到医疗卫生机构建档建册,进行妊娠风险筛查与评估,按照不同风险管理要求主动按时接受孕产期保健服务,掌握孕产期自我保健知识和技能。孕期至少接受5次产前检查(孕早期1次,孕中期2次,孕晚期2次),有异常情况者建议遵医嘱适当增加检查次数,首次产前检查建议做艾滋病、梅毒和乙肝检查,定期接受产前筛查。

**2. 特殊保健**

35岁以上的孕妇属于高龄孕妇。建议高龄高危孕妇及时到有资质的医疗机构接受产前诊断服务。怀孕期间,如果出现不适情况,建议立即到医疗卫生机构就诊。孕妇宜及时住院分娩,提倡自然分娩,减少非医学需要的剖宫产。孕妇要保证合理膳食,均衡营养,维持合理体重。保持积极心态、放松心情,有助于预防孕期和产后抑郁。产后3~7天和42天主动接受社区医生访视,并结合自身情况,选择合适的避孕措施。

### (三)科学养育,促进儿童健康成长

**1. 母乳喂养**

强化儿童家长为儿童健康的第一责任人的理念,提高儿童家长健康素养。母乳是婴儿理想的天然食物,孩子出生后尽早开始母乳喂养,尽量纯母乳喂养6个月,6个月后逐渐给婴儿补充富含铁的泥糊状食物,1岁以下婴儿不宜食用鲜奶。

**2. 精准保健**

了解儿童发展特点,理性看待孩子间的差异,尊重每个孩子自身的发展节奏和特点,理解并尊重孩子的情绪和需求,为儿童提供安全、有益、有趣的成长环境。避免儿童因压力过大、缺乏运动、缺乏社交等因素影响大脑发育,妨碍心理成长。发现儿童心理行为问题,不要过于紧张或过分忽视,建议及时向专业人员咨询、求助。避免儿童发生摔伤、烧烫伤、窒息、中毒、触电、溺水、动物抓咬等意外伤害。

### (四)加强保健,预防儿童疾病

做好儿童健康管理,按照免疫规划程序进行预防接种。接受苯丙酮尿症、先天性甲状腺功能减低症和听力障碍等新生儿疾病筛查和视力、听力、智力、肢体残疾及孤独症筛查等0~6岁儿童残疾筛查,筛查阳性者需主动接受随访、确诊、治疗和干预。3岁以下儿童应到乡镇卫生院或社区卫生服务中心接受8次健康检查,4~6岁儿童每年应接受一次健康

检查。

### (五)关爱女性,促进生殖健康

建议女性提高生殖健康意识和能力,主动获取青春期、生育期、更年期和老年期保健相关知识,注意经期卫生,熟悉生殖道感染、乳腺疾病和宫颈癌等妇女常见疾病的症状和预防知识。建议家属加强对特殊时期妇女的心理关怀。掌握避孕方法知情选择,知晓各种避孕方法,了解自己使用的避孕方法的注意事项。认识到促进生殖健康对个人、家庭和社会的影响,增强性道德、性健康、性安全意识,拒绝不安全性行为,避免意外妊娠、过早生育以及性相关疾病传播。

## 二、社会和政府运作

### (一)三级预防,降低重大出生缺陷疾病

坚持预防为主,防治结合的原则,以实施重大专项为抓手,以及构建网络为支撑,推进三级防治措施的落实。加强婚前、孕前、孕产期、新生儿期和儿童期保健工作,推广使用《母子健康手册》,为妇女儿童提供系统、规范的服务。

全面开展新生儿疾病筛查,加强筛查阳性病例的随访、确诊、治疗和干预,提高确诊病例治疗率,逐步扩大新生儿疾病筛查病种范围。建立新生儿及儿童致残性疾病和出生缺陷筛查、诊断、干预一体化工作机制。

### (二)大力推进儿童早期发展服务城乡均等化

健全出生缺陷防治网络,提高出生缺陷综合防治服务可及性。完善妇幼健康服务体系,实施妇幼健康和计划生育服务保障工程。以中西部和贫困地区为重点,加强妇幼保健机构基础设施建设,确保省、市、县三级均有1所标准化妇幼保健机构。

### (三)高科技助力缓解疾病筛查人力不足问题

广泛开展产前筛查,普及产前筛查适宜技术,规范应用高通量基因测序等技术,逐步实现怀孕妇女孕28周前在自愿情况下至少接受1次产前筛查。加强健康教育,提高自我防护意识,通过多种渠道宣传"两癌"(宫颈癌、乳腺癌)防控知识,同时组织和动员适龄妇女能够及时自觉接受政府提供的筛查服务。

建立多元立体"两癌"防治体系,筛查机构包括妇幼保健机构和综合医院等。以贫困地区为重点,逐步扩大农村妇女"两癌"筛查项目覆盖面,继续实施预防艾滋病、梅毒和乙肝母婴传播项目,尽快实现消除艾滋病母婴传播的目标。

# 三、妇幼健康促进行动工作流程(见图)

1. 孕产妇健康促进服务流程(见图 8-1)

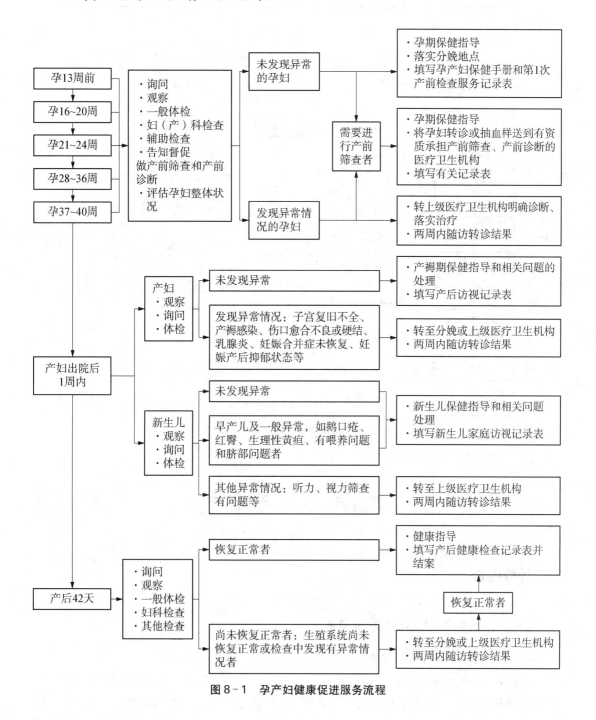

**图 8-1　孕产妇健康促进服务流程**

2. 儿童健康促进服务工作流程(见图8-2)

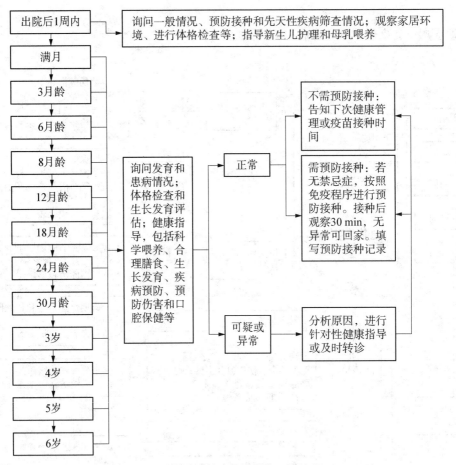

图8-2 儿童健康促进服务工作流程

# 第四节 评价与指标

## 一、评价内容

### (一)评价内容及方法(评价体系)

1. 妇女相关评价内容及方法

(1)孕产妇死亡率。孕产妇死亡率指怀孕至分娩后42天的孕产妇的死亡率。它不包括与怀孕分娩无关的意外原因的死亡。孕产妇死亡率不仅反映产科保健质量,也反映一般经济发展情况,与社区经济、文化发展状况、对产妇的医疗照顾水平及产妇健康状况等有关。

$$孕产妇死亡率 = \frac{年内产妇死亡总人数}{年内活产数} \times 100\,000/10\,万$$

（2）产前筛查率(prenatal screening rate)。产前筛查率反映同期符合筛查条件的孕妇接受产前筛查的情况，是监控各个地区产前筛查实际完成情况的重要指标，可以据此追溯各种漏筛原因。

$$产前筛查率 = \frac{符合产前筛查条件的人数}{同期符合产前筛查条件的孕妇总数} \times 100\%$$

（3）农村适龄妇女宫颈癌和乳腺癌筛查覆盖率。农村适龄妇女宫颈癌和乳腺癌（"两癌"）筛查覆盖率反映该县同期符合筛查条件的妇女接受两癌筛查情况，是监测该县对"两癌"做到早诊断、早发现、早预防、早治疗能力的重要指标。

$$农村适龄妇女"两癌"筛查率 = \frac{期内该县接受"两癌"筛查的妇女}{期间内该县妇女总数} \times 100\%$$

2. 儿童相关评价内容及方法

（1）婴儿死亡率(infant mortality rate，IMR)。婴儿死亡率是指某年每 1000 名 1 岁以内活产婴儿的死亡数。婴儿死亡率是一项重要指标，它不仅反映医疗卫生条件和婴儿健康状况，而且还反映整个居民健康水平以及营养状况等。

$$婴儿死亡率 = \frac{某年某地 1 岁以下婴儿死亡数}{同年该地区活产婴儿数} \times 1000\%$$

（2）5 岁以下儿童死亡率(under-5 mortality rate，U5MR)。这是联合国儿童基金会用来衡量健康水平和变化的重量指标，既反映婴儿死亡率，又注意到较大儿童的死亡率。5 岁以下儿童的死亡率及其下降率与国民生产总值增长率等共同使用，可表示一个国家或地区在某一时期内，不断满足人民最基本需要的进展情况。

$$5 岁以下儿童死亡率 = \frac{某年 5 岁以下儿童死亡数}{同年 5 岁以下儿童人数} \times 1000\%$$

（3）新生儿遗传代谢性疾病筛查率。新生儿遗传代谢性疾病筛查率是指出生 20 天内（含 20 天）的新生儿符合筛查条件，并接受有效筛查的人数占同期活产总数的百分比。筛查率以季度或年度为统计周期。

新生儿遗传代谢性

$$疾病筛查率 = \frac{出生 20 天内接受有效筛查婴儿数}{同期活产数} \times 100\%$$

（4）新生儿听力筛查率。新生儿听力筛查是儿童保健中针对新生儿的一项重要内容，其筛查率反映某地区新生儿符合筛查条件，并接受有效筛查的人数占同期活产总数的百分比。

$$新生儿听力筛查率 = \frac{该年该地新生儿听力筛查人数}{某年某地活产数} \times 100\%$$

## 二、结果性评价指标

### （一）"健康中国2020—2030"结果性指标

健康中国行动妇幼健康服务结果性指标如表8-1所示。

表8-1　健康中国行动妇幼健康服务结果性指标

| 指　标 | 基期水平 | 2022年目标值 | 2030年目标值 | 指标性质 |
|---|---|---|---|---|
| 婴儿死亡率/‰ | 6.8 | ≤7.5 | ≤5 | 预期性 |
| 5岁以下儿童死亡率/‰ | 9.1 | ≤9.5 | ≤6 | 预期性 |
| 孕产妇死亡率/(1/10万) | 19.6 | ≤18 | ≤12 | 预期性 |

### （二）上海市妇幼服务工作考核指标

妇幼健康服务工作考核的具体指标如表8-2所示。

表8-2　妇幼健康服务工作考核指标

| 项　目 | | 考核指标 |
|---|---|---|
| 体系建设 | 产科标准化建设/家 | 8 |
| | 市级现代化妇儿保门诊/家 | 5 |
| | 省级基层妇儿门诊规范化建设/家 | 17 |
| 妇幼重大项目 | 住院分娩补助/人次 | 3900 |
| | 乳腺癌筛查/人 | 30000 |
| | 宫颈癌筛查/人 | 30000 |
| | 妇幼优质示范工程创建 | 1 |
| 妇幼健康指标 | 孕产妇死亡率/(/10万) | ≤5/10万 |
| | 婴儿死亡率/‰ | ≤4 |
| | 出生缺陷发生率/‰ | ≤4 |
| 孕产妇保健 | 早孕建册率/% | ≥95 |
| | 产前健康管理率/% | ≥90 |
| | 产后访视率/% | ≥85 |
| | 高危孕产妇规范管理率/% | ≥95 |
| 儿童保健 | 新生儿访视率/% | ≥95 |
| | 儿童健康管理率/% | ≥90 |
| | 儿童系统管理率/% | ≥85 |
| | 体弱儿规范管理率/% | ≥80 |
| 剖宫产率 | 三级医院 | 2014年剖宫产率为50%以上、45%～50%之间的医院,分别降低3个百分点、2个百分点,已控制在45%以内的医院力争再降低1个百分点 |

（续表）

| 项　目 | | 考　核　指　标 |
|---|---|---|
| 剖宫产率 | 二级医院 | 2014 年剖宫产率在 50％以上、45％～50％、40％～44％之间的医院,分别降低 6 百分点、4 个百分点、2 个百分点,已控制在 40％以内的医院力争再降低 1 个百分点 |
| | 一级医院 | 2014 年剖宫产率在 50％以上、45％～50％、40％～44％、25％～43％之间一级医院,分别降低 9 个百分点、7 个百分点、5 个百分点、3 个百分点,已控制在 25％以内的医院力争再降低 1 个百分点 |

### （三）个人和社会倡导性指标

（1）主动学习掌握出生缺陷防治和儿童早期发展知识。

（2）主动接受婚前医学检查检查和孕前优生健康检查。

（3）倡导 0～6 个月婴儿纯母乳喂养,为 6 个月以上的婴儿适时合理添加辅食。

### （四）"健康中国 2020—2030"政府工作指标

"健康中国 2020—2030"政府工作指标如表 8 - 3 所示。

表 8 - 3　"健康中国 2020—2030"政府工作指标

| 指　标 | 基期水平 | 2022 年目标值 | 2030 年目标值 | 指标性质 |
|---|---|---|---|---|
| 产前筛查率/％ | 61.1 | ≥70 | ≥80 | 预期性 |
| 新生儿遗传代谢性疾病筛查率/％ | 97.5 | ≥98 | | 预期性 |
| 新生儿听力筛查率/％ | — | | ≥90 | 预期性 |
| 农村适龄妇女宫颈癌和乳腺癌筛查覆盖率/％ | 52.6 | ≥80 | ≥90 | 预期性 |

# 第五节　展　望　与　趋　势

## 一、妇幼健康促进的发展趋势

### （一）妇幼健康促进的总体发展趋势

从第一次世界妇女大会,到《阿拉木图宣言》,再到联合国千年发展目标,妇幼健康促进的发展随着时代的变迁其内涵不断扩充和完善。妇幼卫生事业发展不断显现出从区域性到全球性的发展态势,其发展目标也由最初的降低孕产妇死亡率和新生儿死亡率,提高妇幼生存质量,逐渐过渡到对妇女和儿童包括生理、心理和社会等全方位的健康促进。随着全球化趋势深入发展,以及摆在世界人民面前的环境问题的不断涌现,妇幼卫生事业在今后的工作不仅要强调资源分配的公平性,同时还要坚持可持续发展的理念,坚持和平、有效、开放和负责的原则,构建全球妇幼卫生事业发展利益共同体,从经济、制度、环境等各方面将妇幼健康促进工作不断向前推进。

### (二)我国妇幼健康促进的发展趋势

随着我国医疗卫生改革的不断深入,妇幼卫生事业不断向前发展,妇幼卫生在国民经济发展中的重要地位也越来越显现。目前,中国妇幼卫生事业正面临难得的国内和国际发展机遇。在新时代,我国妇幼健康促进工作将出现如下趋势:

1. 发展方向和职责任务

坚持"以保健为中心,以保障生殖健康"为目的,保健与临床相结合。坚持以群体保健工作为基础,面向基层,预防为主,为妇女儿童提供健康教育、预防保健等公共卫生服务。在切实履行公共卫生职责的同时,开展与妇女儿童健康相关的基本医疗服务。推进妇幼卫生、生殖健康的应用性科学研究,并组织推广适宜技术。

2. 区域性合作力度不断加强

随着两孩政策的全面实施以及高层次、多样化的医疗需求不断加强,妇女和儿童医疗服务面临的压力和挑战也在不断加大。现阶段,医疗资源区域分布不均、优质医疗资源相对聚集,如何解决这一难题? 上海区域化医疗体的医疗服务模式给出了有效的解决方案。医联体的工作模式将医疗资源按照地域板块合理地划分,有效推动了优质医疗资源的下沉,保证了医疗服务的可及性。除此之外,互联网的发展有力地推动了医疗资源在全国范围内的有效分布。随着 5G 时代的到来,将远程诊治将大大缩短资源在空间上的分布不均,妇幼卫生事业区域性合作力度将不断加强。

3. 妇幼卫生健康教育进一步扩大和深入

随着医学模式、健康观念、大卫生观和价值观的转变,人们对保健的需求越来越高。如何有效地在健康人群中普及健康常识,把控好一级预防这道关卡成为今后妇幼卫生事业的重点工作内容。在"健康中国 2030"的背景下,妇幼卫生健康教育的重点包括:不同生命周期的生理特点,疾病症状的早期识别,有针对性地进行健康教育;学会保护和增进健康的方法,建立科学的生活方式与健康的行为习惯;鼓励人们积极参加自我保健、家庭保健和群体保健;法制宣传教育,提高人口素质工作,增强群众的法律意识和自我参与积极性,维护和促进妇幼保健工作。

4. 妇幼健康促进与多学科联系加强

妇幼健康促进工作是科学性、技术性很强的一项社会性工作,是预防、临床和基础医学融为一体的学科,其内容不仅包含医学知识,还涉及心理学、遗传学、行为学、教育学、管理学、美学、信息学和新闻学等学科的内容。各领域科学技术的发展,尤其是人工智能和大数据技术的发展,必将促进妇幼健康促进工作的向前推进。

5. 妇幼健康促进国与际合作和交流加强

为保护妇女儿童健康,中国政府积极参与妇女儿童健康领域的国际交流与合作。多年来,中国政府与世界卫生组织、联合国儿童基金会、联合国人口基金会、世界银行等国际组织在妇女保健、儿童保健、生殖健康与计划生育等领域开展了卓有成效的合作与交流。近年来,随着"一带一路"和"人类命运共同体"等系列战略目标的提出,中国妇幼健康促进工作将持续不断地加强与世界各国的联系,共担世界责任,共享发展成果。

## 二、国外妇幼健康促进的成功经验

### (一) 美国经验

美国是开展健康促进工作较早的国家之一,自20世纪80年代以来,美国政府颁布了一系列健康促进的国家政策,如《美国健康目标1990年》《国民健康目标2000年》《国民健康目标2010年》以及《健康人民2020》等,每一项政策的出台无不对妇幼卫生予以着重强调。

在强大的经济和科技实力的基础上,美国妇幼卫生服务事业在机构设置、经费投入以及人才培养上积累了大量宝贵经验。美国妇幼卫生服务在机构设置上公立和私立机构并存,主要有两类:一是个体医生门诊,二是服务综合体,这两类妇幼保健机构共同构成了妇幼卫生体系的基础。服务综合体主要由美国的公立医院、私立医院以及美国医学院的附属医院等构成,主要负责提供专科医疗服务。整个医疗体系内各个机构分工明确,职责明晰,并建立起良好的转诊机制,在方便妇幼卫生开展的同时,也节约了卫生资源。经费来源途径广、范围宽,主要包括政府专项拨款、社会保险、商业保险、个人支付以及来自社会的捐赠等。另外,为了保障优质的妇幼卫生服务,美国建立了完善的妇幼卫生人才培养制度。对专科服务的妇产科和儿科医生而言,除接受医学本科教育和专业培训之外,还要求具有临床实践能力,并经审查合格后才能具有执业资格。在这一系列标准化的机制下,美国妇幼卫生事业不断向前发展。

### (二) 欧洲经验

妇女和儿童健康一直是欧洲组织优先关注的领域,世界卫生组织欧洲区会议也始终高度重视妇幼健康问题。为了实现妇幼健康的战略和计划目标,世界卫生组织欧洲办事处基于"健康21世纪"提出了到2020年的21个具体目标,强调健康促进从出生就开始,到2020年,使欧洲的新生儿、婴儿和学龄前儿童拥有更好的健康。

妇幼战略计划在制订和实施过程中,关注妇女整个生命历程,不仅针对卫生领域,还涉及经济、社会、文化等多方面。以英国为例,英国的妇幼保健工作已相当完备,服务机构由4个层次组成,分别为家庭医生、社区医疗服务中心、地区综合医院以及专科医院。除家庭医生提供基本的妇幼保健外,各社区医疗服务中心和地区综合医院都设有孕妇保健中心,提供专门的服务。保妇幼健工作以社区为中心,将妇幼健康促进同社会学甚至法律、警察等联系起来,在决策时充分发挥多部门合作的优势。此外,英国的公共卫生事业从卫生政策的制定到健康教育、健康促进工作的开展,都鼓励群众参与,不仅方便民众,还有利于全民健康水平的提高。

### （三）亚洲经验

亚洲是地球上人口最为密集、人口增长最快的地区。庞大的人口基数下,妇幼卫生状况直接关系到联合国千年发展目标 MDG4 和 MDG5 的实现。然而,地区间不平衡的发展现状又导致东亚、南亚、东南亚之间,发达国家与发展中国家之间的妇幼卫生状况呈现出较大的差距。自 1990 年以来,东南亚孕产妇、新生儿和儿童死亡率持续大幅下降,但这一进展并不均衡。一些国家的死亡率下降是在 1990 年制定千年发展目标后不久就开始出现快速下降,但一些国家仍在挣扎。

尽管成就千差万别,但有些国家的成功经验引人注目。自 21 世纪初以来,泰国实施新一轮卫生系统改革,包括全民健康覆盖。通过连续的国家计划、协调一致的卫生政策支持,刺激妇幼卫生服务的组织结构、财政能力以及社会参与。这一系列旨在扩大妇幼卫生服务覆盖率的措施带来的显著成效便是孕产妇和新生儿死亡率的显著下降。印度尼西亚在 1989—1996 年由于实施了一项乡村助产士方案,培养了一大批熟练的接生员,提高了区域间转诊和能力,从而有效降低了孕产妇和新生儿死亡率。

---

**案例解析** **上海市儿童医院医联体内喘息性疾病患儿同质化管理经验**

在儿童各类常见疾病中,呼吸系统疾病占据 3/4 以上,仅上海地区就有约 30 万名哮喘患儿。2016 年,上海市卫健委启动"东南西北中"五大区域儿科医疗联合体建设。上海市儿童医院携手静安、普陀、嘉定、长宁四区卫健委及下属各级医疗机构成立了上海市西部儿科医疗联合体。为了让喘息性疾病患儿在家门口就能得到治疗,西部儿科医联体通过打造儿科标准化门诊、建设同质化智能雾化室、派驻专业医疗人员、实施远程会诊、共享规范化临床带教、增加牵头单位专家号源预留等多种方式,促进儿科优质资源纵向延伸,使得喘息性疾病患儿得到更好的管理。

工欲善其事,必先利其器。上海市儿童医院先在西部儿科医疗联合体内的综合性医院打造"标准化示范儿科门急诊"(见图 8-3)。标准化示范儿科门急诊的硬件设施、就诊流程、管理规范等均按三级医院(儿童医院)标准打造,如在呼吸门诊诊疗区域设有智能雾化室、肺功能检测室、过敏原测定及脱敏室。同时,儿童医院微信号、官网上关于疾病健康教育、常用药物使用、居家雾化、居家护理要点等内容全部与医联体单位共享。院内家长学校、哮喘患儿冬令营、夏令营等优先向医联体区域内患儿开放。

上海西部儿科医联体在儿童喘息性疾病管理中获得的成效还归功于 AI 的应用,其中"智能雾化室建设"项目是 AI 应用的实例:在"呼吸系统疾病医用雾化宝"公益项目支撑之下,实现患者雾化操作同质化、雾化数据收集、雾化地图绘制、雾化泵联网管理。雾化宝可将规范的雾化操作及注意事项用卡通形式呈现给患者及家属,便于掌握和实行。此外,通过雾化宝智能插座收集雾化泵开关次数和使用时长数据,实现雾化室的物联网升级。管理平台网站可显示医联体内各医疗单位雾化泵的使用率,从而绘制雾化地图,展示各区间的雾化热度差异。通过大数据分析,还可预测呼吸系统疾病发病高峰,提醒患者和医院做好

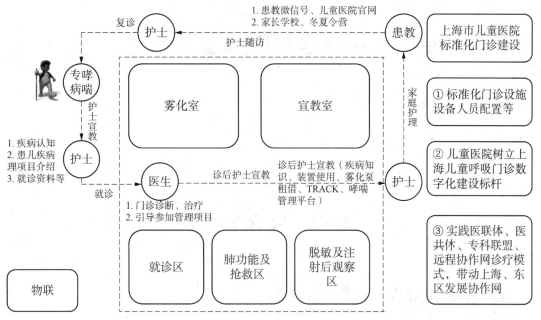

图 8-3　上海西部儿科医联体标准化示范儿科呼吸门诊示意

疾病管理。

从上海市卫健委获悉,截至 2020 年 1 月上海"东南西北中"五大区域儿科医联体不断升级,医联体牵头医院签约医疗机构已达 304 家。目前,125 家社区卫生服务中心能够提供儿童常见病、多发病诊疗服务。

## 思考题

(1) 妇幼健康促进的特点有哪些?

(2) 围生期和更年期健康促进的主要内容有哪些?

(3) 重大出生缺陷预防和干涉的内容有哪些?

(4) 妇幼健康促进的结果性指标有哪些?

(陆群峰　胡禅静　叶丽萍)

# 第九章　中小学生健康促进行动

第一节　概念与变迁

## 一、涉及中小学生健康促进的基本概念

### (一) 学校健康促进

1996 年,世界卫生组织西太区(WHO Regional Office for the Western Pacific)对健康促进学校提出了如下定义:"学校的全体成员共同合作,为学生提供整体的、积极的体验和安排,以促进并维护学生的健康。"因此,学校健康促进的核心理念就是调动学生的主观能动性,促使养成良好的行为习惯和生活方式,以维护他们自身的健康。

### (二) 基本健康行为

基本健康行为是指一系列个人日常生活中的健康行为,例如个人卫生习惯、积极的休息和适量的睡眠、合理营养与平衡膳食、适度的运动和锻炼等。

### (三) 预警和避险行为

预警和避险行为是指那些防止事故发生和事故发生以后正确处理的行为,例如骑车戴头盔、驾车系安全带、火灾或自然灾害发生后的自救和他救等,也包括积极地应对那些引起人们心理应激的紧张生活事件。

### (四) 同伴教育

同伴教育就是由同伴进行的教育活动。这里,同伴(peer)是指身份相同的人,尤其是在年龄、社会等级或社会地位方面相互等同的人;而教育(education)则关系到发展、培训,或者对既定的人或事物的见解,或者教育带来的知识。同伴教育不仅可以被应用在生殖健康教育和艾滋病预防控制教育中,还可以被应用在学校健康教育的主动方面。

### （五）青春期性教育

青春期性教育是对 11～18 岁的青少年进行的性健康教育，是整个性教育的关键阶段。主要向青少年传授科学的性知识，纠正与性有关的知识和行为偏差，树立健康的性意识。在性生理和性心理教育的基础上，将重点置于性的伦理道德、法制、情感、审美、人格等的素质培养上。

## 二、青少年健康促进历史沿革

### （一）1995—2016 年的发展期

随着改革开放的进行，中国社会经济快速发展，人民生活水平提高，青少年健康水平开始逐步提高。我国自 1995 年开始健康促进学校试点工作，截至 2005 年，全国已有 20 余个省份创建了健康促进学校示范校，其中有的已经达到世界卫生组织的铜奖、银奖和金奖标准。

1995 年初，命名上海市数所学校为"健康促进学校实验基地"。

1995 年 5 月，北京市东城区卫生局在创建健康城市项目中选择 4 所学校开始进行健康促进学校试点。

1995 年 11 月，中国健康教育研究所启动了北京、武汉和赤峰三城市的 12 所中小学参加的"中国/WHO 健康促进示范校"项目，随后又陆续启动了四川、云南省"以降低学生肠道蠕虫感染为切入点发展健康促进学校"，山东、浙江省"以预防烟草使用为切入点发展健康促进学校"等项目。

1996 年起，我国在北京、天津、上海、成都、洛阳、柳州、威海、昆明 8 个由世界银行贷款的健康促进项目城市的试点学校，实施了以促进控制吸烟、营养失衡、高血压、缺乏运动、意外伤害、不安全性行为为主的学校健康促进活动。

1997 年，启动了由北京医科大学青少年卫生研究所牵头，天津市 4 所中小学参加的"中国/WHO 以预防性病艾滋病为切入点发展健康促进学校"项目。随后，试点范围从小学、中学到大学，从公立学校到私立学校，从普通中、小学到中等专业学校以及聋哑学校，都取得了显著成绩和成功经验。有些地方已经把开展健康促进学校工作纳入了政府工作计划，将创建健康促进学校与城市的综合发展结合起来。

### （二）2016 年至今的飞跃期

健康中国提升到国家战略层面，青少年健康面临新问题，如近视率增高、活动时间不足、课业负担过重、营养不均衡、电子产品的普及使用、口腔问题、性教育缺失、青少年肥胖等，各地结合健康中国行动开展了丰富多彩的健康促进活动，主要包括卫生教学、传授知识、优化办学条件、美化办学环境、做好疾病防治、倡导健康生活、多方支持、成效显著，在第九届全球健康促进促进大会上，江苏省健康促进学校的创建与成效案例被选入优秀案例。

综上，在"健康中国 2030"背景下，提出青少年德智体美劳全面发展已成为社会关注焦点,而"体"作为学生发展的物质基础,是全面发展不可或缺的一部分。学校作为学生生活与学习的重要场所,对于学生体育运动技能的掌握以及每天锻炼一小时的任务承担着一定责任。

## 第二节　内容与特点

## 一、中小学生健康促进行动内容

### （一）学校健康促进的六大工作范畴

学校健康政策、学校物质环境、学校社会心理环境、个人健康生活技能、学校健康服务、学校与社区的关系与合作。

### （二）新时期中小学生健康促进行动挑战

1. 习惯养成

《心理学大词典》认为,习惯是人在一定情境下自动化地去进行某种动作的需要或倾向。或者说,习惯是人在一定情境中所形成的相对稳定的、自动化的一种行为方式。

我国儿童心理学家朱智贤教授认为,习惯形成是指长期养成的不易改变的行为方式。习惯形成是学习的结果,是条件反射的建立、巩固并达到自动化的结果。

2. 眼健康管理

眼健康管理是通过系统的眼健康教育,树立良好的眼健康意识、减少影响眼健康的危险因素;以规范的眼健康检查、评估、转诊干预及监测随访等手段,对眼的健康问题进行全程、全域式的管理;以早发现、早干预眼健康问题,达到维持、改善和提高民众视觉质量的目的。

3. 牙齿健康管理

牙齿健康管理是按照世界卫生组织 1981 年制定的标准:牙齿清洁;无龋洞;无疼痛感;牙龈颜色正常;无出血现象。

4. 体重健康管理

体重是客观评价人体营养和健康状况的重要指标。健康体重是指长期保持体重良好的健康状态。目前常用的判断健康体重的指标是体质指数(BMI)。

### （三）中小学生健康促进的内容

1. 学生

(1)科学运动。保证充足的体育活动,减少久坐和视屏(观看电视,使用电脑、手机等)时间。

(2)注意用眼卫生。主动学习掌握科学用眼护眼等健康知识,养成健康用眼习惯。保持正确读写姿势。握笔的指尖离笔尖一寸、胸部离桌子一拳,书本离眼一尺,保持读写坐姿端正。读写要在采光良好、照明充足的环境中进行。白天学习时,充分利用自然光线照明,避免光线直射在桌面上。晚上学习时,同时打开台灯和房间大灯。读写连续用眼时间不宜超过 40 分钟。自觉减少电子屏幕产品使用。避免不良用眼行为,不在走路、吃饭、躺卧时,晃动的车厢内,光线暗弱或阳光直射下看书或使用电子屏幕产品。自我感觉视力发生明显变化时,及时告知家长和教师,尽早到眼科医疗机构检查和治疗。

（3）保持健康体重。学会选择食物和合理搭配食物的生活技能。

（4）知道传染病防控知识。增强体质,预防传染病,特别是预防常见呼吸道传染病。加强对新型冠状病毒感染疫情防控知识的宣传,做好自我防护。

（5）掌握科学的应对方法。促进心理健康。保持积极向上的健康心理状态,积极参加文体活动和社会实践。了解不良情绪对健康的影响,掌握调控情绪的基本方法。

（6）合理、安全使用网络。增强对互联网信息的辨别力,主动控制上网时间,抵制网络成瘾。

（7）保证充足的睡眠,不熬夜。科学用耳,注意保护听力。早晚刷牙,饭后漱口,采用正确的刷牙方法,每次刷牙不少于 2 分钟。发生龋齿,及时提醒家长陪同就医。不吸烟,拒吸二手烟,帮助家长戒烟。增强自身安全防范意识,掌握伤害防范的知识与技能,预防交通伤害、校园暴力伤害、溺水、性骚扰性侵害等。远离不安全性行为。不以任何理由尝试毒品。

2. 家庭

（1）通过亲子读书、参与讲座等多种方式给予孩子健康知识,以身作则,带动和帮助孩子形成良好健康行为,合理饮食、规律作息、每天锻炼。

（2）注重教养方式方法,既不溺爱孩子,也不粗暴对待孩子。

（3）保障孩子睡眠时间,确保小学生每天睡眠 10 个小时、初中生 9 个小时、高中生 8 个小时,减少孩子近距离用眼和看电子屏幕时间。

（4）营造良好的家庭体育运动氛围,积极引导孩子进行户外活动或体育锻炼,确保孩子每天在校外接触自然光的时间达到 1 小时以上。鼓励支持孩子参加校外多种形式的体育活动,督促孩子认真完成寒暑假体育作业,使其掌握 1~2 项体育运动技能,引导孩子养成终身锻炼习惯。

（5）建议家长陪伴孩子时尽量减少使用电子屏幕产品。

（6）切实减轻孩子家庭和校外学业负担,不要盲目参加课外培训、跟风报班,建议根据孩子兴趣爱好合理选择。

（7）保障营养质量,随时关注孩子健康状况,发现孩子出现疾病早期征象时,及时咨询专业人员或带其到医疗机构检查。

3. 学校

（1）严格依据国家课程方案和课程标准组织安排教学活动。

（2）全面推进义务教育学校免试就近入学全覆盖。

（3）改善教学设施和条件,为学生提供符合健康要求的学习环境。

（4）中小学校要严格组织全体学生每天上下午各做 1 次眼保健操。

（5）强化体育课和课外锻炼,确保中小学生在校时每天 1 小时以上体育活动时间。

（6）根据学校教育的不同阶段，设置相应的体育与健康教育课程。

（7）指导学生科学规范使用电子屏幕产品。

（8）加强医务室（卫生室、校医院、保健室等）力量，按标准配备校医和必要的设备。

4. 政府

（1）进一步健全学校体育卫生法制制度和体系。

（2）加强现有中小学生保健机构建设，按照标准和要求强化人员和设备配备。

（3）全面加强全国儿童青少年视力健康及其相关危险因素监测网络、数据收集与信息化建设。

（4）积极引导支持社会力量开展各类儿童青少年体育活动。

（5）实施网络游戏总量调控，采取措施限制未成年人使用时间。

（6）完善学生健康体检制度和学生体质健康监测制度。

5. 中小学生性教育

（1）青春期生理。以青春期身体发育特点为依据，介绍有关青春期男女两性生理及卫生保健的基本知识，使学生了解自身身体变化的情况和有关问题，并懂得正确认识和对待这些生理变化。

（2）青春期心理。以青春期心理发育为主要内容，重点介绍有关男女两性青春期心理的产生与发展，以及心理卫生保健的知识，使学生懂得如何使自己的心理保持健康状态，并养成良好的心理卫生习惯。

（3）青春期道德。以青春期伦理道德的基本规范为重点，阐述性行为所具有的社会性，以及它要受到社会道德规范的制约，使学生知道在性的行为上应该遵守哪些规范，养成良好的性道德行为习惯。

（4）青春期法制。阐述性失误的具体表现和防范，使学生提高自我保护能力和自我控制能力。

（5）青春期美育。从美学角度阐述审美观、审美能力与审美创造力，使学生提高识别真善美和假恶丑的能力，懂得如何追求构成美好青春形象的形体美、心灵美。

（6）青春期自我保护。以提高自身素质、抵制外部消极影响为重点，分析社会上存在的不良现象，利用社会环境中的有利条件保护自己的健康成长。

## 二、中小学生健康促进的特点和优势

### （一）秉承现代健康观

现代的健康观即健康综合模式，包括躯体、心理、物质环境和社会环境方面的完好状态，既强调改善校园物质环境，又重视形成良好的校风，从而为促进学生身心健康发育、培育欢乐情绪和积极人生观等提供有力保障。

### （二）多层次参与

强调家庭、社区的多方面参与和介入，在学校开展健康促进工作，不仅仅涉及学生，还涉及全体教职员工、学生家长和学校所在社区机构的成员。

学生健康意识和健康习惯养成,需要在日常生活中经常性进行强化。鼓励家长参与学校健康促进活动,加强与社区的合作,可以为培养学生的健康行为提供良好氛围和支持性环境。同时,也有利于发挥学生的作用,将健康信息向家庭和社区辐射。

### (三)干预措施的全方位性

学校健康促进不只局限在健康教育课程设置上,还通过多种多样的健康教育和健康促进活动帮助学生树立正确的卫生保健信念,形成健康行为和习惯;它促使家庭介入,注意物质环境对促进儿童青少年健康的重要性,认识到学校风气对支持一个积极的学习环境的重要性,把社区的健康服务与学校联系起来,进而全方位地促进和保护学生的健康。

### (四)注意多部门合作和政府行为的关键作用

政府部门的倡导能够促使相关部门在原有工作基础上加大对学校物质环境等的投资力度,从而使学生的健康需求得到满足。

### (五)学校开展健康促进行动优势

学校健康促进与我国贯彻《学校卫生工作条例》的精神和内容相一致,是配合素质教育、贯彻落实《学校卫生工作条例》的有效形式和手段,是培养学生"德、智、体、美、劳"的有效形式和手段。全国各地既往的工作经验证明通过开展学校健康促进工作能够:

(1)使学校进一步完善有利于学生健康的各项政策和规章制度。

(2)使学校的物质环境明显改善。

(3)有助于学校形成良好的校风。

(4)使学校、家庭和社区在健康促进行动上形成联合的局面。

(5)提高了学生的健康知识、信念、行为和技能水平。

(6)加强了为学生和教师的健康服务。

(7)使反映学生体质的机能合格率、体育合格率等指标呈上升趋势,使某些常见病的发病率呈下降趋势,切实提高了学生的身心健康水平。

## 第三节 运作与流程

### 一、中小学生健康促进行动实施要点

#### (一)学校健康促进的工作计划

学校开展健康促进工作计划,应制定健康促进工作计划。计划内容如表9-1所示。

表 9-1　学校健康促进工作计划内容

| | |
|---|---|
| 背景 | 简要说明学校健康促进活动是在什么背景下开展的 |
| 工作目标 | 明确该计划周期内，开展健康促进活动要达到的目标。包括总体目标和具体的量化指标（如：健康知识知晓率、校园内外意外伤害事故发生率、计划免疫接种率等） |
| 主要内容 | 根据学校健康促进的特征、三大要素及本校的实际状况确定内容。应包括以下内容：<br>学校将新增或完善健康卫生安全方面的制度<br>健康教育：课时安排；课程内容；学校广播站、自媒体等开展健康宣传的数量和内容的要求等<br>开展健康促进主题活动的内容和实践，确定主题月、主题周、健康主题日，开展各种活动，如"视力保护周""爱牙日""艾滋病防治日"等<br>学校卫生环境管理：拟采取的校园卫生管理和优化美化校园环境的新举措；改善卫生设施的计划等<br>健康服务：老师和学生的体检计划，师生的健康档案，开展体质评估、统计及各类报表的承保等工作，传染病防治的具体举措，心理咨询等<br>参与社区的健康教育服务的计划 |
| 监测和评估 | 评估的指标、方法和时间安排 |

## （二）以视力保护为切入点的学校健康促进工作内容

### 1. 学校健康政策

学校应根据学生近视眼和近视眼发生的行为、环境危险因素，制定适合学校开展的学生近视眼防治的政策，包括工作计划、工作方案、各项制度。

（1）建立学生近视眼防治领导小组和工作小组。

（2）制定学生近视眼防治的工作方案和工作计划。

（3）制定学生近视眼监测和预防的措施。

（4）制定学生作息制度。

（5）制定学生眼保健操制度及检查考评制度。

（6）建立学校内由多部门参与的预防和控制学生近视眼的工作机制。

### 2. 学校物质环境

（1）学校应根据国家和地方的有关采光、照明和课桌椅的要求为学生提供合格的教学、学习环境。

（2）学校应配备安全和足够的运动场地和设备。

### 3. 学校社会环境

（1）营造爱眼、护眼的社会环境，任课教师在教学活动中经常督促学生养成良好的用眼习惯。

（2）学校将规范开展眼保健操、督促学生养成良好的用眼习惯等内容纳入奖励评估内容。

### 4. 社区关系

（1）与学生家长保持良好的沟通，鼓励家庭参与学生近视眼的防治活动。

（2）社区的管理者和居民支持学校开展近视眼防治工作，为开展健康教育、体育锻炼提供支持。

（3）与专业机构保持良好的合作关系，获得专业人员在技术上的支持。

（4）为家长提供学生近视眼防治的咨询。

（5）为社区开展近视眼防治提供支持。

5．健康技能

（1）学校将学生近视眼防治的内容纳入健康教育课程。

（2）对教师进行学生近视眼防治知识和技能的培训。

（3）学生和教师掌握正确的眼保健操方法和预防近视的知识和技能。

（4）学校的教学活动与学生近视眼相结合，多部门合作开展防治工作。

6．健康服务

（1）定期开展学生近视眼监测工作。

（2）建立学生健康监测的档案。

（3）建立屈光档案，对学生近视眼的高危人群进行个案管理。

## 二、学校健康促进行动工作流程

### （一）学校疫情防控应急处置流程

学校疫情防控应急处置的具体流程如图 9-1 所示。

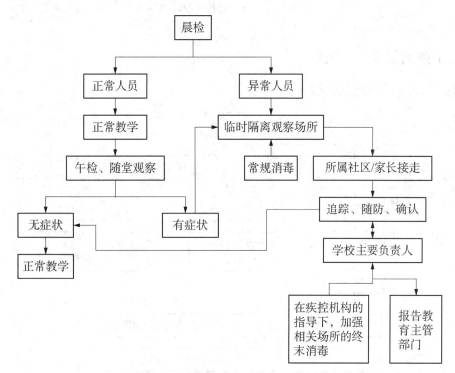

**图 9-1　学校疫情防控应急处置流程**

## （二）学校近视健康流程

学校近视监控流程如图9-2所示。

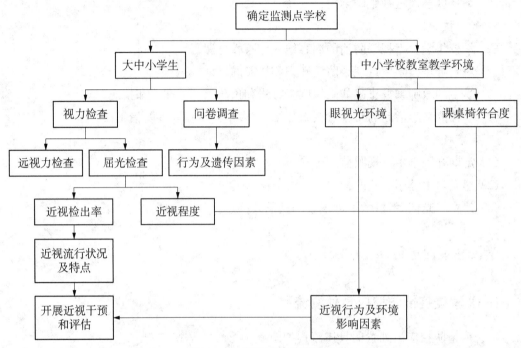

图9-2 学校近视监控流程

## （三）疾病管理工作流程

疾病管理的工作流程如图9-3所示。

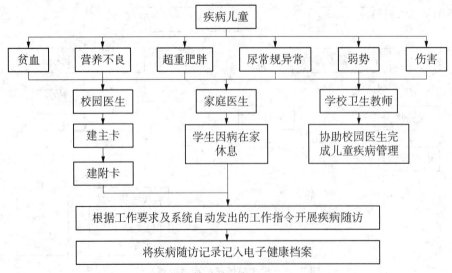

图9-3 疾病管理工作流程

### （四）学校健康教育工作流程

学校健康教育的工作流程如图 9-4 所示。

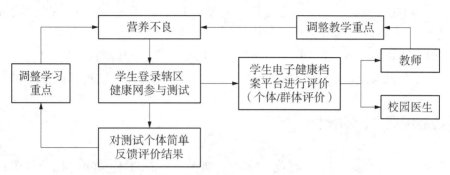

图 9-4 学校健康教育工作流程

# 第四节 评价与指标

## 一、学校健康促进评价体系

1. 学校健康促进行动的过程评估主要内容

（1）学校组织环境变化情况：主要评价是否建立了创建健康促进学校领导小组，该领导小组的活动频率和时间；是否将创建健康促进学校的工作列入学校的年度工作计划；是否制定或修订了学校健康政策和制度以及制度的执行情况；学校在改善校园环境、建筑和设备方面的资源投入及改善情况；学校是否将健康教育课列入课表；学校是否建立起规范、准确的健康促进资料记录保存系统等。

（2）校内健康促进活动的开展情况：学校健康促进的重点活动目标和内容是如何确定的？在这一过程中涉及哪些人群？他们是否充分地表达了自己的意愿？怎样才能激发他们的参与决策意愿？在开展活动时是否覆盖了目标人群，师生的参与情况如何？活动开展中具体碰到了哪些困难，相应的解决和变通方案如何？

（3）学校与家庭和社区协作关系的建立情况：评价指标包括学校将健康促进资料传递给家长的频率，学校开展家长活动的频率，家长参与健康促进学校创建工作的积极性和平时活动的参与率，学校主动参与社区健康促进活动的频率，社区是否支持学校开展工作，社区卫生服务机构为学校提供卫生服务的频率和内容，学校卫生服务的可获得性，等等。

2. 学校健康促进的效果评估

学校健康促进项目的结果评估，主要评价通过实施一系列计划和方案以后，近期和中远期工作目标的达成程度。因此，其结果评估内容可具体按照学校开展健康促进的阶段性来设计。

（1）近期效果评估：主要包括学生的健康认知水平是否有变化（有关健康的知识态度、行为取向、人际沟通的技能等）以及学生是否形成积极健康的态度，是否形成健康的行为；家长、学校教师和领导对于学校健康促进的认识和态度是否有所提高，学校环境是否得到了改善；家庭和社区环境是否变得更加有利于青少年成长，学校—家庭—社区是否建立起融洽的关系，并形成经常性的活动制度等。

（2）中远期效果评估：主要是考虑学生人群的身心发育和健康状况的改变，比如学生的身高、体重、机能素质、血红蛋白等生长发育指标，学生常见病的发病率和患病率等。

## 二、学校健康促进行动评价指标

国家学生体质健康标准达标优良率：基期水平：31.8%，2022 年：≥50%，2030 年：≥60%。

全国儿童青少年总体近视率（%）：力争每年降低 0.5 个百分点，新发近视率明显下降。

1. 个人与社会倡导性指标

（1）中小学生每天在校外接触自然光时间 1 小时以上；

（2）小学生、初中生、高中生每天睡眠时间分别不少于 10 个、9 个、8 个小时；

（3）中小学生非学习目的使用电子屏幕产品单次不宜超过 15 分钟，每天累计不宜超过 1 小时；

（4）学习鼓励引导学生达到《国家学生体质健康标准》良好及以上水平。

2. 政府工作目标

（1）符合要求的中小学体育与健康课程开课率：100%，中小学生每天校内体育活动时间大于等于 1 小时，学校眼保健操普及率达到 100%；

（2）寄宿制中小学或 600 名学生以上的非寄宿制中小学校配备专职卫生专业技术人员、600 名学生以下的非寄宿制中小学校配备专兼职保健教师或卫生专业技术人员的比例：2022 年≥70%，2030 年≥90%；

（3）配备专兼职心理健康工作人员的中小学比例：2022 年≥80%，2030 年≥90%。

3. 政府行动目标

（1）研究制订《学校卫生工作条例》和《中小学健康教育指导纲要》等，制定《学校食品安全和营养健康管理规定》等，进一步健全学校体育卫生发展制度和体系。制定健康学校标准，开展健康学校建设。

（2）加强现有中小学卫生保健机构建设，按照标准和要求强化人员和设备配备。

（3）全面加强全国儿童青少年视力健康及其相关危险因素监测网络、数据收集与信息化建设。

（4）积极引导支持社会力量开展各类儿童青少年体育活动，有针对性地开展各类冬（夏）令营、训练营和体育赛事等，吸引儿童青少年广泛参加体育运动。

（5）实施网络游戏总量调控，控制新增网络游戏上网运营数量，采取措施限制未成年人使用时间。

（6）完善学生健康体检制度和学生体质健康监测制度。

## 第五节　展望与趋势

### 一、学校健康促进行动发展趋势

#### （一）加强对学生体质测试的宣传

美国和日本的体质测试中都将介绍和宣传增强体育活动与健康意识作为测试系统中重要的部分，都认为只有让参与其中的每一分子真正了解体质测试，在认识上有所改变，才能让其真正在行动中表现出来。

#### （二）制定符合中国学生生长发育规律的评价指标和评价标准

我国进行学生体质测试多年，却并没有对评价指标作进一步科学化的考量，测试的指标经常变化，这样既不利于纵向比较，也不利于通过数据反映指标的有效性。对评价标准进行精确化的思考是科学评价学生体质状况中非常重要的一个环节，对我国学生体质健康的评价指标、评价标准进行科学化的研究和实践是我国在改善体质问题行径中的必经之路。

#### （三）重视测试数据的二次分析

我国的学生体质测试由于涉及调查人数庞大、调查结果发布的单一性、调查原始数据的不公开等原因，使得很少有科研工作者和机构能从调查的数据中深度挖掘。挖掘数据背后的信息是我们目前非常薄弱的方面。利用数据来分析问题，是制定解决问题的方法和途径的最重要的手段之一。

#### （四）加强测试结果的指导作用

美国的青少年体质测试一直根据国家的发展、国家的现状、国家的需求在不断地革新。通过测试了解美国儿童肥胖率居高不下，是影响学生健康的重要因素。为此，美国的总统在青少年体质项目中将培养青少年儿童积极参与体育锻炼、养成健康的生活方式作为首要的目的。

日本通过对学生进行体力测试了解全国学生的体力水平和具体情况，并根据测试结果对增强学生体质的具体目标和要求制定了长远的计划和要求。

上述两国都通过测试结果制定了未来体质测试的发展方向，做到了测试与监控的结合。我国也同样通过测试收集了信息，但怎么根据这些信息来有效指导实践，遏制学生体质下降，仍有很大的空间。

### （五）学校性教育管理的发展思路

政府在性教育管理中应当发挥更大作用，制定近期和中长期学校性教育的目标，优化教育资源配置，并对性教育管理进行及时有效的监管和指导。

更新性教育管理观念，借鉴发达国家性教育管理理论和实践经验，结合我国性教育历史和现状，确立以人为本的管理观念，既满足青少年学生对性知识的需求，同时也兼顾因性教育不完善而引起的各类社会问题。

充分发挥社会性教育的功能。青少年处在一个开放的社会环境中，性教育管理离不开社会的广泛参与，鼓励各类社会团体开展形式多样的、多层次的性教育服务。公众媒体要始终坚持正确的舆论导向，同时净化各种色情信息的传播，为青少年的身心健康成长创造良好的社会环境。

## 二、学校健康促进行动的成功经验

### （一）美国经验

美国重视学校青少年体力活动对健康促进的研究，体力活动与健康益处研究不断拓展。20世纪80年代，《Exercise：The Facts》首次综合性地评价了运动锻炼带来的健康效益后，开启了体力活动流行病学研究的新视野。学者们进行了大量循证研究，揭示了有规律的体力活动可维持能量平衡控制体重，在提升心肺功能健康（心血管疾病、脑卒中、高血压和冠心病等风险的降低）、代谢功能健康（Ⅱ型糖尿病、代谢综合征等风险的降低）等方面有积极的预防作用。

近些年的实证研究继续扩展，发现定期的体力活动可以改善3～5岁儿童的骨骼健康和生活质量。学校高质量的体育教育为青少年提供了建立和形成终身运动习惯所需要的运动技能与知识和运动条件。因此，美国学校开展的CSPAP（comprehensive school physical activity programs，综合性学校体力活动项目）是青少年体力促进的重要解决方案。

### （二）其他国家"健康促进学校"的创建试点工作经验

如果把在学校场所按照健康促进的基本理念和策略开展工称作为"学校健康促进"，那么其中一些工作过程和成效较为突出的学校就有可能被命名为"健康促进学校"。研究结论如下。

（1）增加体力活动，对青少年的体质、心理、学习及生活均有积极作用。

（2）青少年体力活动行为的改变受多种因素影响，其中只有形成合力、共同作用才具高效性和持续性。学校是青少年体力活动促进干预的重要场所，体质测评、校内体育活动是核心途径。

（3）为了使学校体力活动促进项目高质量实施，关键因素是项目负责的综合能力和项目实施过程中的监督指导。

1991 年,匈牙利、捷克和波兰等欧洲国家开始把健康促进的思维模式和工作机制引入到学校,试行了健康促进学校创建工作,并于 1992 年正式建立了欧洲健康促进学校网络。这一网络发展很快,至 1997 年已有 37 个国家加入。

世界卫生组织西太平洋地区于 20 世纪 90 年代初积极倡导健康促进学校行动,并首先在澳大利亚、新加坡和斐济等国家创建健康促进学校。1995 年 12 月制定并颁布了"健康促进学校发展纲领",并于 1997 年在我国召开西太平洋区健康促进学校网络工作会议。从此,西太平洋地区的健康促进学校创建活动由试点不断走向推广。

## 三、智慧技术在学校健康促进领域的应用

智慧技术将在学校健康促进领域中得到更好的运用,如运用物联网、云计算等新信息技术,促进体育场馆活动预订、赛事信息发布、经营服务统计等整合应用,推进智慧健身路径、智慧健身步道、智慧体育公园建设。智慧校园,指依托物联网从而实现校园管理的信息化目的,具体指借助云技术以及信息技术等建立智能化的校园信息服务平台,从而能够更好地对校园生活与学习等进行监督与管理。它依赖于网络与信息化开展工作,因而有着丰富的信息与数据支持,同时也是开放的,可以提供特色化校园服务。

---

**案例解析**　　　**HSE 生命健康教育科普馆**

### 一、科普馆简介

HSE 生命健康教育科普馆是上海市健康安全环境(HSE)研究会将上海石化的废弃泵房进行改造而成的,地处金山区北随塘河路,占地面积 600 多平方米。

科普馆原为上海石油化工总厂热电厂海水泵房,见证了上海石化 20 年来的大规模建设。

改建后的 HSE 生命健康教育科普馆,围绕中共中央、国务院印发的《"健康中国 2030"规划纲要》中"共建共享、全民健康"的建设健康中国为主题,以人民健康为中心,融入"生命健康、生存安全、生活环保"的 HSE 理念。一条主线、多个场景、多个互动、多样化足迹保留的体验模式。一条主线即孕育生命、认识生命、尊重生命、珍惜生命、感恩生命、感悟生命、健康小屋;具有 AR、VR、MR 等科技创新展示手段;以生命护照,微信小程序留下体验足迹。

HSE 生命健康教育科普馆运用 AR(增强现实技术)、VR(虚拟现实技术)、MR(混合现实技术),从不同纬度展现生命的意义,既可以让生命健康的概念表达丰富起来,也可以让用户充分互动,用沉浸式的体验,让游客们在体验中学习,在互动中提升。

参观 HSE 生命健康教育科普馆,是一次浏览生命历程、感悟生命真谛的旅行,更有小程序及生命护照,以线上、线下的方式纪念这一场生命健康教育之旅。在生命护照上盖满不同场馆精心设计的印章能够代表游客参观科普馆的经历,并留下一个有形的特殊纪念。

HSE 生命健康教育科普馆的内容是生命从一颗种子,成长为参天大树的过程。

### 二、生命健康教育的概念及意义

生命健康是金山区四大产业之一,其重要性不言而喻。伴随着社会经济的发展和转

型,人民的生命健康需求也日益突出。健康不仅指一个人没有疾病或虚弱现象,而是指一个人生理上、心理上和社会上的完好状态,这就是现代关于健康的较为完整的科学概念。现代健康的含义是多元的、广泛的,包括生理、心理和社会适应性3个方面,其中社会适应性归根结底取决于生理和心理的素质状况。心理健康是身体健康的精神支柱,身体健康又是心理健康的物质基础。良好的情绪状态可以使生理功能处于最佳状态,反之则会降低或破坏某种功能而引起疾病。身体状况的改变可能带来相应的心理问题,生理上的缺陷、疾病,特别是痼疾,往往会使人产生烦恼、焦躁、忧虑、抑郁等不良情绪,导致各种不正常的心理状态。作为身心统一体的人,身体和心理是紧密依存的两个方面。生命是健康最大的前提条件。生命健康教育,不仅是让人们在生理、心理、社会适应方面的教育,更是使人认识生命,爱惜、尊重并欣赏生命的教育。

生命教育既是一切教育的前提,同时还是教育的最高追求。从最根本的意义来说,生命教育乃是一种全人教育,它涵盖了人从出生到死亡的整个过程和这一过程中所涉及的各个方面,既关乎人的生存与生活,也关乎人的成长与发展,更关乎人的本性与价值。生命教育的核心目标在于,通过生命管理,让每一个人都成为"我自己",都能最终实现"我之为我"的生命价值,即把生命中的爱和亮点全部展现出来,为社会、为人间焕发出自己独有的美丽光彩。

然而在金山,生命健康教育发展比较缓慢,在此之前,没有专门的生命健康教育的基地,因此,HSE生命健康教育科普馆应运而生(见图9-5)。

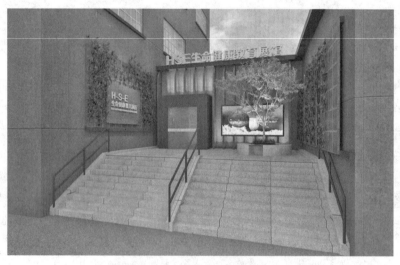

图9-5 HSE生命健康教育展馆

**三、科普馆的场馆介绍**

在正式进入科普馆前,登上的是"生命舞台"。生命舞台是展示生命之精彩、开启生命之旅的地方,也是参观者合影留念的所在。

1. 序厅——场馆建造,前世今生

走过生命舞台,就来到了科普馆的序厅(见图9-6),一侧设置有巨型电子屏,循环播放着科普馆的介绍视频；另一侧是 HSE 研究会的简介、科普馆的平面图以及参观须知。

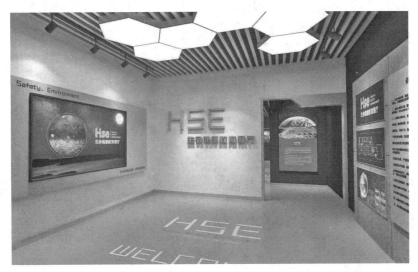

图 9-6　序厅

2. 生命孕育——光影投射，身临其境

生命孕育厅(见图 9-7)模拟了母体子宫的环境，投射红色流动细胞，让人仿佛置身其中，身临其境的感受生命的孕育，妙不可言。在进入展厅的左手边，是胎儿生长发育的 4 个阶段的介绍；与之相对的是生命的经典作品，包括诗歌、画作以及寓言故事，从各个维度解密生命密码，引人深思。如果你想知道生命的奥秘，就去这个展厅寻找答案吧！

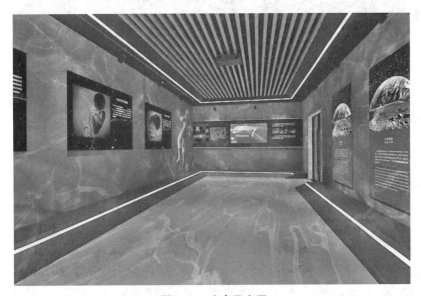

图 9-7　生命孕育厅

3. 缤彩生命——科技互动，寓教于乐

缤彩生命厅(见图 9-8)内置有人体器官模拟、解剖及运作的电子触摸屏装置，可以通过触摸屏,由内而外,360°地了解人体的各个部位。同时用人体骨骼图、骨密度测试等多种手段对生命进行了深入剖析。可以让人在了解人体知识的同时,体验互动的乐趣,寓教于乐。

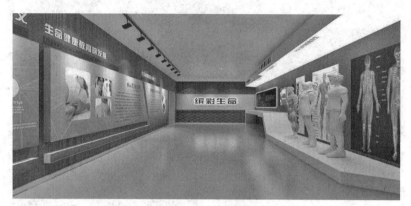

图9-8 缤彩生命厅

4. 尊重生命——模拟现实,深度体验

展厅分为两部分,进门后首先映入眼帘的是 VR 设备,包含针对不同人群的校园安全、社区安全以及作业安全的内容,用沉浸式的体验,让人身临其境,在体验中学习,在互动中提升(见图9-9、9-10)。

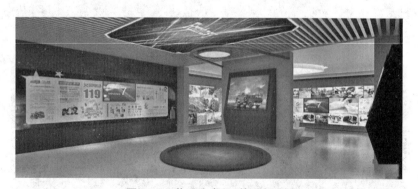

图9-9 尊重生命厅(第1部分)

在墙后放置了心肺复苏的内容以及 AED 设备,通过讲解与培训,让人学习在生命的危急时刻的紧急救护。同时,配合电子屏幕滚动播放事故发生的瞬间,突出珍惜生命,安全第一的主题。

5. 生命银行——感悟生命,畅想未来

此厅展示的是"你如何对待生命,生命如何回报你"的生命储蓄的概念。展厅内设置了巨型电子触摸屏,内置"三减三健"健康饮食小游戏以及"校园安全隐患排查"等安全系统,让人在轻松的环境下体验健康、安全的生活方式(见图9-11)。

往里走,动感单车点亮生命之树、"生命巡回"体验老去的自己,更有感悟生命小游戏让人能够在互动中体会生命的意义(见图9-12)。

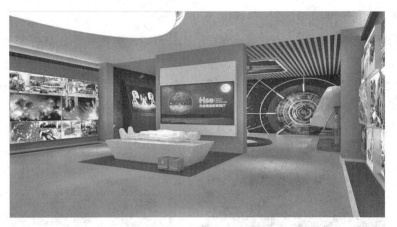

图9-10　尊重生命厅(第2部分)

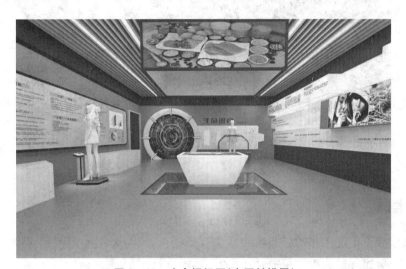

图9-11　生命银行厅(电子触摸屏)

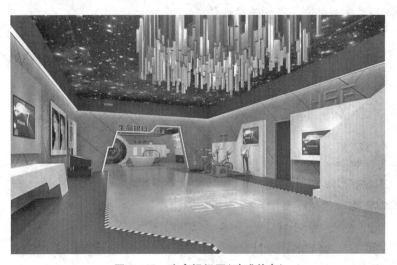

图9-12　生命银行厅(动感单车)

6. 健康小屋——自助监测，呵护健康

这里有健康检测一体机——健康小屋（见图9-13）。这是一种新型的院外健康服务终端，集自助健康检测与专业的医疗健康服务为一体，为随访人群、慢性病人群、亚健康人群等提供就近的免费健康管理检测。经过前面场馆的体验互动，对生命健康有所感悟之后，利用"健康小屋"自助检测仪自查身体健康指数，让人在日后的生活中养成健康生活方式。

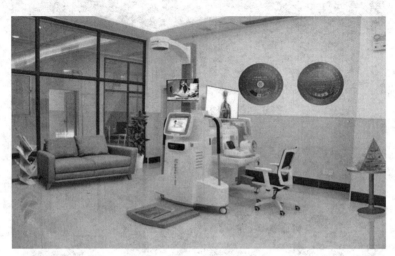

图 9-13 健康小屋

 **思考题**

（1）学校健康促进工作的必要性和意义有哪些？

（2）学校健康促进的工作范畴是什么？

（3）国外在学校健康促进方面有哪些成功经验？

（4）如何开展学校健康促进的效果评价？

（牟红安 杨 凌）

# 第十章　实施职业健康保护行动

## 第一节　概念与变迁

### 一、职业健康相关概念

#### （一）职业健康概念

职业健康是对工作场所产生或存在的职业性有害因素及其健康损害进行识别、评估、预测和控制的一门科学。

职业健康的定义较多，最权威的是 1950 年由国际劳工组织（international labour organization，ILO）和世界卫生组织的联合职业委员会给出的定义：职业健康应以促进并维持各行业职工的生理、心理及社交处在最好状态为目的，并防止职工的健康受工作环境影响；保护职工不受健康危害因素伤害，并将职工安排在适合他们生理和心理的工作环境中。

#### （二）职业健康促进

职业健康促进（occupational health promotion）是指采取综合干预措施，以改善工作条件，改变劳动者不健康生活方式和行为，控制健康危险因素，预防职业病，减少工作有关疾病的发生，促进和提高劳动者健康和生命质量为目的的活动。

它是针对健康问题或健康危险因素而开展的一系列有组织、有计划的信息传播和教育活动，目的是建立安全、健康、舒适的工作环境，促使工作环境、目标人群的行为生活方式向着有利于健康的方向转化，保护员工健康，提高员工健康水平，推动社会和经济健康、持续发展。

#### （三）职业健康保护

职业健康保护是国家和用人单位为保护劳动者在劳动生产过程中的安全和健康所采取的立法、组织和技术措施的总称。它是指根据国家法律、法规，依靠技术进步和科学管理，采取组织措施和技术措施，消除危及人身安全健康的不良条件和行为，防止事故和职业病,保护劳动者在劳动过程中的安全与健康。

职业健康保护的目的是为劳动者创造安全、健康、舒适的劳动工作条件,消除和预防生产过程中可能发生的伤亡、职业病和急性职业中毒等,保障劳动者以健康的身心参加社会劳动,提高职业生命质量,促进劳动生产率的提高,促进社会经济发展。

## 二、职业健康概念变迁

### (一) 国外发展

18 世纪初,随着欧洲工业化的发展,开始出现有关职业健康与职业病的概念。

1700 年,意大利的萨马兹尼在其著作《论手工业者的疾病》中记述了 52 种职业工人的健康与疾病状况,提出了各种卫生问题。

18 世纪 30 年代,英国率先开始工业化革命,采矿、冶炼、机械制造、化工等产业快速发展的同时,带来诸多职业卫生问题。工作条件恶劣,对劳动者健康造成极大损害,死亡率居高不下。

19 世纪末,职业病危害受到西方各国的广泛关注,并开始改善劳动条件,开展职业病的防治。

20 世纪以后,欧美发达国家工业快速发展,合成了很多有机化合物,出现了急、慢性化学中毒和职业肿瘤等问题。美国的汉密尔顿(Hamilton)于 1925 年出版了《美国的工业中毒》。后来又兴起了以原子能、高分子化合物和计算机为标志的第三次工业革命,带来的新的职业卫生问题。英国的亨特(Hunter,1889—1976 年)所著的 Disease of Occupation 在该领域产生了重要影响。

20 世纪后期,随着现代工业和自然科学的发展,一些发达国家的职业病防治水平迅速提高。各国先后建立了专门从事科学研究的职业卫生与职业病机构,并将基础医学、临床医学、预防医学和相关的工程技术知识进行整合,从而形成了专门的职业卫生与职业医学等最新医学学科。学科的名称在各国有所不同,在英美称为工业卫生学,日本称为产业医学或产业卫生学。近年由于科研范围扩大到各行各业,不少国家和地区都改称为职业卫生和职业医学。

### (二) 国内发展

在我国不同的历史发展阶段,职业健康有着不同的叫法,且包含的内容、范围并不完全相同。

二十世纪四五十年代,由于当时的服务对象定位为工业企业的体力劳动者,其名称为工业卫生(industrial hygiene);当服务目标变为面向全体体力劳动者的职业病危害预防控制时,名称发展为劳动卫生(labor hygiene);随着服务目标扩大至全体职业人群的职业病危害防护、健康保障和职业病防治时,其名称则扩展为职业卫生(occupational hygiene/occupational health)。

2001 年 12 月,国家经贸委、国家安全生产局修订《职业安全卫生管理体系试行标准》

时，将"职业卫生"一词修订为"职业健康"。"职业卫生"与"职业健康"概念并无本质差异，但在作业环境危害控制和职业人群身心健康保护方面有所侧重。国际上，职业健康与劳动卫生、工业卫生、职业卫生在内涵和外延上有一定程度的交叉或侧重。

### （三）新时期职业健康转变模式

随着"健康中国战略"行动的展开，职业健康正在向一种新的模式转变，将传统的职业病防治重点扩大到"健康风险管理"，即重点关注工作场所的危害和对健康的风险，包括疾病缺勤和康复、慢性非传染性疾病管理以及促进工作场所健康的医疗方面。职业健康将由传统的以职业病防治为中心，转向以职业人群全人群、全周期的健康管理为中心。

# 第二节　内容与特点

## 一、职业健康有害因素

在生产环境中存在的各种可能危害职业人群健康和影响劳动能力的不良因素统称为职业健康有害因素。职业健康有害因素按其来源可分为三大类。

### （一）生产工艺过程中产生的有害因素

生产工艺过程是指用特定的方法从各种原材料制成各种成品的全过程，生产工艺过程中产生影响健康的有害因素主要包括化学有害因素、物理有害因素和生物有害因素等。

1. 化学有害因素

在生产过程中接触到的原料、中间品、成品和废水、废气、废渣中的化学有害因素均可对健康产生损害。化学有害因素以粉尘、烟尘、雾、蒸气或气体的形态散布于空气中，主要经呼吸道进入体内，还可以经皮肤、消化道进入体内。

常见的化学有害因素包括：金属及类金属，如铅、汞、砷、锰等；有机溶剂，如苯及苯系物、正己烷、二硫化碳等；刺激性气体，如氯、氨、光气、氟化氢、二氧化硫等；窒息性气体，如一氧化碳、硫化氢、氰化氢、甲烷等；高分子化合物，如氯乙烯、丙烯腈、二异氰酸甲苯酯等；农药，如有机磷农药、有机氯农药、拟除虫菊酯类农药等；粉尘，如矽尘、煤尘、水泥尘及各种有机粉尘等。

2. 物理有害因素

不良的物理有害因素，主要包括异常气象条件，如高温、高湿、低温、高气压、低气压；噪声、振动、非电离辐射，如可见光、紫外线、红外线、射频辐射、激光等；电离辐射，如 X 射线、γ 射线等。

3. 生物有害因素

生产原料和生产环境中存在的危害职业人群健康的致病微生物、寄生虫及动植物、昆虫等及其所产生的生物活性物质统称为生物性有害因素,如:附着于动物皮毛上的炭疽杆菌、布氏杆菌、蜱媒森林脑炎病毒、支原体、衣原体、钩端螺旋体;孳生于霉变蔗渣和草尘上的真菌或真菌孢子之类致病微生物及其毒性产物;某些动物、植物产生的刺激性、毒性或变态反应性生物活性物质,如鳞片、粉末、毛发、粪便、毒性分泌物、酶或蛋白质和花粉等;禽畜血吸虫尾蚴、钩蚴、蚕丝、蚕蛹、蚕茧、桑毛虫、松毛虫;等等,种类繁多。

### (二) 劳动过程中的有害因素

劳动过程是指生产过程中的劳动组织、生产设备布局、作业者操作体位和劳动方式,以及智力劳动、体力劳动比例等。劳动过程中产生影响健康的有害因素主要包括:

(1) 劳动组织和制度不合理、劳动作息制度不合理。

(2) 精神(心理)性职业紧张。

(3) 劳动强度过大。

(4) 个别器官或系统过度紧张,如视力紧张、发音器官过度紧张等。

(5) 长时间处于不良体位、姿势或使用不合理的工具等。

(6) 不良的生活方式,如吸烟或过量饮酒、缺乏体育锻炼、缺乏健康和预防的知识等。

### (三) 生产环境中的有害因素

生产环境是指生产作业的环境条件,包括室内作业环境和周围大气环境,以及户外作业的大自然环境。生产环境中产生影响健康的有害因素主要包括:

(1) 自然环境中的因素,如炎热季节的太阳辐射、高原环境的低气压、深井的高温高湿等。

(2) 厂房建筑或布局不合理,如通风不良、采光照明不足等。

(3) 因不合理生产过程或不当管理所致的环境污染。

## 二、职业健康的主要问题

职业健康有害因素对职业人群的健康产生的危害主要包括职业病、工伤、职业相关疾病、早期健康损害等。

### (一) 职业病

职业病是指职业健康有害因素作用于人体的强度和时间超过一定限度,人体不能代偿其所造成的功能性或器质性病理改变,从而出现相应的临床征象,影响劳动能力。《中华人民共和国职业病防治法》中,对职业病的定义是指企业、事业单位和个体经济组织等用人单位的劳动者在职业活动中,因接触粉尘、放射性物质和其他有毒、有害因素而引起的疾病。

医学上所称的职业病泛指职业健康有害因素所引起的疾病;而在立法意义上,职业病却有其特定的范围,即指政府所规定的法定职业病。

2013 年 12 月,国家卫生计生委、安全监管总局、人力资源社会保障部和全国总工会公布的《职业病分类和目录》中规定我国法定职业病共有 10 大类,132 种,包括:职业性尘肺病及其他呼吸系统疾病(19 种)、职业性皮肤病(9 种)、职业性眼病(3 种)、职业性耳鼻喉口腔疾病(4 种)、职业性化学中毒(60 种)、物理因素所致职业病(7 种)、职业性放射性疾病(11 种)、职业性传染病(5 种)、职业性肿瘤(11 种)及其他职业病(3 种)。

人体直接或间接接触职业健康有害因素时,是否发生职业病,取决于如下三个主要条件:

(1)有害因素的基本结构和理化性质。有害因素在作业环境中的特性决定了职业人群是否发生职业健康损害以及损害的严重程度。

(2)有害因素的浓度和强度。除了生物有害因素进入人体的量无法估计外,化学和物理有害因素对人体健康的损害都与有害因素的浓度和强度有关。

(3)个体的健康状况。职业人群的健康状况、营养状态、生活习惯、体育锻炼、年龄因素和遗传因素等个体因素的差异,导致有害因素对机体健康损害的程度也不相同。

职业病的发生、发展具有下列五个特点:

(1)病因有特异性。只有接触职业健康有害因素后才可能患职业病。

(2)病因大多可以检测。可通过检测评估职业人群的有害因素接触水平。

(3)不同接触人群的发病特征不同。由于接触情况不同和个体差异,可造成不同接触人群的发病特征不同。

(4)早期诊断,合理处理,预后较好。

(5)大多数职业病目前缺乏特效治疗。

## (二) 工伤

工伤属于工作中的意外事故引起的伤害,主要指在工作时间和工作场所内,因工作原因由意外事故造成职业者的健康伤害。工伤由意外事故所致,所以较难预测。

职业者有下列情形之一的,应当认定为工伤:

(1)在工作时间和工作场所内,因工作原因受到事故伤害的。

(2)工作时间前后在工作场所内,从事与工作有关的预备性或者收尾性工作受到事故伤害的。

(3)在工作时间和工作场所内,因履行工作职责受到暴力等意外伤害的。

(4)患职业病的。

(5)因工外出期间,由于工作原因受到伤害或者发生事故下落不明的。

(6)在上下班途中,受到非本人主要责任的交通事故或者城市轨道交通、客运轮渡、火车事故伤害的。

职业者有下列情形之一的,视同工伤:

(1)在工作时间和工作岗位,突发疾病死亡或者在 48 小时之内经抢救无效死亡的。

(2)在抢险救灾等维护国家利益、公共利益活动中受到伤害的。

(3)职业者原在军队服役,因战、因公负伤致残,已取得革命伤残军人证,到用人单位后旧伤复发的。

职业者有下列情形之一的,不得认定为工伤或者视同工伤:

(1) 故意犯罪的。

(2) 醉酒或者吸毒的。

(3) 自残或者自杀的。

职业者发生工伤,经治疗伤情相对稳定后存在残疾、影响劳动能力的,应当依法进行劳动能力鉴定,即通过医学检查对劳动功能障碍程度(伤残程度)和生活自理障碍程度做出的技术性鉴定结论。工伤职业者应依照劳动能力鉴定部门出具的伤残鉴定,享受不同等级的工伤待遇。

### (三) 职业相关疾病

职业相关疾病是与职业因素、生活因素、社会因素及心理行为因素等多因素相关的疾病,与工作有联系,但也见于非职业人群中。当这一类疾病发生于职业人群时,由于职业健康有害因素的接触,会使原有的疾病加剧、加速或复发,或者劳动能力明显减退。

职业相关疾病具有如下特点:

(1) 职业因素是该病发生和发展的诸多因素之一,但不是唯一的直接因素。

(2) 职业因素影响了健康,从而促使潜在的疾病显露或加重已有疾病的病情。

(3) 职业相关疾病的范围比职业病更为广泛,其导致的疾病经济负担更大。

(4) 通过控制和改善劳动条件,可使所患疾病得到控制或缓解。

常见的职业相关疾病,举例如下:

(1) 行为(精神)和身心的疾病。例如精神焦虑、忧郁、神经衰弱综合征,常由于工作繁重、各种类型的职业紧张、夜班工作、饮食失调、过量饮酒、吸烟等因素。有时由于对某一职业健康有害因素产生恐惧心理,而致心理效应和器官功能失调。

(2) 非特异性呼吸系统疾病。包括慢性支气管炎、肺气肿和支气管哮喘,是多因素的疾病。吸烟、空气污染、呼吸道反复感染常是主要病因。因生产环境中的化学、生物有害因素主要由呼吸道进入,许多物理因素也可影响呼吸系统的功能,因此在许多行业导致急性和慢性呼吸系统疾病高发。

(3) 心脑血管疾病与代谢疾病。心脑血管疾病、糖尿病等是我国发病率较高的疾病,生产环境中的各种有害因素能影响血压、心率、血脂和血糖等指标的改变,进而加快心脑血管疾病、糖尿病等疾病的发生和发展。

(4) 其他。如消化性溃疡、腰背痛等疾病,常与某些工作有关,如高温作业可引起和加剧消化性溃疡的发生和发展。

### (四) 早期健康损害

职业健康有害因素进入人体后,引起一系列的反应,主要包括氧化应激、炎性反应、免疫应答反应等,如果有害因素过强或机体反应异常,就会出现各种早期健康损害,如血压、血脂和血糖的不良改变、遗传损伤增加、肺功能下降、动脉粥样硬化加剧、心率变异性下降等。职业健康有害因素所导致的早期健康损害可发展成两种完全相反的结局：健康或疾病。如果采取积极的、正确的治疗、干预等措施，其早期健康损害则多恢复为健康；反之，则发展为疾病。

## 三、职业健康问题的主要特点

长期以来，我国对职业健康保护工作高度重视，随着2002年《中华人民共和国职业病防治法》的颁布施行，我国职业健康保护相关的法律、法规、标准不断完善，职业健康保护体系逐渐健全。但是，随着工业化、城镇化、人口老龄化，职业性疾病谱、生态环境、生活方式的不断变化，职业人群的健康面临多重疾病威胁并存、多种健康影响因素交织的复杂局面，职业健康问题呈现出以下特点。

### （一）职业健康危害范围广、受害人数众多

我国经济发展不平衡，许多落后的产业和生产工艺仍大量存在，同时在某些领域也出现了一批科技含量和生产水平先进的产业和生产工艺。因此，当前我国不仅有发展中国家落后生产方式普遍存在的职业健康问题，还有发达国家高科技、高技术生产带来的新的职业健康问题，从煤炭、冶金、化工、建材等传统工业，到汽车制造、医药、计算机、生物工程等新兴产业都存在不同程度的职业健康危害。

作为世界上最大的发展中国家，我国拥有7亿多劳动力人口，劳动者在职业活动中接触到各种健康危害因素，均可能导致职业健康损害。从职业病发病情况来看，近20年来我国累计报告职业病超过40万例，尤其是自2010年以来，每年公布的职业病报告例数持续在高位波动，平均每年报告职业病约3万例。此外，由于我国职业健康监护率较低，并且相当一部分劳动者因为职业接触史不明确，难以诊断为职业病。因此，我国职业病实际发病人数远高于报告数据。

### （二）传统职业健康危害依然严重，新的职业健康问题不断出现

当前，传统的职业健康危害因素如粉尘、化学毒物、噪声等仍然威胁我国职业人群，职业健康问题也以尘肺病、化学中毒、职业性皮肤病、噪声性听力损伤为主，这些健康危害广泛存在于煤炭、冶金、化工、建材等多个行业，受害人数众多。

随着新技术、新工艺、新材料的广泛应用，产业结构的不断调整，以及用工制度多样性、作业方式复杂性，带来了新的职业健康问题，如：石棉替代品、新型燃料、纳米技术、石墨烯技术等新化学物质的开发利用以及新工艺、新技术引发的职业健康问题；工业产业结构调整、升级换代，如信息技术（互联网技术、互联网＋）、高铁运行、深潜作业、航天作业、风电作业等引发的职业健康问题；倒班、超时作业、高度应激状态所致的职业紧张；不当作业姿势或劳动行为等引起的疲劳、过劳及肌肉骨骼疾病等工效学问题，均显示劳动者面临的新的职业健康风险日益增加。

### （三）流动工等特殊人群的职业健康问题严重

随着社会经济发展、劳动力资源供求关系的变化，劳动者的流动越来越频繁，这些流动工主要从事建筑、制造、采矿等生产条件较差的工作，他们由于文化水平较低、缺乏正规的培训，尤其缺少职业健康知识，自我保护能力差，因而容易出现各种职业健康损伤。

我国是世界上使用女工最多的国家，且女工多从事制造业、劳动力密集产业等工作，存在工作强度大、工作时间长、工作条件恶劣等问题，同时鉴于女性特殊的生理特点，使得女性更易受危害因素的伤害，影响自身甚至后代的健康。

随着医疗水平和社会生活条件的不断改善，劳动者的寿命逐渐延长，工作寿命也相应增加。由于退休年龄的推迟，进入老年期后劳动者对职业健康危害因素的抵御能力降低，更容易罹患职业健康病损。此外，由于部分职业健康危害因素对人体功能的影响呈潜隐性和迟发性趋势，其危害效应随着年龄增加而逐步显现，如心血管疾病、恶性肿瘤、老年性退行性疾病等，从而造成高龄劳动者的职业健康问题更加严重。

### （四）职业健康突发事件时有发生，影响重大

职业健康突发事件是指在特定条件下由于职业健康危害因素在短时间内高强度（浓度）地作用于职业人群，而导致的群体性严重健康损害甚至死亡事件。

近年来，我国职业健康突发事件时有发生，影响较大的职业健康突发事件主要包括三种类型：一是群发性、速发型硅肺病，主要发生在矿山开采、隧道施工等行业；二是有机溶剂导致的群发性、急慢性职业中毒，主要发生在箱包、制鞋和电子等使用有机溶剂的行业；三是重金属导致的急慢性职业健康损害，主要发生在电池制造等使用重金属的行业。职业健康突发事件可在较短时间造成大量人员职业健康损伤，甚至死亡，已成为影响社会稳定的重大公共卫生问题。

## 第三节　职业健康风险评估

职业健康风险评估，又称职业卫生危险度评估，是指识别、评价对劳动者产生不良健康影响的可能性和严重程度，并将风险划分出等级，以决定控制和管理的优先顺序。

美国国家科学院（NAS）把风险评估分为 4 个阶段：危害识别、剂量——效应评估、暴露评估、风险表征。除此之外，为进行有效的风险评估，还有风险分类、风险管理两个过程。

## 一、危害识别

危害识别即职业危害由于内在特征造成不利影响的识别。危害识别包括收集和评估关于某一种职业危害因素可能引起的健康影响或疾病的类型，暴露在何种条件下产生伤害或疾病。

不同国家对健康危害的识别指标不完全相同。美国环保局《有害物质控制法（TSCA，1976）》提出的"生产前申报书"中要求提交的化学物毒理学信息，主要有对哺乳动物的致突变、致癌、致畸性及生殖毒性、生殖发育毒性、神经毒性、真皮毒性等，还有一些终点的急性、亚急性和慢性毒性以及分子结构，还有光损害、腐蚀、皮肤致敏、过敏效应等多类指标。

日本《关于生产或进口新化学物质申报法令》，提出关于有可能影响人体健康的化学物质提交毒理学信息的要求，主要包括致癌性、生殖毒性（含致畸性）、致突变性、药理学试验、生殖发育、反复染毒、慢性毒性等终点指标。

欧盟在《REACH（化学物质的注册、评估、授权与限制）》法规中对于可能进入环境的化学物质申报，主要包括对哺乳动物的刺激性、致敏性、急性毒性、反复染毒、慢性毒性、致癌性、致突变性、生殖—发育毒性（含致畸性）、毒代动力学效应等。

我国目前实施的《新化学物质危害评估导则》，主要参照欧盟及美国等发达国家的相关经验，对化学物申报提出较全面的健康毒理学指标要求，包括急性哺乳动物毒性：急性经口、急性吸入、急性经皮、皮肤刺激、眼刺激、皮肤致敏作用；短期反复染毒毒性（14 天或 28 天）、亚急性毒性（90 天）、致癌性、致突变性、生殖/发育毒性（含致畸性）、慢性毒性、神经毒性等。

## 二、剂量——效应评估

通常在职业病危害因素影响评估的基础上，建立对毒性效应的定量评估。化学特质的健康毒理学效应可以分为阈值效应和非阈值效应。阈值效应可以推导出无（负）效应水平（derived no-effect levels，DNELs），非阈值效应可以推导出推测最小效应水平（derived minimal effect levels，DMELs）。其中，推测无效应水平表述为：不应发生高于该水平的化学物质暴露浓度或剂量，给出了物质可能引起人体不良健康影响的潜力，这种潜力可以随物质的暴露方式及途径的变化而不同。职业暴露场景主要有以下几种：

（1）一般职业人群、特征状况下的职业人群，如孕妇、乳母等。

（2）暴露频率与持续时间，单一暴露还是持续暴露。

（3）暴露途径及方式，经皮吸入或经口。

## 三、暴露评估

化学物的职业暴露是通过吸入、皮肤接触或吞咽（摄入）等方式进入人体的过程，职业人群暴露场景分为：

（1）生产阶段。化学物质的合成及做中原辅料或中间产物的暴露。

（2）储运阶段。系指产品的储存和运输暴露。

（3）其他阶段。如化学物料的配制、作业排放废物处置过程中的暴露。

暴露场景的构建应关注化学物质的使用条件，如用量、操作条件（操作频率和持续时间）及使用时的风险控制措施（防护措施）等方面。其中，风险控制措施可包括物质使用过程的控制（如封闭体系内操作）、排放过程的控制、个人防护用品的配备、作业的卫生及工作条件等。

一般可根据化学性职业有害因素的初始信息来构建初始暴露场景，依据物质特性及初始暴露场景的信息进行初步风险评估；当暴露风险得到控制且经过反复风险评估后，可确保风险得到控制，则此时的暴露场景确定为最终暴露场景。建立暴露场景是开展暴露估计的基础，暴露场景构建信息如表 10 - 1 所示。

表 10 - 1　职业暴露场景构建信息一览表

| 项目 | 目标物质的生命周期、行业类型、用途、使用方式、包括过程、活动和产品描述 |
| --- | --- |
| 操作条件 | 暴露持续时间、频率 |
| | 化学物料的物理形态 |
| | 暴露活动、暴露用量的描述 |
| | 化学物料中有毒化学品的浓度 |
| | 过程中的材料和成品的大致百分比 |
| 风险控制措施 | 与人体健康相关的风险控制措施 |
| | 量化暴露中单一或组合操作条件的类型和效率，主要针对皮肤、经口、吸入等途径 |
| | 个人防护装备（personal protective equipment，PPE），或作为最后保护措施的信息 |
| | 关于确保人防护装备正确使用的管理建议 |
| 用于估计暴露及提供给下游用户指南信息（material safety data sheet，MSDS） | 暴露估计及相关来源，基于物质特征及描述场景的暴露估计 |

职业暴露估算，主要指在具体的暴露场景下，职业人群对目标化学物质暴露浓度的估算，依据欧盟相关经验，推荐使用计算机估算职业暴露浓度。其中，EUSES（European Unior system for the Evaluation of substances）估计模型系统是欧盟根据化学物质风险评估技术指导性文件（technical direction document，TGD）辅助模型预测的系统。我国及日本化学物职业暴露评估均推荐采用欧盟 EUSES 模型，该模型预测职业暴露需要的信息见表 10 - 2。

表 10 - 2　EUSES 预测职业暴露需要的参数一览表

| 物质信息 | 物质性质（固体、液体、蒸气、未知） |
| --- | --- |
| | 物质生产、加工、配制过程温度 |
| | 熔点 |
| | 沸点 |
| | 蒸汽压力 |
| | 是否存在对粉尘的暴露（是、否） |
| 使用方式 | 使用方式（封闭、包含混合物、广泛分散、非分散） |
| | 过程的控制方式（全部密闭、局部通风、隔离、直接使用、直接使用并通风稀释） |
| | 每天暴露的平均次数 |

（续表）

| 皮肤接触 | 每次暴露的持续时间 |
| --- | --- |
|  | 工人皮肤接触的频率（不接触、偶然接触、间歇接触、持续接触） |
|  | 身体暴露部分（手、脸） |
|  | 物质在皮肤表面堆积厚度（厘米）；采用欧盟默认值 $1*10-1$ |
| 中间结果 | 过程控制方式（直接、非直接） |
|  | 工作场所空气中物质浓度范围/（毫克/立方米） |
|  | 工作场所空气蒸汽中物质浓度范围/（毫克/立方米） |
|  | 工作场所空气纤维中物质浓度范围/（毫克/立方米） |
|  | 工作场所空气粉尘中物质浓度范围/（毫克/立方米） |
|  | 工作单位面积皮肤表面接触物质量范围 |
|  | 每天每千克体重的皮肤接触物质潜力范围 |

## 四、风险表征

### （一）风险表征过程

职业病危害因素的识别、剂量—效应关系评估与暴露评估完成后,应给出风险表征结果。风险表征过程,主要是将目标职业病危害因素的实际环境暴露水平与其定量有害效应（剂量—效应）信息进行比较分析,当得到目标化学物质合适的预测无效应浓度（predicted no-effect concentration,PNEC）时,可与实际预测暴露浓度进行比较得出结果,即可以推算表征该职业病危害因素的职业环境风险特征/表征比率（risk characterization ratio,RCR）,从而用于判定对评估的职业病危害因素的健康风险是否得到有效制定或需要进一步监管。

### （二）风险特征比率计算

风险特征比率计算涵盖化学物质生产工艺中各工序的全部暴露过程。当经过初步评估,RCR 比值若大于 1,则应通过获得关于职业病危害因素暴露的进一步信息,对初步评估进行修正。职业病危害风险评估表征的最终目的是尽可能地使生产过程中化学性职业病危害因素的健康风险可以接受,即 RCR<1。对于不能进行定量风险表征或不能推导出暴露水平 PEC 或 PNEC 值时,则应对有害因素进行定性的风险表征。

## 第四节　运作与流程

## 一、职业健康保护的运作

职业健康保护工作需要国家、社会、企业、劳动者的共同努力,通过各种途径,促进职业健康保护的运作,从而实现为劳动者提供全面健康保护的目标。

## (一)完善职业健康相关法律、法规、标准体系

随着社会经济的发展,我国职业健康保护工作面临着新形势、新任务、新挑战,当前应首先完善职业健康相关法律、法规、标准,确保职业健康保护工作有法可依、有章可循。

借鉴国外先进经验,结合我国国情,修订我国《中华人民共和国职业病防治法》等法律、法规,制修订职业健康保护部门规章,梳理、分析、评估现有职业健康标准,以防尘、防毒、防噪声、防辐射为重点,以强制性标准为核心,研究出台更严格、有效的国家职业健康标准和保护措施,完善职业健康保护标准体系。加强对新型职业健康危害的识别、评价与控制,组织开展相关调查,研究制订规范标准,提出防范措施,适时纳入法定管理,以应对产业转型、技术进步可能产生的职业健康新问题。

## (二)创新职业健康监管模式

创新职业健康监管模式,加强职业健康监管力度。采用卫生健康部门综合监管的模式,明确责任、密切配合,建立完整的考评机制,强化事中及事后监管,加强抽查、核查及重点检查,形成职业健康保护诚信系统和黑名单制度。在职业健康危害严重的行业领域开展重点职业健康危害专项治理,开展职业健康危害治理帮扶行动,探索设立中小微型企业职业健康保护公益性指导援助平台。

强化企业的职业健康保护主体责任意识,争创健康企业。存在职业健康危害的项目从立项、建设、生产、运行等全过程引导企业自觉履行职业健康保护责任,淘汰落后的工艺、材料和设备,推广有利于保护劳动者健康的新工艺、新技术、新材料和新设备,引导企业加强职业健康危害的源头控制。

## (三)建立职业健康技术支撑体系

做好职业健康技术支撑体系的顶层设计,明确不同层级职业健康技术支撑的工作任务,探索对职业健康技术服务、职业健康检查、职业病诊断机构的业务管理和质量控制,加强行业自律,规范职业健康服务。

(1)增强国家级层面的职业健康技术支撑能力,在全国起到示范引领作用。

(2)建立健全政府举办的具有公益属性的国家、省(市)、县(区)、乡镇(街道)职业健康技术支撑体系,按照区域覆盖、合理配置的原则,明确职业健康技术支撑机构的布局、规模、功能和数量。

(3)树立大卫生、大健康的理念,将职业健康工作与"健康中国"战略紧密结合,确定国家基本职业健康服务规划,并付诸行动。

(4)将企业作为国家职业健康技术支撑体系的重要一环加以落实,充分调动并发挥企业的作用,进一步落实企业的职业健康保护主体责任。

### （四）推进职业健康信息化建设

我国职业健康保护工作由多部门协同开展，且监管对象数量庞大，数据信息繁杂，各地区、各部门、各系统之间相关数据各自独立，形成信息孤岛，难以共享。因此，有必要建立多层次、多部门的职业健康信息平台，充分利用互联网、大数据、云计算等技术做好职业健康保护工作。

以职业健康危害项目申报、职业健康专项调查和职业病报告为基础，及时全面收集职业健康技术服务、职业健康监督、职业健康检查、职业病诊断、工伤保险申报结果等相关动态信息，将这些职业健康信息与居民健康卡相结合，充分发挥大数据在职业健康危害风险评估中的重要作用，逐渐健全职业健康信息监测系统，为职业健康保护提供科学依据。

### （五）落实职业健康教育和健康促进

我国幅员辽阔，不同地区、不同行业、不同企业间存在较大差距，应按照分类指导的原则，建立全方位、多层次的职业健康教育培训体系，实施职业健康教育与健康促进。

通过现场宣教、网络培训、远程教育等形式，充分发挥各种媒介和工会组织的作用，加强对企业主要负责人、职业健康管理者、劳动者的职业健康教育，广泛宣传职业健康保护相关法律、法规、标准，普及职业健康知识，提高职业健康素养，提升职业健康的社会关注度。通过职业健康教育和健康促进工作，增强广大劳动者职业健康保护意识和保护能力，广泛动员全社会参与健康工作环境的建设。

## 二、职业健康保护的流程

职业健康保护工作坚持预防为主，防治结合的方针，建立企业负责、政府监管、行业自律、职工参与和社会监督的机制，实行分类管理、综合治理。

### （一）职业健康保护工作三级预防

（1）第一级预防又称病因预防，是从根本上消除或控制职业健康有害因素对人体的作用或损害，例如改进生产工艺和生产设备、使用防护设施或个体防护用品等，以消除或减少劳动者接触有害因素的机会。

（2）第二级预防是早期检测和诊断人体受到职业健康有害因素所致的健康损害，并予以早期治疗、干预，例如定期进行职业健康有害因素监测、对劳动者进行定期体检等，以早期发现病损和诊断疾病，进而及时预防、处理。

（3）第三级预防是积极治疗和康复，患病以后，给予积极治疗和促进康复的措施。例如，对已有健康损害的劳动者调离原工作岗位，并给予合理治疗；促进病人康复，预防并发症的发生和发展等。

## （二）职业病防治工作流程

职业病防治的工作流程如图 10-1 所示。

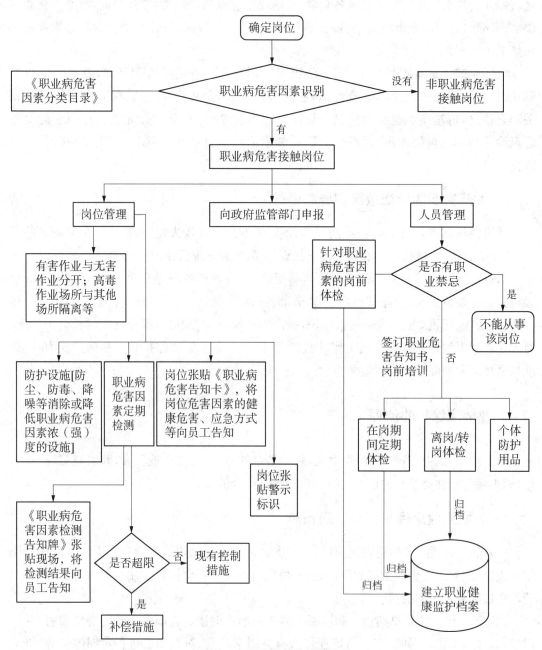

**图 10-1　职业病防治工作流程**

# 第五节 评价与指标

## 一、评价目的与意义

### （一）职业健康保护行动的评价目的

（1）确定职业健康保护行动的科学性与合理性。

（2）明确职业健康保护行动的内容与质量，以确定各项行动是否适合职业人群。

（3）确定职业健康保护行动达到预期目标的程度及其影响因素。

（4）总结职业健康保护行动的成功与不足之处，进一步完善职业健康保护措施。

（5）汇报职业健康保护行动的成果，扩大职业健康保护行动的影响力。

### （二）职业健康保护行动的评价意义

（1）职业健康保护行动的评价是行动取得成功的必要保障。通过开展评价，可以保证各项行动执行的质量，从而对有效预防和控制职业健康危害，保障劳动者职业健康权益起到积极的推动作用。

（2）职业健康保护行动的评价可以科学的说明行动的价值。通过开展评价，可以科学地说明职业健康保护行动对改善工作环境、改变健康相关行为、维护劳动者身体健康所做的贡献，明确职业健康保护行动的价值。

（3）职业健康保护行动的评价为决策者科学管理提供依据。通过开展评价，可以发现各项行动中的不足之处及影响因素，为决策者优化行动方案提供依据，使之更适合职业人群的健康保护。

（4）职业健康保护行动的评价可以使职业人群了解各项行动的效果，争取职业人群更多的关注与支持。

## 二、评价指标

职业健康保护行动的科学评价，需要制定合理的评价指标，这些指标既要满足职业人群健康保护的需求，又要符合我国经济社会发展的现况。评价指标需要涵盖政府监管、企业责任、个人参与等各方面，职业健康保护行动的主要评价指标列举如表 10-3所示：

表 10-3　职业健康保护行动的主要评价指标

| 分类 | 指标内容 | 2022 年目标值 | 2030 年目标值 |
|------|---------|-------------|-------------|
| 预期性指标 | 接尘工龄不足 5 年的劳动者新发尘肺病报告例数占年度报告总例数比例/% | 明显下降 | 持续下降 |
| | 辖区职业健康检查和职业病诊断服务覆盖率/% | ≥80 | ≥90 |
| | 工伤保险参保人数 | 稳步提升 | 法定人群参保全覆盖 |
| | 重点行业劳动者对本岗位主要危害及防护知识知晓率/% | ≥90 | ≥90 |
| 倡导性指标 | 鼓励各用人单位做好员工健康管理、评选"健康达人",国家机关、学校、医疗卫生机构、国有企业等用人单位应支持员工率先树立健康形象,并给予奖励 | — | — |
| | 对从事长时间、高强度重复用力、快速移动等作业方式以及视屏作业的人员,采取推广先进工艺技术、调整作息时间等措施,预防和控制过度疲劳和工作相关肌肉骨骼系统疾病的发生 | — | — |
| | 采取综合措施降低或消除工作压力 | — | — |
| 目标 | 重点行业的用人单位职业病危害项目申报率/% | ≥90 | ≥90 |
| | 工作场所职业病危害因素检测率/% | ≥85 | ≥85 |
| | 接触职业病危害的劳动者在岗期间职业健康检查率/% | ≥90 | ≥90 |
| | 职业病诊断机构报告率/% | ≥95 | ≥95 |

## 第六节　展望与趋势

### 一、职业健康保护的发展趋势

#### (一)关注新的职业健康问题

随着科技的进步,纳米材料、石墨烯、微电子、生物基因工程技术等行业蓬勃发展,这些新兴产业的发展带来了新的职业健康问题;此外,当前我国社会心理因素、工效学因素等所致的职业健康危害愈发严重,因工作压力过大和过劳而导致的心理问题、过劳死等也逐渐得到关注。因此,新兴产业的职业健康问题、职业工效学、职业紧张等将是今后职业健康保护工作重点关注的方向。

#### (二)加强职业健康相关的基础研究

职业健康保护工作的未来发展,首先,必须把先进的理念如全球卫生、转化医学、精准健康等运用到实际工作当中;其次,利用暴露组学、蛋白组学、分子生物学等技术发现早期职业健康损害,研究职业健康生物学效应等;最后,建立职业人群队列,探讨不同职业人群的致病规律,并验证保护措施的可行性、有效性。通过新技术、新方法的广泛应用,发现职业健康有害因素导致健康损害的证据,阐明职业健康损害的发生机制,制定科学、有效的防治策略等。

### （三）职业健康保护适宜技术的研究、推广和应用

职业健康保护工作的重要任务是治理、控制不良的劳动条件,保护劳动者的健康。控制不良的劳动条件最根本的途径是改进工艺和工程技术措施,使劳动者不接触或少接触职业健康危害因素。因此,应当重点扶持防尘、防毒、防辐射、防噪声等职业健康危害治理技术的研究与推广,加快科技成果转化应用;同时,加强国际合作,吸收、借鉴和推广国际先进科学技术和成功经验,从而提高职业健康保护的技术和能力。

## 二、职业健康保护的前景展望

劳动者是社会发展的中坚力量,是社会财富、精神文明的创造者,是历史前行的推动者。发展我国职业健康保护事业,保护劳动者的健康权益,是构建和谐社会的基础。

新时期的职业健康保护工作不仅仅是防治职业病,更是职业人群全人群、全周期的全面健康管理,它不仅要保护健康,而且要促进健康;不但要求生理上的健康,更要求心理方面的健康。健康中国战略的实施,为我国职业健康保护工作带来新的发展机遇,但我们也要清醒地看到当前我国职业人群健康面临多重疾病威胁并存、多种健康影响因素交织、机遇与挑战同在的复杂形势,我们应当理清思路,以大健康、大卫生的理念,全社会共同努力,切实推进新时期职业健康保护工作的健康发展。

---

**案例解析**　**上海市总工会大力推进"职业安全卫生防护工具包"工作**

自 2015 年起,上海市总工会积极响应全总要求,在本市生产过程中存在高温、噪声、粉尘、毒物等职业危害因素的中小企业中,推广应用国际劳工组织的职业安全卫生防护"工具包"项目。

**一、项目内容简介**

职业安全卫生防护"工具包"并非实物,它是国际劳工组织针对中小企业工作场所普遍存在的职业安全卫生问题,在收集、整理世界各国预防控制职业危害、保护劳动者安全健康的实践经验基础上,总结提炼出涵盖 9 大类 132 项技术解决方案的统称。这些方案,已经先期在发达国家和发展中国家得到广泛应用,并取得显著成效。

"工具包"是既成经验,更是"智囊"和"模板"。比照"工具包"对企业职业安全卫生进行全面评价与整改,可以高效解决生产中存在的安全卫生防护问题,提前预防各类职业危害因素。

**二、项目历史沿革**

1996 年,由国际劳工组织(ILO)和国际工效学学会(IEA)合作研发该项目。

2009年，由国际劳工组织(ILO)将该项目推介到中国。

2013年，中华全国总工会与中国疾病预防控制中心，在中国联合开展对此项目的适用性研究和立项推广。

2017年，全总在大连举办了该项目推广应用研讨会，全国18个省市总工会参加会议。

### 三、项目开展情况

2015年起，上海市总工会积极响应全总要求，在本市生产过程中存在高温、噪声、粉尘、毒物等职业危害因素的中小企业中，推广应用国际劳工组织职业安全卫生防护"工具包"项目。将其作为工会组织坚守主业主责，对劳动保护工作重点、弱点和难点的突破；作为推动解决中小企业职业安全卫生问题的新模式，以及更好地发挥"娘家人"温暖，精准服务职工及企业的有益尝试。

上海市总工会开展"工具包"项目的指导思想是：以服务企业创新转型发展需求为导向，以促进企业维护职工职业健康为目标，以深化工会参与职业病防治工作为载体，促进企业不断改善职业安全卫生和工作条件、提高劳动生产率，切实维护职工劳动经济权益。

2015年和2016年连续两年，上海市总工会将"工具包"项目列入工会服务职工实事项目，会同市应急管理局、市疾控中心等部门在全市16个区、数百家存在职业危害的中小企业中开展推广应用"工具包"工作，改善企业职业安全卫生和工作条件，并推出了《上海工会劳动保护三年行动计划(2015—2017)》，市总工会累计投入项目资金150余万元，带动试点中小企业投入资金2000多万元。

特别是非公中小企业集聚的奉贤、松江、闵行、金山等区，历经数年推广，许多中小企业的工作环境为之一新：传统站立式流水线操作、杂乱不堪的工作台、生产无安全通道、通风不良等这些中小型车间企业内的"顽疾"随着项目的推广而逐渐消失。有试点企业表示："工具包"不仅仅是一个工会安全生产的项目，它更是企业自查自纠的'比色卡'，该项目帮助企业与员工在安全生产上实现双赢的局面。

截至2016年年底，上海市列入"工具包"项目推广试点企业105家，涵盖民营、国企、外资企业中具有职业危害因素的企业，其中列入市级试点企业62家、区级试点企业43家，覆盖本市所有16个区的82个街镇及园区工会，惠及职工总数29972人。

2017年后，由于实事项目调整，不再将"工具包"项目列为年度实事项目，而是作为工会劳动保护的常规工作的一部分。鼓励各区局产业工会，督促企业承担主体责任，进一步深化推广应用，并及时汇总收集相关典型案例，通过《劳动报》对开展"工具包"项目优秀的企业进行专版宣传报道。

### 四、项目主要成效

**（一）工会组织劳动保护的监督管理作用明显提升**

上海市各级工会扎实推进"工具包"项目，加大劳动保护宣传工作，通过协调沟通、走访检查等方式，区、街镇及园区工会对中小企业劳动保护的过程监督管理意识明显提高。企业工会组织借助"工具包"项目推广工作载体，进一步凝聚职工，积极投入安全隐患查找整治工作，推进企业强化安全生产过程管理，推动企业投入资金开展生产技术革新，促进企业健全劳动保护工作机制，企业工会劳动保护监督检查作用明显。

（二）企业经营者的劳动保护管理理念明显提高

"工具包"项目的推广应用、专家的现场指导，促使企业经营者主动借鉴项目经验，将安全生产以人为本的理念运用到企业生产管理各个环节中，主动查找生产过程中的薄弱环节，投入资金不断改善职工劳动工作条件，落实技改项目，健全安全生产管理制度，加速企业对部分生产工艺的技术升级改造，逐步引入工业智能机器人、生产制造流水线等，促进企业生产效率和经营效益的双提升，如上海德惠特种风机有限公司、瑞侃电子（上海）有限公司、东芝电梯（中国）有限公司等都安排大额资金投入，改进厂房通风、除尘设备、增加物料运输设备等。

（三）职工的自我劳动保护意识明显增强

随着企业加大对"工具包"项目的推广应用，积极开展安全生产岗位操作培训，普及安全生产及劳动保护相关法律法规知识，强化日常检查。在项目推进过程中，工位吸尘设备、工位送风设备等设施设备逐步安装到位，职工切身感受到生产作业环境的改善，促使自我防护意识的不断提升，特别是在铸造、切割、焊接、油漆等岗位上的职工，劳动作业服、安全帽、耳塞、防尘口罩、防滑手套等劳动保护用品规范化使用程度明显提高。例如，上海日之升新技术发展有限公司、上海双木散热器制造有限公司等将上岗穿戴劳防用品纳入职工绩效奖惩制度后，职工的劳动防护用品穿戴从"工具包"项目推广前不足 30%，提高到现在 100%。

 **思考题**

（1）职业健康的定义是什么？

（2）简述职业健康存在的主要问题有哪些？

（3）阐述当前我国职业健康问题的主要特点。

（王祖兵　宁　勇）

# 第十一章　老年健康促进行动

## 第一节　概念与变迁

### 一、老年健康概念

#### (一) 老年人

发达国家 65 岁以上、发展中国家 60 岁以上的人称为老年人。人的老化受遗传、环境和社会生活诸方面影响而有较大的个体差异,一般来说,老年人的概念按大多数人的变化规律从生理年龄上来定义。

联合国于 1956 年将 65 岁作为老年人的划分标准,与许多国家的退休年龄一致。发展中国家人口年龄结构比较年轻,平均寿命不如发达国家长,将 60 岁作为老年人的界限。

#### (二) 老化

衰老又称老化,分生理性衰老与病理性衰老两类。这里所指的是生理性衰老,是生物体自成熟期开始,随增龄发生的、渐进的、受遗传因素影响的,全身复杂的形态结构与生理功能不可逆的退行性变化,英文称为 aging,就含有"增龄""加龄"的意思。疾病或异常因素可引起的病理性的衰老(senility),使衰老现象提早出现。

#### (三) 人口老龄化

国际上通常认为,当一个国家或地区 60 岁以上老年人口占人口总数的 10%,或 65 岁以上老年人口占人口总数的 7% 时,即意味着这个国家或地区的人口处于老龄化社会。

#### (四) 平均期望寿命

简称平均寿命(average life expectancy),是指通过回顾性死因统计和其他统计学方法,计算出一定年龄组的人群能生存的平均年数。它代表一个国家或地区人口的平均存活年龄。一般常用出生时人口的平均期望寿命作为衡量人口老化程度的重要指标。这里所说的平均期望寿命强调的是从出生时所存在的生存概率,并未考虑人的实际生活质量,因此,需将平均期望寿命和健康期望寿命进行区别。

### (五)健康老龄化

这主要是从生理和认知方面减缓衰老的进程,同时适应和弥补机体的各种变化以达到最佳的功能状态和维持正常生活能力的过程(包括生理、认知、社会和精神方面)。首先,健康老龄化是过程,而不是结局概念。Schulz 与 Heckhausen 认为健康老龄化与成功老龄化是同一个概念,与其他的研究者一样,他们认为老龄化是一个发病率下降,死亡年龄增高的过程。其次,健康老龄化的定义包括生理、认知、社会以及精神四个方面。[1]

### (六)健康期望寿命

系指去除残疾和残障后所得到的人类生产曲线,即个人良好状态下的生存年数,也就是老年人能够维持良好的生活活动功能的年限。

## 二、老年健康促进概念的变迁

### (一)国外发展

1. 美国

在美国,65 岁以上的人有 3 430 万人,约占总人口的 12.7%,85 岁以上的人有 410 万人。由于人口老龄化严重影响了经济和社会发展,美国社会高度关注人口老龄化问题,设立了管理老龄问题的机构,包括老年人问题管理署、政府老龄问题顾问委员会和社会保障总署。美国在 1965 年实施了关于老人的医疗保险和公共医疗补助制度;1999 年美国政府强调 21 世纪社会保障制度建设的重要性,主张把大部分的财政预算盈余投入到社会保障事业。

2. 澳大利亚

澳大利亚是世界上实行社会福利制度最早的国家之一,早在 1910 年社会保障制度就已经开始实施,至今其具有完备的医疗保障制度和社会保障制度,老年卫生保健体系也相对完善。"一个典型的老年加快计划将是一个以健康为基础、以病人为中心的计划,最大限度地为老年人改善健康状态、功能水平和生活安排。"这是澳大利亚老年保健的准则。澳大利亚老年护理基金由政府通过正常渠道拨给,为老年保健的实施提供了物质基础。目前,澳大利亚老年卫生保健的方式有社区服务、医院服务、护理之家和老年公寓。澳大利亚有老人护理院 1 500 所,可提供床位 75 000 张、老年公寓 1 500 所,可提供床位 65 000 张,政府每年要为这些机构提供 25 亿澳元的财政支持。

---

[1] 丁城,殷少军:《老年患者综合健康评估研究进展》,载《实用老年医学》2013 年第 27 卷第 2 期,第 160—162 页。

### 3. 日本

日本政府为解决老年人的经济、医疗和日常生活护理照料等一系列问题，建立了以年金—医疗—护理为核心的老年人福利体系和以居家养老为中心、以社区老年服务为补充的老年服务模式。此外，日本还建立了专门针对前期高龄老年人（企业退休人员，70～74 岁）和后期高龄老年人（75 岁以上）的医疗费用调节制度，从而减轻高龄老年人的医疗费用负担。

### 4. 老年人护理模式

老年人护理基本上有三种模式：以英国和瑞典为代表的长期护理服务津贴制度；以美国为代表的商业长期护理保险制度；以德国和日本为代表的社会长期护理保险制度。

## （二）国内发展

自古以来中国人重视养生保健，祖国医学在长期的实践中积累了丰富的保养身体、预防疾病、防治衰老的养生之术，为养生抗衰奠定了一定的理论基础，中医抗衰老包含起居、饮食、运动、情志、房事、药膳多方面，从日常生活入手，才能达到延年益寿，防病抗衰之目的。

新中国成立以来，我国政府高度重视老年人保健问题，1982 年成立中国老龄问题全委员会，1996 年制定《老年人权益保障法》，1999 年成立全国老龄工作委员会，2000 年制定《关于加强老龄工作的决定》。

在国家"十二五"规划中提出积极应对人口老龄化，"加快发展社会养老服务，培育壮大老龄事业和产业，加强公益性养老服务设施建设，鼓励社会资本兴办具有护理功能的养老服务机构，每千名老人拥有养老床位数达到 30 张。拓展养老服务领域，实现养老服务从基本生活照料向医疗健康、辅具配置、精神慰藉、法律服务、紧急援助等方面延伸。增加社区老年活动场所和便利化设施。开发利用老年人力资源"。

## （三）老年健康服务新时期

2017 年 10 月，随着"健康中国战略"的展开，老年健康服务模式开始发生转变。为了实现活力老化，更加重视老年期健康管理工作，各地将工作重心下沉到社区和家庭，在社区建立相对独立的老年健康管理中心，成立"人人参与"式健康互助小组；采取分层级、分病种慢性病管理，并注重失智、失能老年人的日常生活康复训练和辅具应用；政府部门开始拨付专项资金支持，增加投入，建立标准化、可共享的电子健康档案；建设专业化服务团队，提升老年期健康管理服务质量。

2019 年 11 月 5 日，我国首个《老年健康服务体系指导性意见》出台，提出到 2022 年，老年健康相关制度、标准、规范基本建立，老年健康服务机构数量显著增加，服务内容更加丰富，服务质量明显提升，服务队伍更加壮大，服务资源配置更趋合理，综合连续、覆盖城乡的老年健康服务体系基本建立，老年人的健康服务需求得到基本满足。

# 第二节　内容与特点

## 一、老年健康促进行动的主要内容

### （一）老年人健康促进影响因素

1. 经济因素

多年来，世界卫生组织及一些西方专家一致强调，导致居民健康状况差异及健康状况分布不公平的根源是经济社会地位而非病毒和病原体。经济社会地位是影响一个人健康状况和期望寿命的最具有决定性的因素，是迄今为止最广泛、最重要的健康影响因素。

2. 家庭结构与社会关系

家庭是影响老年人健康的重要因素。老年人离退休、不能从事重体力劳动后，从社会转向家庭，家庭就成为老年人物质支持、精神安慰和生活照料的主要依托。随着社会经济文化和医学水平的发展，家庭结构由过去的"大家庭结构"向"小家庭结构"转变。这种时代发展的趋势，在一定程度上削弱了家庭养老作用，增加养老负担，同时这种结构也影响着老年人的健康状况。

3. 文化程度

文化程度对老年人生活条件和健康状况影响很大。通常老年人的文化程度越高，社会地位就越高，从而带动经济收入和家庭地位也越高，其自我预防、自我保健意识也较强，健康状况也就越好。老年人文化程度高低还直接影响其参加社会活动的能力，影响着老年人的社会交往和精神生活。我国老年人文化程度普遍偏低，文盲、半文盲比例高。老年人的文化程度还具有明显的年龄、性别和地区差异，高龄、女性和农村老人文化程度更低。这就在一定程度上影响着老年人的保健意识，从而健康状况低于其他年龄组。

4. 婚姻状况

婚姻是一个家庭的基石，也是正常家庭生活的必要条件。老年人的婚姻状况存在的一个普遍现象是丧偶率比较高。许多资料表明，老年人的婚姻状况与健康状况关系十分密切，无配偶的老年人身体状况要低于有配偶的老年人，这可能是由于缺乏配偶的关怀和行为退缩引起。

5. 环境因素

环境因素一方面是指老年人生活环境中的硬件设施，如居家环境、生活及娱乐设施等；另一方面是指老年人生活的社会环境，如居住模式、社区活动等。前者容易对老年人的生理健康产生影响。老年人多数跌倒与环境危险因素有关，主要有地面潮湿或台阶倾斜等容易滑倒的因素，通道中有杂物、地面不平、楼梯过高等易绊倒的因素。以社区为基础的健康教育活动可对老年人的身体健康产生积极影响。此外，在社区成员关系和谐，邻里间很少出现矛盾的老年人拥有更高的健康水平。

### 6. 日常生活活动因素

日常生活活动(activities of daily living，ADL)是指人们为了维持生存及适应生存环境而每天反复进行的、最基本的、具有共性的活动，是评估老年人机体健康状况的主要指标之一。不同的 ADL 状况的老年人健康状况存在显著差异。ADL 是影响老年人健康状况的首要因素。ADL 是老年人维持基本生活的能力，ADL 障碍容易使老年人产生躯体疼痛、活动受限、行为改变等不适，在生活上需要更多的照护，医疗费用增加，担心预后等，致使老年人产生抑郁、消极、无用等不良情绪，影响心理健康，社交范围缩小，社会适应能力降低等。

### 7. 行为方式因素

世界卫生组织提出人的健康长寿，气候条件占 7％、医疗条件占 8％、社会因素占 10％、遗传因素占 15％、行为方式占 60％。可见，行为方式是影响老年人健康的重要外在因素之一。吸烟、喝酒、熬夜等不良生活方式对健康具有负面影响，体育锻炼、定期就餐、保证足够睡眠时间、参加社会活动、定期体检等健康的行为方式对老年人的健康具有显著的促进作用。

### 8. 遗传因素

遗传因素对遗传病的发生起到完全或部分的决定作用，常见的遗传病有高血压、糖尿病、乳腺癌等，对老人健康有着一定的影响。

### 9. 性别

性别是影响老年人健康的主要因素之一，老年人的身体健康状况会由于其年龄、性别和户籍的不同而有所差异。

### 10. 年龄

根据社会情绪选择理论，老年人倾向于关注积极向上的事件，进而情绪较为乐观，即老年人在心理健康方面较年轻人好。但随着年龄的增加，老年人身体器官功能逐渐衰退，慢性病患病率逐渐提高，生理健康呈明显下降趋势，劣于年轻人。

## (二) 老年健康行动内容

老年人健康快乐是社会文明进步的重要标志。我国是世界上老年人口最多的国家，也是人口老龄化速度最快的国家之一。截至 2018 年年底，我国 60 岁及以上老年人口约 2.49 亿，占总人口的 17.9％；65 岁及以上人口约 1.67 亿，占总人口的 11.9％。我国老年人整体健康状况不容乐观，近 1.8 亿老年人患有慢性病，患有一种及以上慢性病的比例高达 75％。失能、部分失能老年人约 4000 万。开展老年健康促进行动，对于提高老年人的健康水平、改善老年人生活质量、实现健康老龄化具有重要意义。

组织开展老年健康宣传周的活动、开展老年的健康管理、组织开展老年健康西部行动活动、实施老年心理关爱项目、创建老年友善医院、开展失能老年人的评估和综合服务工作。

"家家有老人，人人都会老，健康是保障老年人独立自主和参与社会的重要基础"，健康中国行动中在老年健康促进行动方面，从个人和家庭、社会、政府三个层面提出了 9 项指标和 23 项具体的行动内容。

#### 1. 个人和家庭层面

(1) 改善营养状况。主动学习老年人膳食知识，精心设计膳食，选择营养食品，保证食物摄入量充足,吃足量的鱼、虾、瘦肉、鸡蛋、牛奶、大豆及豆制品,多晒太阳,适量运动,有意识地预防营养缺乏,延缓肌肉衰减和骨质疏松。老年人的体重指数(BMI)在全人群正常值偏高的一侧为宜,消瘦的老年人可采用多种方法增加食欲和进食量,吃好三餐,合理加餐。消化能力明显降低的老年人宜制作细软食物,少量多餐。

(2)加强体育锻炼。选择与自身体质和健康状况相适应的运动方式,量力而行地进行体育锻炼。在重视有氧运动的同时,重视肌肉力量练习和柔韧性锻炼,适当进行平衡能力锻炼,强健骨骼肌肉系统,预防跌倒。参加运动期间,建议根据身体健康状况及时调整运动量。

(3)参加定期体检。经常监测呼吸、脉搏、血压、大小便情况,发现异常情况及时做好记录,必要时就诊。积极配合家庭医生团队完成健康状况评估、体格检查、辅助检查,了解自身脑、心、肺、胃、肝、肾等主要器官的功能情况,接受家庭医生团队的健康指导。

(4)做好慢病管理。患有慢性病的老年人应树立战胜疾病的信心,配合医生积极治疗,主动向医生咨询慢性病自我管理的知识、技能,并在医生指导下,做好自我管理,延缓病情进展,减少并发症,学习并运用老年人中医饮食调养,改善生活质量。

(5)促进精神健康。了解老年是生命的一个过程,坦然面对老年生活身体和环境的变化。多运动、多用脑、多参与社会交往,通过健康的生活方式延缓衰老、预防精神障碍和心理行为问题。老年人及其家属要了解老年期痴呆等疾病的有关知识,发现可疑症状及时到专业机构检查,做到早发现、早诊断、早治疗。一旦确诊老年人患有精神疾病,家属应注重对患者的关爱和照护,帮助患者积极遵循治疗训练方案。对认知退化严重的老年人,要照顾好饮食起居,防止走失。

(6)注意安全用药。老年人慢病发病率高,且药物代谢、转化、排泄能力下降,容易发生药物不良反应。生病及时就医,在医生指导下用药。主动监测用药情况,记录用药后主观感受和不良反应,复诊时及时向医生反馈。

(7)注重家庭支持。提倡家庭成员学习了解老年人健康维护的相关知识和技能,照顾好其饮食起居,关心关爱老年人心理、身体和行为变化情况,及早发现异常情况,及时安排就诊,并使家居环境保证足够的照明亮度,地面采取防滑措施并保持干燥,在水池旁、马桶旁、浴室安装扶手,预防老年人跌倒。

2. 社会层面

(1)关注和关爱老年人。全社会进一步关注和关爱老年人,构建尊老、孝老的社区环境,鼓励老年大学、老年活动中心、基层老年协会、有资质的社会组织等宣传心理健康知识,组织开展有益身心的活动;培训专兼职社会工作者和心理工作者。引入社会力量,为有需要的老年人提供心理辅导、情绪疏解、悲伤抚慰等心理健康服务。

(2)居家养老服务。支持社会组织为居家、社区、机构的失能、部分失能老人提供照护和精神慰藉服务。鼓励和支持社会力量参与、兴办居家养老服务。

(3)科技支撑。鼓励和支持科研机构与高新技术企业深度合作,充分运用互联网、物联网、大数据等信息技术手段,开展大型队列研究,研究判定与预测老年健康的指标、标准与方法,研发可穿戴智能老年人健康支持技术和设备。

(4)健康服务。鼓励健康服务相关企业结合老年人身心特点,大力开展健康养生、健康体检、咨询管理、体质测定、体育健身、运动康复、健康旅游等多样化服务。

3. 政府层面

（1）开展老年健身、老年保健、老年疾病防治与康复等内容的教育活动。积极宣传适宜老年人的中医养生保健方法。加强老年人自救互救卫生应急技能训练。推广老年期常见疾病的防治适宜技术，开展预防老年人跌倒等干预和健康指导。

（2）实施老年人心理健康预防和干预计划，为贫困、空巢、失能、失智、计划生育特殊家庭和高龄独居老年人提供日常关怀和心理支持服务。加强对老年严重精神障碍患者的社区管理和康复治疗，鼓励老年人积极参与社会活动，促进老年人心理健康。

（3）建立和完善老年健康服务体系。优化老年医疗卫生资源配置，鼓励以城市二级医院转型、新建等多种方式，合理布局，积极发展老年医院、康复医院、护理院等医疗机构。推动二级以上综合医院开设老年医学科，增加老年病床位数量，提高老年人医疗卫生服务的可及性。

（4）强化基层医疗卫生服务网络功能，发挥家庭医生（团队）作用，为老年人提供综合、连续、协同、规范的基本医疗和公共卫生服务。为65岁及以上老年人免费建立健康档案，每年免费提供健康体检。为老年人提供家庭医生签约服务。研究制定上门巡诊、家庭病床的服务标准和操作规范。

（5）扩大中医药健康管理服务项目的覆盖广度和服务深度，根据老年人不同体质和健康状态提供更多中医养生保健、疾病防治等健康指导。推动中医医院与老年护理院、康复疗养机构等开展合作，推动二级以上中医医院开设老年医学科，增加老年服务资源，提供老年健康服务。

（6）完善医养结合政策，推进医疗卫生与养老服务融合发展，推动发展中医药特色医养结合服务。鼓励养老机构与周边的医疗卫生机构开展多种形式的合作，推动医疗卫生服务延伸至社区、家庭。支持社会力量开办非营利性医养结合服务机构。

（7）全面推进老年医学学科基础研究，提高我国老年医学的科研水平。推行多学科协作诊疗，重视老年综合征和老年综合评估。大力推进老年医学研究中心及创新基地建设，促进医研企共同开展创新性和集成性研究，打造高水平的技术创新与成果转化基地。

（8）支持高等院校和职业院校开设老年医学相关专业或课程，以老年医学、康复、护理、营养、心理和社会工作等为重点，加快培养适应现代老年医学理念的复合型多层次人才。将老年医学、康复、护理人才作为急需紧缺人才纳入卫生人员培训规划，加强专业技能培训。

（9）加快提出推开长期护理保险制度试点的指导意见。抓紧研究完善照护服务标准体系，建立健全长期照护等级认定标准、项目内涵、服务标准以及质量评价等行业规范和体制机制。

（10）逐步建立完善支持家庭养老的政策体系，支持成年子女与老年父母共同生活。从老年人实际需求出发，强化家庭养老功能，从社区层面整合资源，加强社区日间照料中心等居家养老服务机构、场所和相关服务队伍建设，鼓励为老年人提供上门服务，为居家养老提供依托。弘扬敬老、养老、助老的社会风尚。

（11）优化老年人的住、行、医、养等环境，营造安全、便利、舒适、无障碍的老年宜居环境。推进老年人社区和居家适老化改造，支持适老住宅建设。

（12）鼓励专业技术领域人才延长工作年限，各地制定老年人力资源开发利用专项规划，鼓励引导老年人为社会做更多贡献。发挥老年人优良品行传帮带作用，支持老党员、老专家、老军人、老劳模、老干部开展关心教育下一代活动。鼓励老年人参加志愿服务，繁荣老年文化，做到"老有所为"。

## 二、老年人健康促进的特点

### （一）开展老龄化国情教育

人口老龄化是贯穿 21 世纪的基本国情，积极应对老龄化是国家的一项长期战略任务。在全社会开展人口老龄化国情教育，是贯彻落实党的十九大精神，开展积极应对人口老龄化行动的重要举措，有利于营造全社会关心、支持、参与积极应对人口老龄化的良好氛围，激发全社会增强应对人口老龄化的主动性、针对性、自觉性，对于构建政府主导、社会参与、全面行动的老龄工作大格局，确保我国老龄事业全面协调可持续发展，确保全体老年人共享改革发展成果，实现中华民族伟大复兴中国梦的宏伟目标，具有重大而深远的战略意义。

### （二）家庭、单位、社区全员参与

重视和强化家庭养老的基础作用，实施有利于家庭养老的公共政策，鼓励家庭成员赡养老人，提升家庭发展能力。加强老龄文化建设，推进老龄文化与社会主流文化的融合，建设社会主义新型孝道文化。适时降低社保缴费负担，避免老龄社会条件下企业经营运行负担过重。大力发展社区养老服务，加快建设社区日间照料中心、托老所等设施，开展多种形式的社区照料服务，通过社区、家庭、单位的共同努力满足老年人多样化、多层次的养老服务需求。

### （三）动员老年人做自己健康的第一责任人

每个人是自己健康的第一责任人，积极开展老年健康教育，充分利用老年大学、老年活动中心开展各种形式的健康保健知识宣传，普及卫生保健知识，促使老年人自觉采取有益于健康的行为和生活方式，积极参与老年人疫苗接种工作。未雨绸缪，提前规划老年生活，购买商业养老保险，为老年生活做好财务规划。

### （四）正确认知生命变化规律

随着年龄的增长，老年人的生理机能开始下降，社会地位、经济地位发生变化，面对这些现象，有些中老年人难免会产生怨恨的情绪，其实是徒增烦恼。要勇于接受逐渐衰老的事实，尊重自然规律，不能变成心理负担。面对精神衰退和身体的变化，也不要害怕，勇于接受这些变化是一种"服老"。

### （五）全生命周期参与健康管理

老年人健康管理作为国家基本公共卫生服务项目的重点内容之一，对老年人的健康生活起着重要作用。老年的健康管理并非从步入老年开始,而是在其身体健康状况良好时进行,随着年老,长期坚持后才能显现效果,具有慢而持久的特点。开展健康管理能早期发现疾病,早期开展治理,可以预防疾病的发生发展,减少并发症,降低致残及病死率,提高生命质量。其主要内容包括生活方式和健康状况评估、体格检查、辅助检查和健康指导。

# 第三节 运作与流程

## 一、老年人健康管理

### (一)老年人健康管理

#### 1. 经常性健康维护

服务内容包括生活方式管理和健康状况评估。通过询问,了解老年人基本健康状况、生活自理能力与吸烟、饮酒、饮食、体育锻炼等生活方式,以及既往所患疾病、目前慢性疾病常见症状与治疗情况等。

#### 2. 定期健康体检

每年进行一次较全面的健康体检,包括一般体格检查与辅助检查。告知本人或其家属健康体检结果并进行针对性健康指导,对发现确诊的原发高血压和 2 型糖尿病等患者纳入相应的慢性病患者健康管理。老人健康体检不仅要做常规的,也要做一些非常规的检查,比如动态心电等。

### (二)老年人健康管理的流程

老年人健康管理的流程如图 11-1 所示。

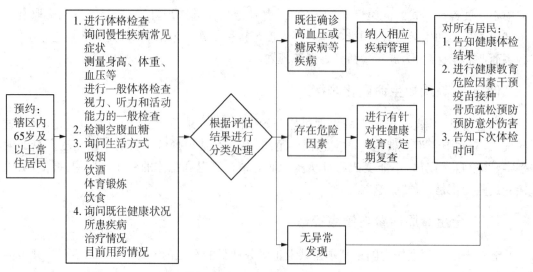

**图 11-1 老年人健康管理流程**

## 二、老年人跌倒管理

### （一）跌倒

跌倒是指一种突然意外的倒地现象。跌倒可以发生于任何年龄,但老年人更多见,女性明显高于男性(1.5:1～2:1),是因为老年女性活动少、肌力差、平衡受损、认识能力受损等因素比老年男性严重。跌倒可导致心理创伤、骨折及软组织损伤等严重后果,影响老年人的身心健康,增加家庭和社会的负担,现已成为老年临床医学中一项很受重视的课题。

### （二）老年人跌倒管理流程

老年人跌倒管理流程如图 11-2 所示。

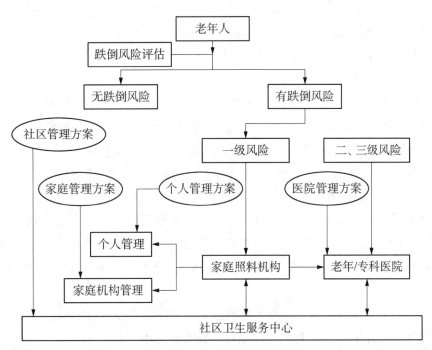

图 11-2　老年人跌倒管理流程

## 三、新冠肺炎疫情期间老年人保护

### （一）老年人个人保护

患有慢性病如糖尿病、高血压、冠心病、慢阻肺等基础性疾病的中老年人抵抗力低,在个人防护方面要注意：

（1）要增强防护意识，尽量减少外出，勤洗手。

（2）坚持按医嘱规律服药，做好日常健康监测。

（3）保持居家环境清洁：定时开窗通风，一般每天通风2次，每次30分钟左右，通风时注意保暖，避免受凉感冒。

（4）保持良好的身体状况：室内活动锻炼时，注意安全。

（5）注意每日体温检测（高于37.3℃时要立刻到医院发热门诊排查）。

（6）保持良好的心态。

（7）保持营养均衡增强抵抗力，同时避免食物油腻、过甜、过咸，要多吃粗纤维食物、多饮水。

### （二）社区防控新冠肺炎工作内容

2020年的新冠肺炎对老年人危害最大，感染率和病死率都很高，因此要加倍防范。

（1）实行网格化、地毯式管理。社区要建立新型冠状病毒感染的疫情防控工作组织体系，建设专兼职结合的工作队伍，责任到人、联系到户，确保各项防控措施得到切实落实、不留死角。鼓励社区居民参与防控活动。

（2）加强人员追踪。以社区为网络，加强人员健康监测，摸排人员往来情况，有针对性地采取防控措施。重点追踪、督促来自疫情发生地区的人员居家医学观察14天，监测其健康状况，发现异常情况及时报告并采取相应的防控措施，防治疫情输入。充分利用大数据，精准管理，追踪到位，实施医学观察，发挥街道社区干部、社区卫生服务中心医务人员和家庭医生队伍的合力，提高追踪的敏感性和精细化程度。

（3）做好密切接触者管理。发动社区网格员、家庭签约医生等对确诊病例和疑似病例的密切接触者尽心规范管理，配合疾控机构规范开展病例流行病学调查和密切接触者追踪管理，落实密切接触者医学观察措施，及时按程度启动排查、诊断、隔离治疗等程序。

（4）大力开展爱国卫生运动。加大环境卫生专项整治力度，严格对社区人群聚集的公共场所进行清洁、消毒和通风，特别要加强对农贸市场的环境治理，把环境卫生治理措施落实到每个社区、单位和家庭，防止疾病传播。

（5）加强健康宣教。要通过"一封信"等多种形式，有针对性地开展新型冠状病毒感染等传染病防控知识宣传，发布健康提示和就医指南，科学指导公众正确认识和预防疾病，引导公众规范防控行为，做好个人防护，尽量减少大型公众聚集活动，出现症状及时就诊。

### （三）社区出现病例或暴发疫情流程

社区出现病例或暴发疫情的具体流程如图 11 - 3 所示。

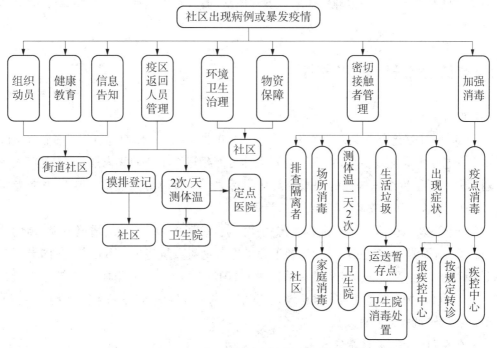

**图 11 - 3　社区出现病例或暴发疫情流程**

# 第四节　评价与指标

## 一、老年健康促进行动评价

1. 总体目标

到 2022 年和 2030 年，65～74 岁老年人失能发生率有所下降；65 岁及以上人群老年期痴呆患病率增速下降；二级以上综合性医院设老年医学科比例分别达到 50% 及以上和 90% 及以上；三级中医医院设置康复科比例分别达到 75% 和 90%；养老机构以不同形式为入住老年人提供医疗卫生服务比例、医疗机构为老年人提供挂号就医等便利服务绿色通道比例分别达到 100%。

2. 倡导性指标

加强社区日间照料中心等社区养老机构建设，为居家养老提供依托；逐步建立支持家庭养老的政策体系，支持成年子女和老年父母共同生活，推动夯实居家社区养老服务基础。

提倡老年人知晓健康核心信息,老年人参加定期体检,经常监测呼吸、脉搏、血压、大小便情况,接受家庭医生团队的健康指导;鼓励和支持老年大学、老年活动中心、基层老年协会、有资质的社会组织等为老年人组织开展健康活动;鼓励和支持社会力量参与、兴办居家养老服务机构。

## 二、老年健康促进行动评价指标

1. 结果性指标

(1) 65~74 岁老年人失能发生率/%。2015 年为 18.3%,预期有所下降。说明:降低65~74 岁老年人失能发生率,将失能的发生尽可能延迟至生命的终末期,维持老年人的功能发挥,是世界卫生组织提倡的健康老龄化目标之一。计算方法:65~74 岁失能老年人数/65~74 岁老年总人数×100%。

(2) 65 岁及以上人群老年期痴呆患病率/%。患病率为 5.56%,增速下降,预期性指标。说明:据预测,随着老龄化发展,老年痴呆患者绝对数量将呈上升趋势,我国老年期痴呆患病率将略有上升。美国老年期痴呆患病率 2012 年为 11.6%,日本 2001 年为 8.8%,韩国 2008 年为 8.1%。计算方法:抽样调查 65 岁及以上人群中,过去一年符合老年期痴呆诊断标准的人数/调查人群总人数×100%。

2. 个人和社会倡导性指标

(1) 老年健康核心信息知晓率/%。该率不断提高。说明:引导老年人掌握正确的健康知识和理念,掌握自我保健和促进健康的基本技能,增强老年群体的健康生活意识,可以强化老年人自身的健康管理意识。

(2) 老年人参加定期体检。经常检测呼吸、脉搏、血压、大小便情况,接受家庭医生团队的健康指导。

(3) 鼓励和支持老年大学、老年活动中心、基层老年协会、有资质的社会组织等为老年人开展健康活动。

(4) 鼓励和支持社会力量参与、兴办居家养老服务机构。

3. 政府工作指标

(1) 二级以上综合性医院设老年医学科比例/%。指标:2022 年≥50,2030 年≥50。说明:设置老年医学科的二级以上综合性医院比例。计算方法:设置老年医学科的二级综合性医院数/二级以上综合性医院数 * 100%。

(2) 养老机构以不同形式为入住老年人提供医疗卫生服务比例/%。指标:2022 年:93%,2030 年:100%,持续改善。说明:以不同形式为入住老年人提供医疗卫生服务的养老机构比例。计算方法:以不同形式为入住老年人提供医疗卫生服务的养老机构数/养老机构数 * 100%。

三级中医医院设置康复科比例/%:2022 年 75%,2030 年 90%。

## 第五节 展望与趋势

### 一、老年健康促进行动发展趋势

#### (一)智能养老产业进入快速发展期

国家三部委发布《智慧健康养老产业发展行动计划(2017—2020 年)》,标志着中国智能养老产业进入发展的快车道、黄金期。"十三五"期间,我国将形成具有新时代特色的智能养老产业体系,并呈现"创新、整合、应用、共享"的新趋势。智能养老技术研发、产品生产、系统集成、服务运营等领域的合作将不断深化,互联互通、共建共享、合作共赢的发展格局将基本形成。

#### (二)老年友好社区的发展

全球老龄化已经成为难以逆转的趋势,近年来,从北美到欧洲,老年友好社区已经成为老龄政策新的发展趋势,政府相关机构希望通过老年友好环境的建设,满足老年人对设施及服务的需求,以更好地应对人口老龄化带来的挑战。"老年友好社区"(age-friendly community)这一名词逐渐被地方政府、机构或学者所广泛采用。

世界卫生组织对老年友好社区的定义:"通过提供健康护理、社会参与和安全服务来提高老年人生活质量,并鼓励实现积极老龄化的社区。"老年友好社区强调当老年人个体身心机能的变化难以适应周边环境的时候,必须从社会、物质、心理等层面改善社区环境,即通过设施、服务、政策等多方面的支持,最大程度地满足社区老年人的不同需求,以增强老年人独立生活的能力。

#### (三)国内外抗衰老健康发展形势

学者艾里克·君格斯特(E. T. h. Juengst)等提出抗衰老发展趋势可分为三个阶段:最初级阶段,即通过干预衰老进程而降低患病率,从而延长人类平均寿限,而非延长人类最高寿命;中级阶段为延缓衰老进程,增加平均寿命及最高寿命;最高阶段为通过成年时逆转衰老进程而持续恢复活力及功能,增加健康寿命及青春寿命。国内抗衰老健康发展一般有三种趋势:营养抗衰老,药物抗衰老,心理抗衰老。[1]

### 二、发达国家实施老年健康行动的成功经验

《美国抗衰老医学科学院 12 点医疗卫生实战行动计划:3 年低成本高收益的健康医疗

---

[1] 国家发展和改革委员会国际合作中心健康服务产业办公室等:《中国健康服务产业发展报告(2015)》,当代中国出版社,2015,第 5 页。

卫生改革模式蓝图》是一份美国医疗改革与发展的综合计划。这份白皮书获得了全球35个专业医疗组织的支持,该书作者与签署机构认为这份白皮书可以低成本、高效益地解决医疗卫生面临的困境。抗衰老的医疗模式可以带来一些让社会显著受益的可行方法。该计划旨在显著延长人类健康寿命,与此同时,通过保护工作者的身心健康与减少功能丧失、住院以及慢性病带来的负担费用来达到经济节省的目的。主要内容如下:

(1)加强和推广医护点检测,检测设备的体检中心通过新型设备和检测技术的使用减少检测总成本,进一步降低疾病诊断难度和诊断的时间。

(2)推行衰老生物标记物和健康测量,形成生物标志物检查体系,可以较早准确地检测到冠心病、脑卒中、糖尿病等疾病,把病例的成本数量减少20%。

(3)一年进行两次综合代谢功能检测,让人们知道自己的身体状况,自觉进行自我调节和预防。

(4)24小时×7天不间断地远程医疗问诊服务。

(5)衰老干预药物的应用。

(6)干细胞、纳米技术、基因工程的推广使用。

(7)个性化的基因检测与营养基因组学应用。

(8)免费或有补贴使用健身房、Spa、排毒疗法与身体康复设施。

(9)抗衰老干预在线电子数据库的建议。

(10)免费的在线医学教育。

(11)建立抗衰老医学世界中心。

(12)为有闲阶级制订社会契约,使得他们有动力为社会做出最大贡献。

## 三、前沿技术在老年健康领域的应用

### (一)干细胞技术抗衰老

随着老龄化人口的增长,包括心血管疾病、糖尿病、神经退行性疾病等各种衰老相关疾病已成为我国居民的主要死亡原因。干细胞具有自我更新、多向分化潜能、可植入性等特征,因而成为再生医学中备受关注的领域。

干细胞技术的发展使其成为抗衰老的策略,包括造血干细胞、间充质干细胞等在内的成体干细胞,一方面参与了人体组织器官的衰老过程;一方面又是干细胞抗衰老的重要种子细胞,在相关临床试验中广泛应用。二多能干细胞尤其是iPS细胞,为获得患者特异性的干细胞提供了一个新途径,开启了病人个体化治疗的发展之路。

### (二)辨识调理体质,延缓人体衰老

体质影响人体的衰老速度及表现特征,平和体质延缓衰老,偏颇体质加速衰老。王琦教授提出了中医体质九分法:平和质、气虚质、阳虚质、阴虚质、痰湿质、湿热质、血瘀质、气郁质、特禀质。体质学说对人体生理和病理过程具有高度的概括性,适用于人体的整个生

命阶段,中老年时期的衰老过程与体质相互影响。[1]

辨识体质可以初步预测衰老的速度和表现体征,调理偏颇体质,能够延缓衰老。随着体质与衰老研究的进一步深入,更多调理体质延缓衰老的产品和方案会服务于中老年人群,为维护人类的健康、延缓机体衰老做出贡献。

### (三) 基因技术抗衰老

现代生物医学研究表明,基因是决定机体衰老的内在关键因素,外界环境因素是促进衰老的外在因素,人类的长寿是基因(内因)和外界环境(外因)共同作用的结果。基因调控下的衰老的程序性激发,启动了机体的衰老开关,开始了衰老的进程,进而细胞凋亡及机体组织器官功能细胞数量减少。因此,通过衰老相关基因检测、预知机体的衰老状态和衰老速度,采取针对性的预防和保健措施,采用可控手段,增加长寿基因表达,同时减少衰老基因的表达,将有效地进行衰老预防和疾病治疗。

---

**案例解析 1**　**陕西省铜川市应用 HRA 健康风险评估设备开展医养结合**

2017 年 8 月 28 日成立的国内首个医养结合课题组中,陕西省铜川市职业病防治院担任执行组长,该课题组联合了 5 个国家级学术平台,是以人文精神为核心,以健康预防管理、慢病中医康复、急重症医疗救治,两头延伸、三位一体为格局的课题组,为该院医养结合注入新的学术支持。同年 9 月,铜川市职业病防治院作为第一批国家级医养结合试点单位引进惠斯安普 HRA 健康风险评估系统,自此医养结合模式开始迅速发展。

国内首台功能医学检测设备 HRA 健康风险评估系统(见图 11-4),是目前国内最科学的疾病早期筛查设备,5 分 38 秒即可对全身九大系统进行全面筛查,早期预警糖尿病、心血管疾病以及肿瘤等慢性疾病风险,检测过程无痛、无创、无辐射,是健康管理的新型手段。

HRA 是将"医"和"养"结合的有效工具,通过 HRA 健康评估,根据评估结果进行针对性的干预,干预后可再次评估进行疗效对比,用数据说明效果,患者也很认可。借助 HRA 健康风险评估系统将中西医结合、中医治未病、健康教育等方式相互促进,并开展特色预防康复保健服务,以医促养、以养兴医、医养结合,发挥医养结合示范基地带动作用,受到了铜川百姓的广泛认可。

目前铜川市职业病防治院开展医养结合人文精神、工作体系、运行机制、内涵建设以及建立绿色通道及双向转诊,利用 HRA 疾病早期筛查系统给老人风险评估,制定个性诊疗康复方案,做到提前诊疗、提前预防,降低致残率和死亡率,保障了老人和群众的健康;利用中医适宜技术七时段,对老人进行中医调理、药膳、膏方进补、运动调摄、保健养生以及形成的"3+3+N"的机构养老模式和"6+6+N"的居家养老模式,使该院医养结合模式惠及百姓、服务百姓,成为名副其实的养老服务金招牌,被评为省级、国家级医养结合试点、示范单位。

---

[1] 国家发展和改革委员会国际合作中心健康服务产业办公室等:《中国健康服务产业发展报告(2015)》,当代中国出版社,2015,第 141 页。

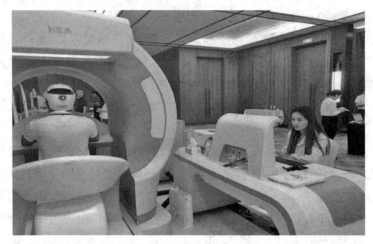

**图 11-4　HRA 健康风险评估系统**

从 2017 年开始至 2018 年,HRA 落户铜川市职业病防治院,共筛查 3 000 余例,筛查出早期肿瘤 53 例、糖尿病 216 例、心脑血管疾病 118 例、高血压 208 例,其中大多数病例通过早期干预、健康指导,得到好转。2015 年至今,因功能医学+医养结合服务模式受益的老人和患者 4 万余人次,先后 2 届荣获"全国敬老文明号",2019 年荣获省级第一批养老服务标准化示范单位等 4 项省级殊荣。

**案例解析 2**　　　　**老年健康服务高技能人才培养模式**

**一、对接城市健康养老服务体系,打造"1+N"高职人才培养模式**

上海城建职业学院是隶属上海市教委公办高职高专,目前在校生 12 000 人。作为中国最早进入老龄化社会的城市,上海从 2005 年首次提出"9073"养老模式,到 2014 年提出"五位一体"养老服务发展目标,养老服务处于快速发展阶段,但养老床位、服务需求仍然无法满足社会需要。面对养老需求的快速增长,智慧养老是解决养老人才"未备先老"的良好应对方式,同时随着社会分工的精细化,从事智慧养老服务的工作人员也应走向专业化、职业化。

(1) 对接城市健康养老体系,构建"1+N"智慧健康养老专业群。上海城建职业学院成立养老类专业建设小组,以护理(老年方向)为核心,融合老年服务与管理、健康管理、社会工作专业,建立"1+N"智慧健康养老专业群,即在智慧养老的基础上,发挥各专业特点,建立涵盖远程医疗、健康照护、全人关怀、辅具研发等内容的智慧养老专业群。智慧养老平台课程,由 4 个专业共同搭建,课程、师资、实训等条件共建共享,形成规范的专业群管理相关制度文件,全程质量控制。多维度立德树人,培养有温度的智慧健康养老服务人才;产教研医管深度融合,构建适应超大城市健康养老体系的智慧健康养老服务人才模式;开发养老服务业职业人才新标准,打造专业化智慧健康养老服务人才;建立产教融合创新基地,培养创新型智慧健康养老服务人才。

（2）在人才培养过程中,采用整合资源、建立专业群,专业群内主要开设养老类专业平台课程的方法,解决了养老类专业建设主线不明确、教学力量不集中等问题,达到教学资料共建共享,采用综合测评、外地生源贫困地区定向疏松等招生改革,因材施教的方法,解决了健康养老服务人才源头不匹配,学生对职业和专业认同感不高的问题。采用校企合作,现代学徒制培养、岗位体验及岗位实践前置、精准职业生涯规划及实施等共同育人的方法,解决了培养人才的精准岗位定位、职业发展规划不明确的问题,切实回归至培养人才的主题。

（3）专业群精准对接以居家为基础、社区为依托、机构为补充,医养相结合的养老服务体系的政府规划和国家战略,打造"四维联动、三期覆盖、二位一体、一个平台"(简称"4321")老年护理人才培养模式,实现养老专业群的跨越式发展,选择全国示范性高端智慧养老企业共建养老产业学院,建成全国养老示范性产教研用协同基地,在上海乃至全国养老产业发展中起到引领作用,最终打通产业、行业、专业三业一体,搭建居家、社区、机构智慧养老全产业链平台,提升老年人养老幸福感。在产业学院基础上,校企合作开发智慧养老类培训手册,并最终形成公开出版的校企合作教材。

（4）2019年度上海城建职业学院健康养老服务创新教学团队获得上海市高职高专院校市级教师教学创新团队立项。

**二、人才培养平台及课程**

人才培养平台及课程如图11-5、图11-6所示。

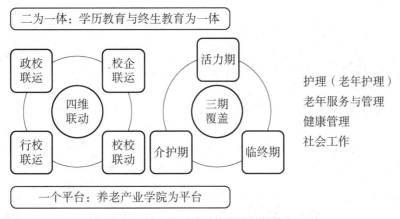

图11-5　健康与社会关怀学院智慧养老平台

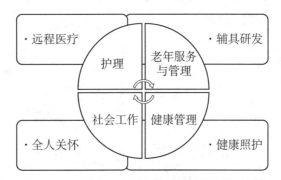

图11-6　健康与社会关怀学院智慧养老课程平台

**思考题**

（1）简述老年人健康促进的影响因素。

（2）请绘制老年人健康管理流程图。

（3）老年人健康促进具有哪些特点？

（4）阐述老年健康促进行动未来发展趋势。

（牟红安　王　浩　徐　俊）

# 第十二章 心脑血管疾病防治行动

## 第一节　概念与变迁

### 一、基本概念

心脑血管疾病是心血管和脑血管疾病的统称，主要包括冠心病、高血压、脑卒中。糖尿病、高脂血症、高黏血症、肥胖等是引起心脑血管疾病的主要危险因素。

#### （一）冠心病

**1. 定义**

冠状动脉粥样硬化性心脏病（coronary atherosclerotic heart disease）指冠状动脉发生粥样硬化病变导致血管管腔狭窄或阻塞，造成心肌缺血、缺氧或坏死而导致的心脏病，简称冠心病（coronary heart disease，CHD）。

**2. 临床分型**

临床分型包括稳定型心绞痛、非 ST 段抬高急性冠状动脉综合征（分为不稳定型心绞痛和非 ST 段抬高心肌梗死）、ST 段抬高急性心肌梗死、无症状性心肌缺血（分为 Ⅰ 型、Ⅱ 型、Ⅲ 型）、心脏性猝死。

**3. 流行病学**

冠心病多发于 40 岁以上人群，发病率城市高于农村，血脂异常、高血压、吸烟、糖尿病、肥胖、膳食不合理、缺少体力活动等是其主要危险因素。冠心病由于发病率高、死亡率高，严重危害着人类的身体健康，从而被称作是"人类的第一杀手"。

#### （二）高血压

**1. 定义**

高血压是指以体循环动脉血压（收缩压和/或舒张压）增高为主要特征（收缩压大于等于 140 毫米汞柱，舒张压大于等于 90 毫米汞柱），可伴有心、脑、肾等器官的功能或器质性损害的临床综合征。

2. 流行病学

高血压是社区最常见的慢性病,也是我国心脑血管病最主要的危险因素,70%的脑卒中和50%的心肌梗死的发病与高血压有关。据统计,全球高血压患者15亿,每年700万人死亡与高血压有关。中国高血压患者至少2亿,每年200万人死亡与高血压有关。北方人群因食盐摄入量高于南方,其高血压患病率高于南方近1倍。高血压在我国存在"三高"和"三低"的明显特点,即患病率高、死亡率高、残疾率高;知晓率低、治疗率低、控制率低,并已出现低龄化特征。

实践证明,控制高血压的危险因素、早期诊断、早期治疗及对患者进行规范化管理,可有效地预防和控制高血压,并明显减少脑卒中及心脏病事件,显著改善患者的生存质量,有效降低疾病负担。

### (三) 脑卒中

1. 定义

脑卒中俗称中风,是一组急性脑循环障碍所致的局限或全面性脑功能缺损综合征,包括缺血性和出血性脑卒中两大类。脑卒中具有高发病率、高致残率、高死亡率和高复发率及经济负担重的特点。

2. 临床分型

(1) 缺血性脑卒中(即脑梗死)是主要类型,占脑卒中患者总数的60%～70%,主要包括脑血栓形成和脑栓塞。

(2) 出血性脑卒中包括脑出血和蛛网膜下腔出血,占脑卒中病例的30%～40%。

3. 流行病学

据2011年财政部、卫健委医疗改革重大专项调查项目——"脑卒中高危人群筛查和干预"调查数据显示,我国脑卒中标化患病率约为1.82%,以此估算,我国40岁以上罹患脑卒中的人群高达1036万人;40岁以上缺血性脑卒中标化发病率约为230/10万人;新发脑卒中人数约为133.4万。

数据还显示,脑卒中患病率农村高于城市,脑卒中患者中65岁以下人群约占50%,我国脑卒中呈现严重的年轻化趋势。

### (四) 心血管疾病危险因素

心血管疾病的发生是多种不良因素长期共同作用的结果,危险因素包括高血压、高血脂、吸烟、酗酒、糖尿病、缺乏运动、不良情绪、超重及遗传因素等。

心血管疾病危险分层分为低危、中危、高危和很高危4个层次。

1. 低危的标准

收缩压在140～159毫米汞柱,或者舒张压在90～99毫米汞柱,没有任何危险因素和糖尿病、肥胖、肾脏疾病、外周血管疾病等病史。

2. 中危的标准

收缩压140～179毫米汞柱,或者舒张压90～109毫米汞柱。伴有1～2个其他的危险因素如糖尿病、肥胖、肾脏疾病等。

3. 高危的标准

血压 140~179 毫米汞柱,或者舒张压 90~109 毫米汞柱,同时伴有 3 个以上的危险因素和靶器官损害;或者收缩压大于等于 180 毫米汞柱,舒张压大于等于 110 毫米汞柱,没有其他危险因素和病史。

4. 很高危的标准

高血压合并临床并发症或者糖尿病;或者收缩压大于 180 毫米汞柱,舒张压大于 110 毫米汞柱,同时伴有 3 个以上的危险因素和靶器官损害。

## 二、心脑血管疾病防治的历史沿革

### (一) 1949—1978 年

新中国成立初期,经过长时间的战争,国家和人民饱受摧残,当时中国一穷二白,在人均收入极低,平均文化程度较低,缺乏良好的卫生习惯,饮食结构中蛋白、脂肪及膳食纤维均不足,在医疗保健体系极为有限的情况下,主要的疾病是营养性疾病和传染病。

### (二) 1979—2015 年

改革开放以后,中国经济和生活方式发生了巨大变化,中国人生产生活方式和环境生态也随之发生变化,饮食结构转变为高脂肪、高热能,低膳食纤维,疾病谱也发生了很大变化,传染病、寄生虫病、呼吸系统疾病、急性胃炎等感染性疾病患病率大幅下降,慢性病发病率逐年上升,恶性肿瘤、糖尿病、精神病、心脏病、高血压、脑血管等疾病的患病率急速增加。

### (三) 2016 至今

近年来我国心脑血管疾病防控形势依然严峻,《中国心血管病报告 2018》显示:在 2.9 亿心脑血管病患者中,脑卒中患者 1300 万人、冠心病患者 1100 万人、心力衰竭患者 450 万人、高血压患者 2.45 亿人,已成为我国居民健康的主要威胁。国务院颁发《国务院关于实施健康中国行动的意见》《健康中国行动(2019—2030 年)》,围绕疾病预防和健康促进,倡导从个人、家庭、社区、企事业单位、医疗卫生机构、政府等各个层面行动起来,将健康中国提升为国家战略。

# 第二节 内容与特点

## 一、心脑血管疾病防治行动内容

### (一) 个人行动内容

1. 知晓个人血压

18 岁及以上成人定期自我监测血压,关注血压变化,控制高血压危险因素。超重或肥胖、高盐饮食、吸烟、长期饮酒、长期精神紧张、体力活动不足者等是高血压的高危人群。建议血压为正常高值者(120～139 毫米汞柱/80～89 毫米汞柱)及早注意控制以上危险因素;建议血压正常者至少每年测量 1 次血压,高危人群经常测量血压,并接受医务人员的健康指导。

**2. 自我血压管理**

在未使用降压药物的情况下,非同日 3 次测量收缩压大于等于 140 毫米汞柱和(或)舒张压大于等于 90 毫米汞柱,可诊断为高血压。高血压患者要学会自我健康管理,认真遵医嘱服药,经常测量血压和复诊。

**3. 注重合理膳食**

建议高血压高危人群及患者注意膳食盐的摄入,每日食盐摄入量不超过 5g,并戒酒,减少摄入富含油脂和高糖的食物,限量食用烹调油。

**4. 酌情量力运动**

建议心脑血管疾病高危人群(具有心脑血管既往病史或血压异常、血脂异常,或根据世界卫生组织发布的《心血管风险评估和管理指南》判断 10 年心脑血管疾病患病风险大于等于 20％)及患者的运动形式根据个人健康和体质确定,考虑进行心脑血管风险评估,全方位考虑运动限度,以大肌肉群参与的有氧耐力运动为主,如健走、慢跑、游泳、太极拳等运动,活动量一般应达到中等强度。

**5. 关注并定期进行血脂检测**

40 岁以下血脂正常人群,每 2～5 年检测 1 次血脂;40 岁及以上人群至少每年检测 1 次血脂;心脑血管疾病高危人群每 6 个月检测 1 次血脂。

**6. 防范脑卒中发生**

脑卒中发病率、死亡率的上升与血压升高关系密切,血压越高,脑卒中风险越高。血脂异常与缺血性脑卒中发病率之间存在明显相关性。房颤是引发缺血性脑卒中的重要病因。降低血压、控制血脂、保持健康体重,可降低脑卒中风险。建议房颤患者遵医嘱采用抗凝治疗。

**7. 学习掌握心脑血管疾病发病初期正确的自救措施及紧急就医指导**

急性心肌梗死疼痛的部位(心前区、胸骨后、剑突下、左肩等)与心绞痛相同,但持续时间较长,程度重,并可伴有恶心、呕吐、出汗等症状,应让病人绝对卧床休息,松解领口,保持室内安静和空气流通。有条件者可立即吸氧,舌下含服硝酸甘油 1 片,同时立即呼叫急救中心,切忌乘公共汽车或扶病人步行去医院。

早期脑卒中发病的特点是突然一侧肢体无力或者麻木,突然说话不清或听不懂别人讲话,突然视物旋转、站立不能,一过性视力障碍、眼前发黑,视物模糊,出现难以忍受的头痛,症状逐渐加重或呈持续性,伴有恶心、呕吐。出现这种情况时,应将患者放平,仰卧位,不要枕枕头,头偏向一侧,注意给病人保暖。同时,立即拨打急救电话,尽量快速到达医院。抓住 4 小时内的黄金抢救时间窗,接受静脉溶栓治疗,可大幅降低致死率和致残率。

### （二）社会和政府行动内容

（1）鼓励、支持红十字会等社会组织和急救中心及医疗机构开展群众性应急救护培训，普及全民应急救护知识，使公众掌握基本必备的心肺复苏等应急自救互救知识与技能。到2022年和2030年取得急救培训证书的人员分别达到1%和3%，按照师生1：50的比例对中小学教职人员进行急救员公益培训。完善公共场所急救设施设备配备标准，在学校、机关、企事业单位和机场、车站、港口客运站、大型商场、电影院等人员密集场所配备急救药品、器材和设施，配备自动体外除颤器（AED）。每5万人配置1辆救护车，缩短急救反应时间，院前医疗急救机构电话10秒接听率为100%，提高救护车接报后5分钟内的发车率。

（2）全面实施35岁以上人群首诊测血压制度。基层医疗卫生机构为辖区35岁及以上常住居民中原发性高血压患者提供规范的健康管理服务。乡镇卫生院和社区卫生服务中心应配备血脂检测仪器，扩大心脑血管疾病高危人群筛查干预覆盖面，在医院就诊人群中开展心脑血管疾病机会性筛查。增加高血压检出的设备与场所。

（3）推进"三高"（高血压、高血糖、高血脂）共管。开展超重肥胖、血压血糖增高、血脂异常等高危人群的患病风险评估和干预指导，做好高血压、糖尿病、血脂异常的规范化管理。

（4）所有市（地）、县依托现有资源建设胸痛中心，形成急性胸痛协同救治网络。继续推进医院卒中中心建设。强化培训、质量控制和督导考核，推广普及适宜技术。

（5）强化脑卒中、胸痛诊疗相关院前急救设备设施配备，推进完善并发布脑卒中、胸痛"急救地图"。建设医院急诊脑卒中、胸痛绿色通道，实现院前急救与院内急诊的互联互通和有效衔接，提高救治效率。二级及以上医院卒中中心具备开展静脉溶栓的能力，脑卒中筛查与防治基地医院和三级医院卒中中心具备开展动脉取栓的能力。加强卒中中心与基层医疗卫生机构的协作联动，提高基层医疗卫生机构溶栓知识知晓率和应对能力。

## 二、心脑血管疾病防治的特点

（1）具有高患病率、高致残率、高复发率和高死亡率的特点，带来了沉重的社会及经济负担。

（2）具有相同或相似的危险因素，包括不可改变的危险因素和可以改变的危险因素。如高血压、血脂异常、糖尿病，以及肥胖、吸烟、缺乏体力活动、不健康饮食习惯等是心脑血管疾病主要的且可以改变的危险因素。

（3）具有年轻化趋势，中国18岁及以上居民高血压患病率为25.2%，血脂异常达到40.4%，均呈现上升趋势。

（4）早预防、早干预行之有效。对以上这些危险因素采取干预措施不仅能够预防或推迟心脑血管疾病的发生，而且能够和药物治疗协同作用，预防心脑血管疾病的复发。

### 三、心血管疾病的干预

#### （一）生活方式干预

（1）合理膳食：

① 每天摄入蔬菜 300～500 克、水果 200～400 克、谷类 250～400 克、胆固醇小于 300 毫克/天、食用油小于 25 克,每日饮水量至少 1200 毫升。

② 不建议出于预防心脏病的考虑开始饮酒或频繁饮酒。建议成年男性饮用酒精量小于等于 25 克/天(相当于啤酒 750 毫升,或葡萄酒 250 毫升,或高度白酒 50 克,或 38 度白酒 75 克);成年女性饮用酒精量小于等于 15 克/天(相当于啤酒 450 毫升,或葡萄酒 150 毫升,或 38 度白酒 50 克);孕妇、儿童和青少年禁忌饮酒。酒精量(克)＝饮酒量(毫升)×酒精含量(%)×0.8(酒精比重)。

③ 减少钠盐摄入,每天食盐控制在 5 克以内。

（2）规律运动：

① 每天坚持至少 30 分钟以上的中等强度有氧运动。

② 每周进行至少 2 次抗阻训练(如负重训练),每次每种运动重复 10～15 次。

（3）控制体重。超重和肥胖者在 6～12 个月内减轻体重 5%～10%,BMI 值维持在 18.5～23.9,腰围控制在男小于等于 90 厘米、女小于等于 85 厘米。

（4）戒烟：

① 每次诊室询问吸烟情况并记录在病历中,劝导每个吸烟者戒烟,评估戒烟意愿的程度,拟定戒烟计划,给予戒烟方法指导、心理支持和(或)戒烟药物治疗,定期随访。

② 对所有吸烟者加强戒烟教育和行为指导,建议应用戒烟药物辅助戒烟,减少戒断症状。

③ 避免被动吸烟。

（5）重视对就诊患者心理障碍的筛查,注重对患者的症状和病情给予合理的解释,对焦虑和抑郁症状明显者应给予对症药物治疗,或转诊至心理疾病专科门诊。

#### （二）循证药物预防

建议：服用阿司匹林 75～100 毫克/天作为存在下列任何一项的人群心血管疾病一级预防措施：

（1）糖尿病患者男大于等于 50 岁,女大于等于 60 岁,且至少伴有 1 项其他心血管病危险因素,如早发心血管病家族史、高血压、吸烟、血脂异常或白蛋白尿。

（2）高血压患者大于等于 50 岁,血压控制到 150/90 毫米汞柱以下,同时至少伴有 1 项心血管病危险因素,如糖尿病、血脂紊乱、吸烟、肥胖。

（3）合并下述三项及以上危险因素者：①血脂紊乱;②吸烟;③肥胖;④大于等于 50 岁;⑤早发心脑血管疾病家族史(男小于 55 岁、女小于 65 岁发病史)。

（4）未来 10 年心脑血管事件危险大于等于 10% 的人群。

（5）未来 10 年心脑血管事件危险 6%～10% 的人群能否获益,尚需更多的临床证据,必须仔细权衡获益风险后决定是否用药。

### （三）注意事项

（1）30 岁以下人群缺乏用阿司匹林进行一级预防的证据,故不推荐使用。

（2）80 岁以上老人获益增加,但胃肠道出血风险也明显增高,应仔细权衡获益与风险比并与患者充分沟通后决定是否使用阿司匹林。

（3）所有患者使用阿司匹林前均应仔细权衡获益与出血风险比。

（4）胃肠道出血高危患者服用阿司匹林,建议联合应用质子泵抑制剂或 H2 受体拮抗剂。溃疡病活动期或幽门螺杆菌阳性者,治愈溃疡病且根除幽门螺杆菌后应用阿司匹林。

（5）对阿司匹林过敏且不能耐受或有禁忌证者（除外胃肠道疾病）,如有应用阿司匹林进行心血管病一级预防的指征,建议氯吡格雷 75 毫克/天口服替代。

（6）不建议未来 10 年心脑血管事件危险大于 6% 的人群服用阿司匹林。

## 四、脑血管疾病的干预

### （一）高血压

（1）进一步加强宣传教育力度,努力提高居民预防脑卒中的意识,主动关心自己的血压;建议 35 岁以上（含 35 岁）者每年测量血压 1 次,高血压患者应经常测量血压（至少每 2～3 个月测量 1 次）,以调整服药剂量。

（2）各级医院应尽快建立成年人首诊测量血压制度。

（3）各地应积极创造条件建立一定规模的示范社区,定期筛查人群中的高血压患者并给予恰当的治疗和随诊。

（4）对于早期或轻症患者首先采用改变生活方式治疗,3 个月效果仍不佳者应加用抗高血压药物治疗。

### （二）心脏病

（1）成年人（超过 40 岁,含 40 岁）应定期体检,早期发现心脏病。

（2）确诊为心脏病的患者,应积极找专科医师治疗。

（3）对非瓣膜病性房颤患者,在有条件的医院可使用华法令抗凝治疗,但必须监测国际标准化比（international normalized ratio, INR）,范围控制在 2.0～3.0;对年龄超过 75 岁者,INR 应在 1.6～2.5 之间为宜;或口服阿司匹林 50～300 毫克/天,或其他抗血小板聚集药物。

（4）冠心病高危者也应服用小剂量阿司匹林 50～150 毫克/天,或其他抗血小板聚集药物。

### （三）糖尿病

（1）有心脑血管病危险因素的人应定期检测血糖，必要时测定糖化血红蛋白（HbA1c）和糖化血浆白蛋白。糖尿病的诊断标准同中国糖尿病防治指南一致。

（2）糖尿病患者应首先控制饮食、加强体育锻炼，2～3个月血糖控制仍不满意者，应选用口服降糖药或使用胰岛素治疗。

（3）糖尿病患者更应积极治疗高血压、控制体重和降低胆固醇水平。

### （四）血脂异常

（1）血脂异常，尤其合并有高血压、糖尿病、吸烟等其他危险因素者首先应改变不健康的生活方式，并定期复查血脂。改变生活方式无效者采用药物治疗。

（2）对既往有短暂性脑缺血发作（transient ischemic attack，TIA）、缺血性卒中或冠心病史，且血中总胆固醇（serum total cholesterol，TC）高于5毫摩尔/升的患者采用他汀类药物治疗。甘油三酯（TG）增高者选用贝丁酸类药物治疗。

### （五）吸烟

（1）劝吸烟者戒烟（动员吸烟者亲属参与劝说，提供有效的戒烟方法）。

（2）动员全社会参与，在社区人群中采用综合性控烟措施对吸烟者进行干预。

（3）促进各地政府部门尽快制定吸烟法规，如在办公室、会议室、飞机、火车等公共场所设立无烟区，仅在指定地点可供吸烟，以减少被动吸烟者的危害。

### （六）饮酒

（1）对不饮酒者不提倡用少量饮酒来预防心脑血管病，孕妇更应忌酒。

（2）饮酒者一定要适度，不要酗酒；男性每日饮酒的酒精含量不应超过20～30克，女性不应超过15～20克。

### （七）颈动脉狭窄

（1）对无症状性颈动脉狭窄患者一般不推荐手术治疗或血管内介入治疗，首选阿司匹林等抗血小板药或他汀类药物治疗。

（2）对于重度颈动脉狭窄（大于70%）的患者，在有条件的地方可以考虑行颈动脉内膜切除术或血管内介入治疗术（但术前必需根据患者和家属的意愿、有无其他并发症以及患者的身体状况等进行全面的分析讨论后确定）。

### （八）肥胖

（1）劝说超重者和肥胖者通过采用健康的生活方式、增加体力活动等措施减轻体重，降低卒中发病的危险。

（2）提倡健康的生活方式和良好的饮食习惯。

## 五、心脑血管疾病的危险因素

### （一）心血管疾病危险因素

**1. 高血压**

高血压是常见的心血管疾病之一，也是脑卒中、冠心病、心肌梗死和心力衰竭的主要危险因素。高血压可增加各年龄组的死亡危险，特别是增加心血管病和脑卒中的危险。

**2. 糖尿病**

糖尿病除能损害肾脏、神经系统及致盲以外，还会加剧心血管疾病的发生，80%的糖尿病患者都死于心血管疾病，因为升高的血糖毒害性很强，它可以损伤血管、加快血凝块形成、破坏血管的结构。人体血糖高于正常范围还会促进高血脂的发生，高血脂也是心血管疾病的高危因素。

**3. 吸烟**

吸烟者与不吸烟者相比，前者发生心脏性猝死的概率高 4~6 倍，发生心肌梗死的概率要比后者高 2~4 倍。烟草中的一氧化碳可与人体红细胞内血红蛋白结合，降低血红蛋白携带氧能力，还会破坏血管内膜，使其不平整，加速粥样斑块形成。烟草中毒性最大的是尼古丁，可诱发高血压，而高血压是心血管疾病的高危因素。

**4. 遗传因素**

冠心病有明显的遗传倾向，急性心肌梗死患者的一级亲属发生心肌梗死的概率比一般人群高。

**5. 超重和肥胖**

超重和肥胖是高血压发病的重要危险因素。若体脂过多集中于腹部，形成向心性肥胖，患高血压的危险性远远高于一般人群，男性腰围大于等于 85 厘米、女性大于等于 80 厘米者患高血压的危险为腰围低于此界限者的 3.5 倍。

**6. 饮酒**

大量饮酒是缺血性脑卒中的危险因素。

**7. 体力活动不足**

随着生活节奏的加快及越来越多的使用机器和交通工具，使体力活动减少，易引起肥胖、血糖升高、血脂增高。此外，较少的体育锻炼还能使心脏、血管代偿功能减退，发生冠心病。每周坚持 3~5 次、每次 20~60 分钟的有氧运动可明显减少心血管疾病的发生危险。

**8. 社会心理因素**

高血压和冠心病的发生与社会、心理因素关系密切。长期暴露于有害心理环境下，可导致持续性高血压。急躁、进取心和竞争意识强者的高血压患者显著多于普通人。

9. 高盐低钾膳食

成人每日摄入食盐1~2克即可满足生理需要。摄入过多的食盐,可导致高血压。食盐中致血压升高的成分主要为钠,膳食中的钾可对抗钠的升血压作用。钾的来源是蔬菜水果,高盐而蔬菜水果少的膳食不仅高钠低钾,而且含钙及优质蛋白也少,更加重钠的升压作用。

### (二)脑血管疾病危险因素

1. 可干预性危险因素

(1)高血压。系公认的脑血管病最重要的独立危险因素。血压越高,卒中风险就越大。高血压病人群的脑卒中危险性是正常人群的3~6倍。

(2)糖尿病。糖尿病也是脑血管病最常见的独立危险因素。糖尿病患者发生缺血性脑血管病的危险性是普通人群的2~3倍。适量运动对血糖的控制有重要意义。

(3)高脂血症。系脑血管病的重要危险因素。高血脂导致动脉管腔狭窄。

(4)心脏病。各种心脏病,如心房纤颤、急性心肌梗死等均可引起脑血管病。及时治疗心脏病可减少脑血管病的发生率。

(5)短暂性脑缺血发作。TIA既是一种脑血管病,也是一种危险因素。30%脑梗死患者在发病前曾有过TIA的病史,33%的TIA患者迟早要发展或再发生完全性卒中。

(6)颈动脉狭窄。系脑血管病潜在性危险因素。当狭窄程度加重或发生血流动力学改变时,可发生缺血性脑血管病。

(7)脑血管疾病史。曾患过脑血管疾病者的复发率明显升高。

(8)吸烟。吸烟是最容易预防的危险因素。吸烟可导致脑血管疾病的危险性与吸烟的量呈正比,最高可达到不吸烟人群的6倍。

(9)酗酒。也是最容易预防的危险因素。长期大量饮酒可引起脑动脉硬化或颈动脉粥样硬化,最终可导致脑血管病。

(10)肥胖。肥胖也是导致心脑血管疾病发生的重要因素,同样也是病死率比正常人群明显增加的重要因素之一。

2. 不可干预危险因素

(1)年龄。最重要的独立危险因素。55岁以后每增加10岁,患脑血管病发病率增加1倍以上。

(2)性别。男性脑血管病的危险性比女性高,且男性脑血管病的病死率也比女性高。

(3)遗传。家族中有脑血管病的子女发生脑血管病的可能性明显升高。

(4)种族。黑人脑血管病的发生率明显高于白种人。中国人和日本人的脑血管病发病率也明显较高。

3. 其他危险因素

高同型半胱氨酸血症、代谢综合征、缺乏体育活动、饮食营养不合理、口服避孕药、促凝危险因素等。

# 第三节　运作与流程

## 一、心脑血管疾病行动运作

### （一）组织架构

1. 卫生行政部门

国家卫健委疾控局负责项目工作的组织协调和监督管理,检查评估各项工作及经费的落实情况。省级卫生行政部门需成立专门的项目管理办公室,负责本省心脑血管疾病的筛查和干预工作的行政管理和监督,确定项目承接单位,制定工作方案及专项资金预算安排,监督质量、进度、经费使用情况等。项目所在地卫生行政部门负责制定项目实施方案,会同当地行政管理部门确定筛查对象名单,当地疾病控制中心负责组织协调现场工作,确保工作落到实处。

2. 技术执行机构

国家技术执行机构(如国家心血管疾病中心)负责技术方案设计、信息化管理平台建立、人员培训、质量考核、数据汇总分析及完成项目总体报告。省级技术支持由省级卫生行政部门和国家技术指导机构共同讨论决定,主要负责本省相关医疗服务技术支持,协助省级项目办公室进行技术培训和数据分析。

3. 项目承担单位

项目承担单位是具体执行单位,包括进行初筛、高危对象调查以及随访管理的医疗卫生服务机构,并严格按照项目行政和技术方案按时保质保量完成任务,接受上级部门的考核与评估。

心脑血管疾病行动运作结构如图 12-1 所示。

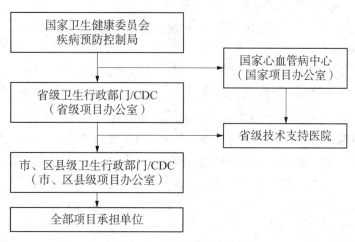

图 12-1　项目组织结构示意

### （二）筛查内容

**1. 工作计划**

确定任务目标，制订项目预计完成的时间年度、覆盖地区、预计完成筛查的人数等。

健全各项工作制度，优化资源配置，形成项目方案措施，包括电子信息平台的建设方案步骤，编撰人员培训材料。组织前期调研，监督物资准备和伦理审批，认真部署各项目点单位和工作人员的信息表。

利用心脑血管疾病筛查的项目平台，合理布点，搭建我国心脑血管病流行趋势检测网络、平台和体系，编制规范化心脑血管病公众健康宣教知识手册，项目执行过程中进一步扩大相关疾病如家族性高胆固醇血症、遗传性疾病等的识别范围，探索各方支持、多合作、可执行、可持续的心脑血管疾病管控模式，推动新型健康产业的发展。

**2. 技术方案**

所在地卫生行政部门制订项目实施方案，疾病控制中心负责组织协调现场落实及多层次培训。涉及参与社区街道居委管理人员、社区卫生服务中心人员、志愿者、二级以上医联体医疗机构人员等。具体包括初筛调查、高危对象调查和干预、随访管理等内容。通过构建信息化管理平台做好数据管理、样本管理、各环节质量控制、完善评价指标，过程中需注意潜在的风险等伦理问题。

**3. 高危人群筛查**

（1）尽可能全面收集个体健康信息，内容包括：①个人的一般情况（性别、年龄）；②家族史；③生活方式（膳食、身体活动、吸烟、饮酒）；④体格检查（身高、体重、血压）；⑤目前健康情况；⑥药物使用情况；⑦心理社会因素（家庭情况、工作环境、文化程度、有无精神创伤史）；⑧体检数据（血脂、血糖、心电图）。

（2）具有以下危险因素2项以上者，应视为脑卒中高危人群：①直系亲属中有过脑卒中或冠心病史；②患有高血压、糖尿病、高脂血症、心房纤颤或有其他的心脏疾病、颈动脉狭窄、夜间睡眠呼吸暂停综合征等其中之一的；③吸烟；④长期大量饮酒；⑤缺乏体育运动，每周不能坚持3次（每次至少20～30分钟）；⑥肥胖；⑦年龄超过50岁；⑧膳食中饱和脂肪酸或胆固醇过多；⑨男性；⑩缺血性眼病史。

（3）对于已存在冠心病危险因素的人群，视为高危人群。

**4. 高血压的筛查**

（1）筛查对象。筛查对象为辖区内35岁及以上常住居民，实行首诊测血压制度。在筛查的同时，也要注意高钠、低钾膳食者，超重、肥胖者，过度饮酒或酗酒者，长期精神过度紧张者及有高血压家族史的人群，他们属于高血压高危人群。

（2）筛查方法。血压测量是筛查高血压的主要手段。选择校准的血压计，在受试者安静休息5分钟后开始测量，测量的肢体应置于心脏水平，以柯氏音第Ⅰ时相（第1音）和第Ⅴ时相（消失音）确定收缩压和舒张压水平。妊娠妇女、严重贫血、甲状腺功能亢进、主动脉瓣关闭不全及柯氏音不消失者，可以柯氏音第Ⅳ时相（变音）为DBP。连续测量2次，每次至少间隔1～2分钟，取其平均值。

（3）筛查流程。社区高血压的筛查流程如图 12-2 所示。

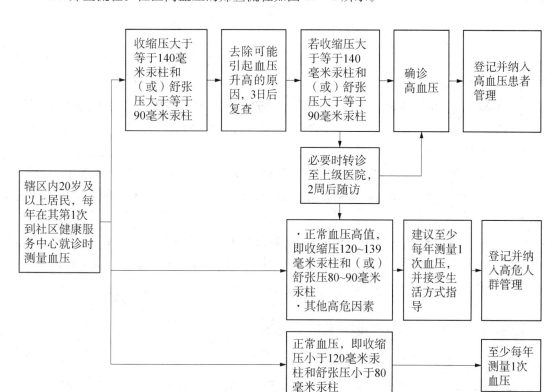

**图 12-2　高血压患者社区筛查流程**

5. 脑卒中的筛查

（1）筛查对象。筛查对象为辖区内 40 岁及以上常住居民,对高危人群重点筛查。依据以下 8 项危险因素对筛查对象进行脑卒中风险评估,确定高危人群,具有 3 项及以上危险因素,或既往有卒中/短暂性脑缺血发作病史者,为脑卒中高危人群;具有小于 3 项危险因素,但患有慢性病(高血压、糖尿病、心房颤动或瓣膜性心脏病)之一者,为脑卒中中危人群;具有小于 3 项危险因素,且无慢性病者为脑卒中低危人群。

8 项危险因素包括:①高血压病史(大于等于 140/90 毫米汞柱),或正在服用降压药;②房颤和心瓣膜病;③吸烟;④血脂异常或未知;⑤糖尿病;⑥很少进行体育活动(体育锻炼的标准是每周锻炼超过 3 次、每次超过 30 分钟、持续时间超过 1 年或从事农业体力劳动也可视为有体育活动);⑦肥胖(BMI 值大于等于 26);⑧有卒中家族史。

（2）筛查内容。主要包括危险因素初筛、实验室检查、体格检查和颈动脉超声检查等。

（3）筛查方法:① 体格检查;病史采集有无脑卒中或短暂性脑缺血发作的症状,既往高血压、血脂异常、糖尿病及心脑血管病史、吸烟、饮酒、饮食、生活习惯、家族性心脑血管病史等。测身高、体重、腹围、双上肢血压、听颈部血管杂音及神经系统体格检查等。② 实验室检查:根据病史、体征及既往有异常指标,进行血糖、血脂、同型半胱氨酸等实验室检查。③ 脑颈部血管超声检查:颈部动脉超声检查,以判断颈部血管狭窄病变的程度和范围。

### （三）筛查干预和流程

**1. 筛查**

（1）对符合筛查条件的人员开展脑卒中高危人群的筛查及风险评估。

（2）经风险评估为非脑卒中高危人群或无慢病史者，倡导健康生活方式，包括健康饮食、适量运动、避免肥胖、戒烟限酒等，建议定期体检；对有慢病史者，根据相关疾病诊治指南给予干预和定期随访。

（3）对筛查出的脑卒中高危人群或有短暂性脑缺血发作或既往有脑卒中病史者，进一步开展相关项目的实验室检查、体格检查及颈动脉超声检查，开展针对性的干预指导和定期随访。

（4）对筛查出的疑似脑卒中、短暂性脑缺血发作患者或颈动脉狭窄大于等于50%的患者，转诊到上级医院进行规范化诊治；治疗结束后，转至社区卫生服务机构或乡镇卫生院，开展定期随访和规范化干预管理。

**2. 流程**

（1）高血压患者社区筛查流程（见图12-3）。

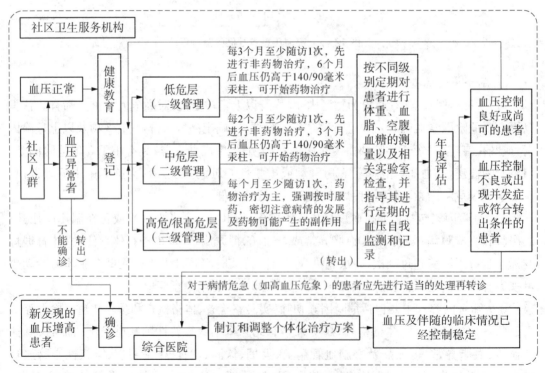

图 12-3 社区高血压综合防治管理流程

（2）社区高血压综合防治管理流程。

（3）冠心病患者社区筛查防治流程（见图 12 - 4）。

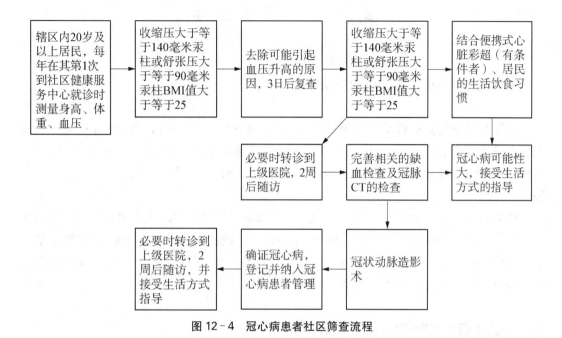

**图 12 - 4　冠心病患者社区筛查流程**

（4）脑卒中高危人群筛查与干预流程（见图 12 - 5）。

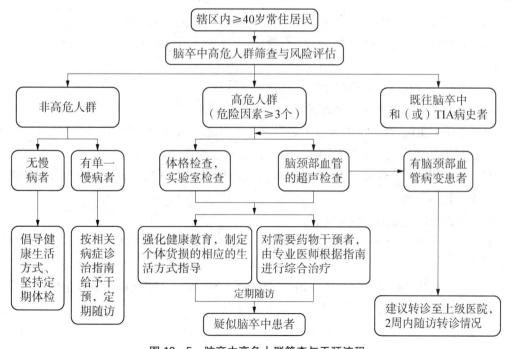

**图 12 - 5　脑卒中高危人群筛查与干预流程**

## 第四节　评价与指标

### 一、心脑血管疾病防治行动的评价体系

开展心脑血管防治行动的效果评价,包括开展社区血压、血糖、血脂、肾功能等心脑血管疾病相关检测服务能力标准化建设;加强综合防治适宜技术研制和应用,向居民提供风险评估、健康教育、疾病及其并发症筛查、随访管理、分级诊疗、综合干预等服务。

落实心脑血管急性事件登记报告制度。巩固医防融合脑卒中预防与救治体系,规范胸痛中心和脑卒中中心建设与管理,加强市、区两级救治能力建设,动态更新发布胸痛、脑卒中"急救地图"。其中,近期效果评估是至 2022 年,基本实现社区心脑血管疾病危险因素标准化检测,巩固完善脑卒中综合防治体系。

### 二、心脑血管疾病防治行动的评价指标

(1) 到 2022 年和 2030 年,心脑血管疾病死亡率分别下降到 209.7/10 万及以下和 190.7/10 万及以下。

(2) 30 岁及以上居民高血压知晓率分别不低于 55% 和 65%。

(3) 高血压患者规范管理率分别不低于 60% 和 70%;高血压治疗率、控制率持续提高。

(4) 所有二级及以上医院卒中中心均开展静脉溶栓技术。

(5) 35 岁及以上居民年度血脂检测率不低于 27% 和 35%。

(6) 乡镇卫生院、社区卫生服务中心提供 6 类以上中医非药物疗法的比例达到 100%,村卫生室提供 4 类以上中医非药物疗法的比例分别达到 70% 和 80%。

(7) 鼓励开展群众性应急救护培训,取得培训证书的人员比例分别提高到 1% 及以上和 3% 及以上。

(8) 提倡居民定期进行健康体检。

(9) 18 岁及以上成人定期自我监测血压,血压正常高值人群和其他高危人群经常测量血压。

(10) 40 岁以下血脂正常人群每 2~5 年检测 1 次血脂,40 岁及以上人群至少每年检测 1 次血脂,心脑血管疾病高危人群每 6 个月检测 1 次血脂。

## 第五节 展 望 与 趋 势

### 一、发达国家地区心脑血管疾病防治先进经验

#### (一)美国经验：莱明翰心脏研究概况

1. 课题

弗莱明翰心脏研究是一个长期、持续的心血管研究，于1948年研究开始，原始队列选择了无明显心血管疾病的症状或无心脏病发作史或中风史的马萨诸塞州弗莱明翰镇的30～62岁的男性和女性总计5 209人。研究一直持续至今，1971年增加了后代队列，1994年增加了全方位队列，2002年增加了第三代队列，2003年增加了一个新的后代配偶队列，并在2003年增加了一个第二代全方位队列。

多年来，通过仔细监测弗莱明翰研究人口，研究发现了导致心血管疾病的主要危险因素，如血压、血液中甘油三酯和胆固醇水平、年龄、性别、心理因素等。其他慢性疾病的危险因素，如老年痴呆症也已展开并将继续进行调查。此外，物理性状和遗传模式之间的关系也正在研究中。

2. 主要研究结果

(1) 20世纪60年代：吸烟、高血压、高胆固醇和肥胖会增加患心脏病的风险。运动则能降低患心脏病的风险。

(2) 20世纪70年代：血压升高会增加中风的风险。和绝经前妇女相比，绝经后妇女患心脏病的风险增加。心理因素也会影响心脏病的发生。

(3) 20世纪80年代：高水平的高密度脂蛋白能降低患心脏病的风险。

(4) 20世纪90年代：左心室肥厚增加中风风险。血压进行性升高会导致心力衰竭。并发布了弗莱明翰风险指数，能够准确预测未来10年内的冠心病事件。在40岁时，男性冠心病的发病风险是50％，女性则为33％。

#### (二)芬兰经验

芬兰的防治体系基于创造健康的环境、建立健康的生活方式、提供优质的卫生服务及行为危险因素监测几方面着手。

在创造健康的环境方面：颁布一系列关于食品生产、禁止烟草广告等政策法规；调动社区可利用资源，动员社区组织、卫生服务提供者、居民个人及家庭共同参与。在建立健康的生活方式方面：制定居民膳食指南以及学校等特定场所膳食标准，督导食品企业增加低脂奶产品、高纤维低盐面包等健康食品生产。提出"胆固醇项目""芬兰行为改变模式"营养干预计划。在提供优质的卫生服务方面，有着较为成熟的基础医疗体系，由全科医生和经过

专业培训的公共卫生护士来完成,包括高危人群筛查、健康教育、健康体检、各类健康竞赛活动等,同时社会媒体给予高度的关注与宣传。在行为危险因素监测方面,针对吸烟、饮酒、身体活动等主要行为危险因素,建立基于居民身份证编号的健康信息数据库。

### (三)日本经验

日本针对该类疾病的危险因素较早提出了"生活方式疾病"的概念,早在 20 世纪 80 年代防控策略逐渐从二三级预防转向更加关注个人生活习惯改变及健康促进的一级预防。

一是日本防控策略在法律框架下运行,1983 年颁布了《老人保健法》,随之《健康增进法》《介护保险法》《高龄者医疗确保法》等相继颁布实施。比如,医疗保险公司委托医疗机构或公司对 40～74 岁的投保人每年实施健康检查,均有国家统一立法,各地方自治体统一实施。

二是多部门联防联控,卫生、社会福利、教育、社会团体共同参与,从不良生活习惯的纠正,倡导健康营养饮食、身体活动运动、控制体重、限盐等方面开展日本国民健康促进运动。

三是依据数据支持的防控效果评估,对国民的生活行为方式、营养状况、行为危险因素水平进行调查并建立数据库,通过调查评价制定下一步防控重点。

## 二、心脑血管疾病防治医疗先进技术

### (一)基因检测技术

基因检测有助于预测心脑血管病发生和发展机制、检测药物治疗效果,从而提高心脑血管病个体化预防、诊断与治疗水平。应用基因多态性检测综合考虑抗血小板治疗、权衡患者自身出血与血栓危险因素,制定合理的抗血小板药物治疗方案,使患者预后有更多获益。在缺氧、缺血、缺血再灌注损伤、炎症反应、局部结构改变等微环境下,进行间充质干细胞预处理调节基因表达、经转染实现基因修饰等的研究,对提高间充质干细胞移植效率并增强对缺血缺氧环境的耐受,可为挽救心肌梗死患者不可逆细胞损伤带来希望。

### (二)干细胞技术

由于干细胞能自我复制,能够分化成其他的组织细胞,在心血管领域,由于心肌细胞坏死不能再生,希望由干细胞分化出来的新的心肌细胞来代替其功能,使心肌梗死坏死的心肌细胞和目前状态下已经严重受损的心肌细胞可以用再生的新的心肌细胞来代替其工作,最终心脏就有全新的功能,可以认为是心脏的再生。损伤心肌的细胞修复将是心脏病学领域发展的重要方向,在争议声中干细胞移植治疗心肌梗死研究将继续发展,并且对采用的细胞类型、制备方法、细胞数量、移植途径及时间等做进一步研究。

### （三）细胞重编程技术

谱系重编程技术指成熟体细胞可以通过外源转录因子的导入，直接重编程为其他类型的体细胞或祖细胞。细胞重编程技术是一项巨大的科学突破，其应用前景十分广阔。成纤维细胞是心脏组织的支持性细胞，心肌梗死后成纤维细胞转移至损伤部位并大量增殖形成瘢痕组织从而参与心肌组织重建，以避免心脏破裂。

### （四）功能医学技术

功能医学作为 21 世纪主流医学——预防医学的重要组成部分，是一种从根本上找出疾病源头的新兴医学，经过 30 余年的发展，已具备较完整深厚的科学基础，注重提倡健康的维护，利用各种特殊功能性检查来了解个人体质的独特性，再依据结果设计一套"量身定做"式的治疗或保健计划，是以科学为基础的保健医学。目前已经在抗衰老、疾病诊断、慢性病治疗、体检应用、中医结合、毒理研究等医学健康领域得以发展，像心脑血管疾病从某种意义上说都是慢性病，非短期形成，一般不会瞬间危及生命，功能医学的发展必使这些慢病的预防管理成为主流。未来的医学趋势一定是临床医学与功能医学的统一结合。

## 三、智慧技术在心脑血管疾病防治行动中的应用

### （一）应用云计算机平台和物联网技术

云计算机平台和物联网技术可为远程心电监护系统提供更稳定的、更强有力的技术支持，缓解看病难的医疗现状，应用区域心电网络系统，可促进实施分级医疗、双向转诊等制度，从整体上降低社会医疗成本，解决心血管病的初步筛查、初步诊断、紧急情况快速救治等问题。应用远程心电监测进行心律失常、急性心肌梗死的院前诊断、慢性心力衰竭患者的院外管理，以及对急性心肌梗死心脏康复患者的院外监测等，将在心血管病的早期发现和防治方面发挥积极的作用。运用穿戴设备、人工智能及 5G 技术推进个体化心血管相关健康指标连续、动态、实时的监测，实现个性化的健康指导和风险预警，推动数据驱动的全链条、全生命周期的个体化疾病防治实践。

### （二）精准医疗

精准医疗以个体化医疗为基础，随着基因组测序技术快速进步以及生物信息与大数据科学的交叉应用而发展起来的一种新型医学概念与医疗模式。建立精准医疗的思维模式，利用基因组学、蛋白组学、转录组学、影像学技术、生物标志物的快速检测技术以及云计算、大数据分析、计算机存储技术等为心脑血管病的精准诊疗提供技术保障。

## 四、最新社区防控心脑血管疾病流程

### （一）社区高血压健康管理流程

社区高血压健康管理流程如图 12 - 6 所示。

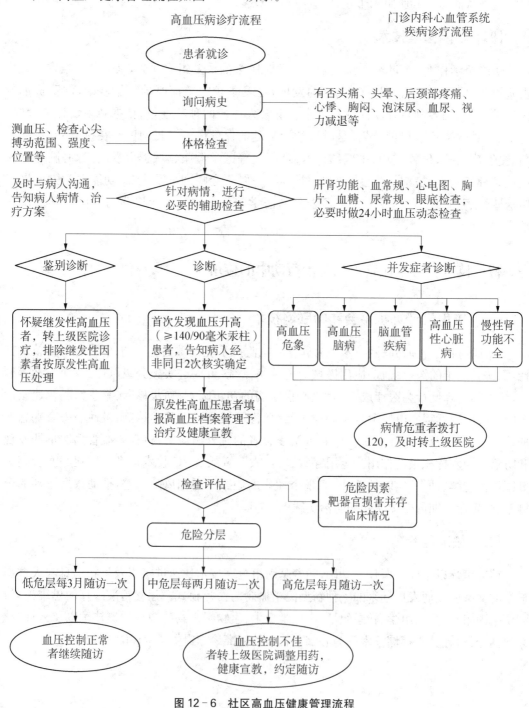

**图 12 - 6　社区高血压健康管理流程**

## （二）社区冠心病健康管理流程

社区冠心病健康管理流程如图 12 - 7 所示。

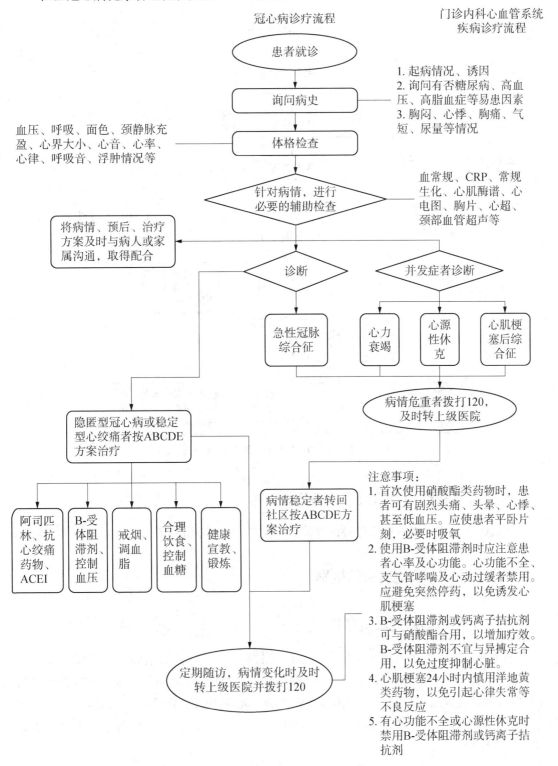

**图 12 - 7　社区冠心病健康管理流程**

### （三）社区心房颤动健康管理流程

社区心房颤动健康管理流程如图 12-8 所示。

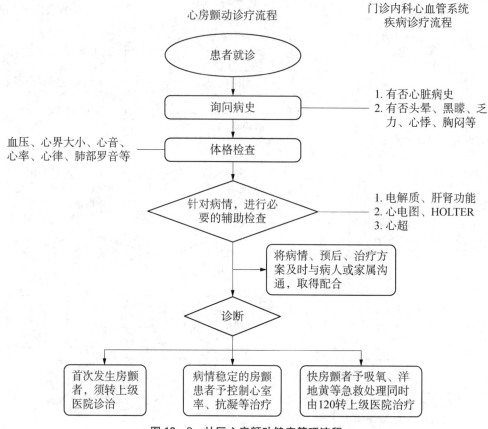

**图 12-8 社区心房颤动健康管理流程**

### （四）社区缓慢性心律失常健康管理流程

社区缓慢性心律失常健康管理的具体流程如图 12-9 所示。

## 五、心血管疾病和新冠肺炎的区别

### （一）冠心病与新冠肺炎区别

典型的心绞痛主要表现为突发心前区压榨性疼痛或憋闷感；不典型心绞痛部位不典型，性质不典型，可以晕厥或气促为首发症状。如果症状持续时间超过 30 分钟，伴有濒死感，安静休息或含服硝酸甘油症状不能缓解则提示心肌梗死。需要注意的是，新冠肺炎可能会诱发和混淆急性心梗的典型症状和表现，需引起重视。心绞痛和新冠肺炎的区别如表 12-1 所示。

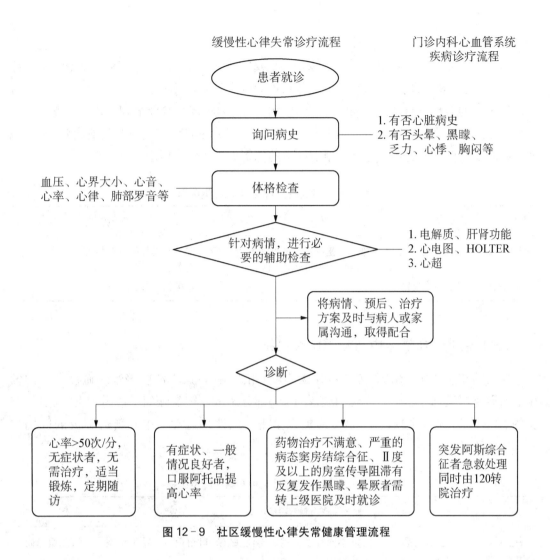

图 12-9　社区缓慢性心律失常健康管理流程

表 12-1　心绞痛和新冠肺炎区别

| | 心 绞 痛 | 新冠肺炎 |
|---|---|---|
| 临床表现 | 典型表现：突然出现心前区压榨性疼痛或憋闷感，一次发作时间 3～10 分钟不典型表现：颈部、咽部或下颌部、上腹部、背部、上肢放射痛；或出现胸闷、憋气，气促，咽喉部阻塞感，恶心呕吐，晕厥 | 症状缓慢出现,咳嗽、胸闷、憋气,气促、胸痛,症状为持续性 |
| 诱发因素 | 劳累、情绪激动、饱餐后、天气寒冷 | 无明确诱发因素,家中有人类似发病 |
| 缓解因素 | 部分患者安静休息或含服硝酸甘油后可缓解 | 与休息无关,硝酸甘油无法缓解 |

## （二）急性左心衰与新冠肺炎区别

有基础心脏疾病,如冠心病、高血压、心肌病、心脏瓣膜病、心律失常等疾病的患者应注意以下症状：出现呼吸困难、平躺时呼吸困难明显,需要半卧位或坐位才能缓解呼吸困难、咳嗽也与体位有关,平卧位咳嗽明显,严重时咳粉红色泡沫痰、呼气有喘鸣音、脸色苍白、大汗淋漓、心跳加速、四肢皮肤湿冷、头晕、意识模糊等。

对于慢性心衰的患者,在显著呼吸困难和(或)水肿加重之前,常会有前驱症状:不明原因的疲乏、无法解释的活动能力(体力)下降、夜间阵发性呼吸困难。但要注意,上述症状可为新冠肺炎的表现所掩盖。早期的心衰的生物学标志物:BNP/NT-proBNP 可明确。

老年患者感染新冠病毒可以不发热,因此,应密切关注咳嗽或气短等其他症状,密切观察必要时及时就医。急性左心衰和新冠肺炎的区别如表 12-2 所示。

表 12-2　急性左心衰和新冠肺炎区别

|  | 急性左心衰 | 新冠肺炎 |
| --- | --- | --- |
| 呼吸系统 | 与体位相关呼吸困难:端坐呼吸、夜间阵发性呼吸困难;与体位相关的咳嗽、咳粉红色泡沫痰 | 与体位无关的呼吸困难、咳嗽,咳痰、痰带血丝或咯血 |
| 其他表现 | 下肢水肿、腹胀 | 无水肿、腹泻、纳差 |

### (三)急性缺血性卒中与新冠肺炎区别

突发的眩晕、呕吐、晕厥、单侧肢体无力,口角歪斜,口齿不清应警惕缺血性卒中的发生。有研究报道,此次新冠肺炎感染患者中,一部分患者以突发吐词不清为首发症状,伴有头痛、意识障碍、四肢酸痛、无力等,应加以重视。急性缺血性卒中和新冠肺炎的区别如表 12-3 所示。

表 12-3　急性缺血性卒中和新冠肺炎区别

|  | 急性缺血性卒中 | 新冠肺炎 |
| --- | --- | --- |
| 头面症状 | 突发头痛,恶心呕吐,或不同程度的神志不清、眩晕、口角歪斜 | 精神稍差、头痛、意识障碍 |
| 视力障碍 | 单侧或双侧视力丧失或模糊 | 无 |
| 肢体症状 | 单侧肢体麻木无力,或共济失调,走路不稳,左右摇晃不定,动作不协调 | 四肢酸痛、四肢无力 |
| 语言障碍 | 说话含糊、口齿不清,或理解语言困难 | 极少突发吐词不清 |

## 六、不断完善心脑血管疾病防治体系建设

针对心脑血管疾病的防治行动是全社会的责任,需要建设自上而下、集中统一、科学规范、联防联控的综合治理体系,将疾病的预防、筛查、诊断、治疗、康复无缝隙链接才能做到完整的健康管理。比如,心脏康复技术是 21 世纪初在我国刚刚起步,围绕着运动、营养、心理(包括睡眠)、戒烟限酒、用药五大处方的综合干预策略,它的一期二期三期康复分别在大医院的病房、门诊、社区进行,而长期的社区家庭康复更是减少复发、住院、手术及死亡等终点事件的关键因素。在欧美一些发达国家,复发住院患者没做心脏康复则不予或影响报销

医疗费用,并纳入医师的考核。因此,我国心脑血管疾病的预防与康复迫切需要向基层(社区和乡镇)推广普及,形成以"人民健康为中心"探索上下联动、双向转诊、远程医疗、智慧医疗、各届参与、齐抓共管的大好局面。

**案例解析** 上海徐汇区某服务中心—医联体医院—社会联动筛查心血管疾病典型案例

### 一、背景

心血管疾病已成为威胁我国居民健康的首要疾病,是我国面临的重大公共卫生问题之一,已成为我国居民健康的主要威胁。为将社区防控工作进一步前移下沉,精准聚焦于从人群中检出的心血管疾病高危对象,努力取得"不得病""少得病""无重病"的防控效果,使健康管理工作从高危人群到患病人群,实现早预防、早诊断、早干预,推进防控工作有条不紊、有的放矢,以"最小花费"取得最佳防控效果,切实降低心血管疾病的沉重负担。上海市徐汇区龙华街道社区卫生服务中心落实中央财政转移支付地方卫生计生项目"国家心血管病高危人群早期筛查与干预"。

### 二、内容

项目管理:所在地卫生行政部门制定项目实施方案,疾病控制中心负责组织协调现场落实及多层次培训。涉及参与社区街道居委管理人员、社区卫生服务中心人员、志愿者、二级以上医联体医疗机构人员等。

初筛调查内容:通过初步询问心血管健康状况,测量血压、身高、体重、腰围、呼气峰流速、指尖快速血糖和血脂检测等,了解筛查对象心血管病相关危险因素情况,评估心血管病风险,确定心血管病高危对象。

数据管理:项目信息化管理平台。

样本管理:按要求采集静脉血和中段尿,剩余样本作为中心校验样本。

质量控制:上级卫生行政部门,疾病预防控制中心负责点质控、审核。

评价指标:初筛完成率、高危对象完成率,高危对象干预率、短期随访率及面访率,长期随访及面访率,结局事件收集完成率。

伦理问题:潜在风险、风险最小化、潜在利益等。

### 三、过程

初筛对象入选标准:年龄在 35～75 岁的居民(1942 年 1 月 1 日至 1982 年 12 月 31 日之间出生),筛查对象为龙华街道常住居民,即筛查前 12 月内在本街道居住 6 个月以上的居民,自愿参加且签署知情同意书。

初筛对象的调查:工作人员根据身份证信息确认其是否符合入选标准,登记姓名、性别、身份证号、联系电话、家庭住址等信息。签署知情同意书:坚持知情同意和项目自愿原则。项目工作人员必需清楚告知筛查对象目的、潜在风险及利益。说明要进行指尖化验血糖血脂,一旦纳入高危进行血生化等检查。

信息登记:给筛查对象分配初筛编码,进行包括姓名、性别、文化、职业、婚姻状况、联系方式等基本信息的采集登记。

初筛调查：询问心血管健康状况，测量血压、身高、体重、腰围、呼气峰流速、指尖快速血糖和血脂检测等，了解筛查对象心血管病相关危险因素情况、吸烟饮酒、既往史等。

判断是否高危：根据信息系统自动判断是否为高危（向非高危对象说明筛查已完成）。

高危对象调查：对心血管健康状况详细询问，包括烟酒、活动、膳食、疾病史、家族史、女性月经史、生活质量评估等，转诊医联体医院进一步生化检查、心电图、心脏超声、颈动脉彩超检查。

高危对象干预：包括生活方式干预建议、心血管病的一级预防、心血管病的二级预防。需要确诊治疗的，及时转诊上一级医联体医院。

高危对象的随访管理：短期随访管理（调查及干预3个月后，再评估健康状况和终点事件收集，再提供干预建议防治措施）和长期随访管理（再3个月之后，每年对全部高危对象进行1次随访，了解高危对象的发病预后，心血管疾病危险因素控制情况，终点事件收集）。

## 四、效果

社区2018年度完成筛查对象1168例，筛检出心血管疾病高危人群261名，占筛查人群的22.3％，对高危对象按期进行短期和长期随访、综合干预等。基本完成既定工作目标，初步得出本社区心血管病高危人群流行现状，规范了社区卫生服务机构心血管疾病管理流程技术，增强了全科技能，并初步形成了项目实施和质量控制体系，探索应用大型公共卫生服务项目的电子信息化综合管理体系，为上层建立大型数据库及政府和行业的循证决策水平提供可靠基础数据和证据。

 **思考题**

（1）心脑血管疾病防治行动的评价指标有哪些？

（2）如何进行心血管疾病的社区干预措施？

（3）脑卒中早期筛查的意义及内容是什么？

（4）目前心血管疾病防治先进技术有哪些？

（陈碧华　李　擎）

# 第十三章　慢性呼吸系统疾病防治健康行动

## 第一节　概念与变迁

### 一、基本概念

慢性呼吸系统疾病（chronic respiratory disease，CRD）是以慢性阻塞性肺疾病（慢阻肺）和支气管哮喘（哮喘）等为代表的一系列疾病。

我国 CRD 发病率高、危害大，且控制率低，管理水平亟待提高。呼吸系统慢性病管理（chronic respiratory disease management，CRDM）是指组织呼吸专科医生、药师及护理人员为 CRD 患者提供全面、连续、主动的管理，以达到促进健康、延缓疾病进程、减少并发症、降低伤残率、延长寿命、提高生活质量并降低医药费用等目的的一种科学管理模式。

#### （一）慢性阻塞性肺疾病概念

慢阻肺（chronic obstructive pulmonary disease，COPD）是一种常见的、可预防和可治疗的异质性疾病，以持续呼吸症状和气流受限为特征，通常是由于暴露于有毒颗粒或气体引起的气道和/或肺泡异常所致，并受到宿主因素如肺发育异常的影响，合并症可增加慢阻肺的致残率和死亡率。

#### （二）支气管哮喘的概念

哮喘是由多种细胞包括嗜酸粒细胞、肥大细胞、T 淋巴细胞、中性粒细胞、平滑肌细胞、气道上皮细胞等及细胞组分参与的气道慢性炎症性疾病。其临床表现为：反复发作的喘息、气急、胸闷或咳嗽等症状，常在夜间及凌晨发作或加重，多数患者可自行缓解或经治疗后缓解，同时伴有可变的气流受限和气道高反应性，随着病程的延长可导致一系列气道结构的改变，即气道重塑。近年来认识到哮喘是一种异质性疾病。

## 二、慢性呼吸系统疾病防治的变迁

2009 年,卫生部印发了《国家疾病公共卫生服务规范(2009 年版)》,将高血压、糖尿病等慢性病纳入国家基本公共卫生服务项目,主要由社区卫生服务机构、乡镇卫生院和村卫生室等基层医疗卫生机构开展健康教育和健康促进,以及高血压、糖尿病等慢性病的规范化管理。

2012 年,卫生部等 15 个部门联合制定了《中国慢性病防治工作规划(2012—2015 年)》,提出"到 2015 年,40 岁以上慢性阻塞性肺病患病率控制在 8% 以内"的目标;2014 年,国家卫生计生委办公厅印发的《中国居民慢性病与营养监测工作方案(试行)》,提出"掌握我国不同地区、不同年龄及不同性别居民高血压、糖尿病、慢性阻塞性肺病等主要慢性病的患病或发病现况"的目标,并将慢阻肺纳入国家慢性病监测体系,抽取 125 个点开展中国居民慢性阻塞性肺病监测试点,慢阻肺逐渐开始引起国家的重视。2019 年 7 月 9 日,健康中国行动推进委员会印发《健康中国行动(2019—2030 年)》,慢性呼吸系统疾病防治行动是 15 项重大行动之一。该行动主要针对慢性阻塞性肺疾病、支气管哮喘的主要预防措施和膳食、运动等方面,给出指导建议,并提出社会和政府应采取的主要举措。

## 第二节  内容与特点

## 一、慢性呼吸道疾病早发现

慢阻肺为世界"四大慢病"之一,影响着全球约 10.1% 的 40 岁以上人口。随着我国人口老龄化趋势的加剧,以及庞大的吸烟人群及空气污染等因素,我国慢阻肺的患病率和病死率逐年上升。研究显示,我国 40 岁以上人群慢阻肺患病率已经从 2002 年的 8.2% 上升至 13.7%,慢阻肺已成为我国农村第 3 位、城市第 4 位的死亡原因,预计到 2030 年,将上升至全球死亡原因的第 3 位,居全球疾病负担的第 5 位,严重影响我国居民健康水平,成为阻碍经济社会发展的重大公共卫生问题和社会问题。我国哮喘患者约 3 000 万,且我国哮喘患病率在逐年上升,严重危害人民健康。因此,慢性呼吸道疾病的防治工作刻不容缓。慢性呼吸道疾病防治的最关键问题是疾病的早期发现和早期防治。

1. 早期慢阻肺的定义

年龄小于 50 岁且有下述任何一种异常的长期吸烟者(大于等于 10 包/年):①$FEV_1$/$FVC$[①] 小于正常值低限;②合并 CT 异常:气道异常和(或)肺气肿;③$FEV_1$ 下降大于等于

---

[①] $FEV_1$ 即 forced expiratory volume in one second,意为"一秒用力呼气容积";$FVC$ 即 forced vital capacity,意为"用力肺活量",医学上将 $FEV_1$/$FVC$ 称为"一秒率"。

60 毫升/年。

2. 慢阻肺的早期筛查和诊断

慢阻肺早期筛查的措施具体如下：

（1）肺功能。对于存在危险因素（如年龄超过 40 岁、吸烟大于 20 包/年、反复发生肺部感染或出现呼吸道症状）的高危人群，GOLD 指南[①]推荐应当进行肺功能筛查。

（2）慢阻肺筛查问卷。慢阻肺筛查问卷由于使用简便、价格低廉、有利于慢阻肺的早期发现。目前有许多基于风险因素和症状设计的慢阻肺筛查问卷，如慢阻肺诊断问卷（Chronic Obstructive Pulmonary Disease Questionare，CDQ）、肺功能问卷（Lung Function Questionare，LFQ）和慢阻肺人群筛查问卷（Chronic Obstructive pulmonary Disease-population Screeher，COPD - PS），筛查的特异性为 25%—73%。

（3）小肺量计由于操作简便、成本低廉、携带方便，可简便测出 $FEV_1$、$FEV_6$ 或 FVC，初步判断气道阻塞情况，在慢阻肺筛查中广泛应用。

慢阻肺的早期诊断：

（1）肺功能是目前确诊慢阻肺的主要手段，吸入支气管扩张剂后 $FEV_1/FVC$ 小于 0.7 是判定是否存在气流受限的肺功能标准，适合于慢阻肺的早期诊断。

（2）胸部 CT 平扫能定量显示早期肺气肿，可早期发现小范围肺气肿病灶，并能区分肺气肿和小气道病变表型，可用于预测无气流受限的吸烟者发展为慢阻肺气流受限的可能。

（3）心肺运动试验（Cardio-pubmonay Exercise Testing，CPET）能早期发现慢阻肺高危人群及慢阻肺患者的劳力性呼吸困难，并有效评价其内在机制，而呼吸困难量表，如英国医学研究委员会呼吸困难问卷（Medical Research Council Dyspnea scale，MRC 问卷）等，常低估患者劳力性呼吸困难的实际情况。因此，CPET 联合肺功能检查有助于发现早期气流阻塞性病变。

3. 哮喘的诊断

（1）典型哮喘的临床症状和体征：

① 反复发作喘息、气急，伴或不伴胸闷或咳嗽，夜间及晨间多发，常与接触变应原、冷空气、物理、化学性刺激以及上呼吸道感染、运动等有关；

② 发作时双肺可闻及散在或弥漫性哮鸣音，呼气相延长；

③ 上述症状和体征可经治疗缓解或自行缓解。

（2）可变气流受限的客观检查：

① 支气管舒张试验阳性，吸入支气管舒张剂后，$FEV_1$ 增加大于 12%，且 $FEV_1$ 绝对值增加大于 200 毫升；

② 支气管激发试验阳性；

③ 呼气流量峰值（peak expiratory flow，PEF）平均每日昼夜变异率。即连续 7 天，每日 PEF 昼夜变异率之和/除以 7 大于 10%，或 PEF 周变异率，即（2 周内最高 PEF 值－最低

---

① GOLD 指南指 Global Initiative for Chronic Obstructive Lung Disease，慢性阻塞性肺疾病全球创议.

PEF 值)/[(2 周内最高 PEF 值＋最低 PEF)×1/2]×100％大于 20％。

符合上述症状和体征,同时具备气流受限客观检查中的任一条,并除外其他疾病所引起的喘息、气急、胸闷及咳嗽,可以诊断为哮喘。

(3) 不典型哮喘的诊断。临床上还存在无喘息症状及哮鸣音的不典型哮喘,患者仅表现为反复咳嗽、胸闷或其他呼吸道症状:

① 运动性哮喘:有些病人尤其是青少年,其哮喘症状在运动时出现。

② 咳嗽变异性哮喘(cough variant asthma,CVA):以慢性咳嗽为唯一或主要临床症状的特殊类型哮喘,无明显喘息、气促等症状,而气道反应性增高,国内多中心调查结果显示其占慢性咳嗽病因的 1/3。

③ 胸闷变异性哮喘(chest tightness variant asthma,CTVA):以胸闷为唯一症状的不典型哮喘。

## 二、如何预防慢性呼吸道疾病

### (一) 慢阻肺的早期干预

#### 1. 危险因素干预

吸烟是慢阻肺的最常见危险因素,戒烟能延缓慢阻肺患者肺功能的下降率,且戒烟越早,肺功能下降率延缓效应越明显。对于吸烟的轻中度慢阻肺患者,相比于继续吸烟的患者,戒烟能减少至少一半的肺功能下降率。药物治疗和尼古丁替代治疗了提高长期戒烟率。

生物燃料烟雾所致室内空气污染是导致慢阻肺的另一项很重要的危险因素,而使用清洁能源和加强厨房通风能显著改善肺功能的下降、降低慢阻肺的发生率。

环境空气污染增加了呼吸系统疾病死亡的风险。我国一项横截面研究显示,PM2.5/10 水平与慢阻肺患病率增加及肺功能下降相关。

因此戒烟、改善生活环境、减少室内外空气污染暴露很可能对慢阻肺早期干预有重要意义。

#### 2. 药物治疗

吸入性药物是慢阻肺和哮喘的基础用药,长期规律用药是控制病情、预防急性呼吸事件的关键措施。每种药物治疗方案应根据病情的严重程度、急性加重的风险、不良反应、并发症、药物的可用性和成本以及患者的反应、喜好和使用各种药物递送的能力进行个体化指导,同时需定期评估患者的吸入技术。

短效支气管舒张剂主要是按需使用于症状较少且急性加重风险较低的慢阻肺人群;长效支气管舒张剂可改善早期慢阻肺患者的肺功能、减少急性加重、改善生活质量和呼吸困难指数,并能减少急救药物使用率。治疗哮喘的药物分为控制药物和缓解药物。控制药物需每天使用并长时间维持的药物,包括吸入性糖皮质激素(inhaled corticosteroids,ICS)、全身性激素、白三烯调节剂、长效 β2 -受体激动剂、缓释茶碱、色甘酸钠、抗 IgE 单克隆抗体等;

缓解药物（急救药物），这些药物在有症状时按需使用，通过迅速解除支气管痉挛从而缓解哮喘症状，包括速效吸入和短效口服 β2-受体激动剂、全身性激素、吸入性抗胆碱能药物、短效茶碱等。

## 三、警惕上呼吸道感染

上呼吸道感染是慢阻肺和支气管哮喘的一个常见诱因，由于此类患者的身体状态差、抵抗力低，稍微受到寒冷刺激，上呼吸道黏膜血管就会出现反射性收缩、气道缺血，降低抵抗力，位于上呼吸道黏膜上的病毒或者细菌乘机进入到黏膜上皮细胞中，并且大量繁殖生长产生毒素，诱发上呼吸道感染，严重时可引起肺部感染，加重病情。

接种流感疫苗可以显著降低受种者罹患流感及流感相关并发症的风险，同时还可以减少患流感后传染给他人的风险。65 岁以下成人接种流感疫苗可减少 87% 与流感相关的住院；60 岁以上老人接种流感疫苗后，保护流感相关呼吸道疾病的效力为 58%，可降低下呼吸道感染的发生率。我国开展的队列研究表明，接种 IIV3 可以减少 COPD 和慢性支气管炎的急性感染和住院。流感疫苗对儿童和成年人哮喘患者有较好免疫原性，哮喘患者接种流感疫苗能够有效减少流感感染和哮喘发作。

因此，建议慢性呼吸系统疾病患者和老年人等高危人群主动接种流感疫苗和肺炎球菌疫苗。

## 四、提倡良好的生活方式

COPD 患者处于高代谢状态，由于气流受限呈进行性发展，持续存在呼吸能耗增加，如果没有增加热量摄入，体重必然会逐步下降。COPD 患者运动受限会造成肌肉减少，COPD 营养不良患者的蛋白质分解活性增加会加重肌肉萎缩。COPD 患者应避免过多地摄入碳水化合物，产生过多 $CO_2$，加重高碳酸血症，增加呼吸负担；患者多伴有肌肉减少，故应注意优质蛋白质的补充，同时辅以耐力训练，利于患者肌肉量的增长；可选用中链脂肪酸油保证热量的供给等。COPD 患者蛋白质、脂肪、碳水化合物的合理供能比例应为 15%～20%、30%～35%、50%，还应关注维生素 B、胡萝卜素、磷、钙、镁等对呼吸功能的作用，注意及时补充。

肺康复是改善慢性呼吸系统疾病患者身体及心理状态的综合治疗措施。完整的肺康复锻炼包括运动训练、营养建议、健康教育、社会行为和心理干预等多个方面，旨在减少呼吸困症状，增加肌力、肌耐力（包括周围肌和呼吸肌）和运动能力，改善日常功能。适当的运动锻炼是肺康复治疗的重要组成部分，太极拳已被推荐作为肺康复项目的一种有效方法。与太极拳比较，健身气功八段锦属于较为缓和的运动方式，兼具预防和治疗，适宜活动耐力较差的老年人或 COPD 患者练习。

### 五、哮喘患者避免接触过敏原和各种诱发因素

#### （一）营养

提倡母乳喂养,因婴幼儿抵抗力差,易发生感染和变态反应性疾病,因此母乳喂养能降低儿童喘息发生;对多项研究结果进行的荟萃分析提示,孕期进食富含维生素 D 和维生素 E 的食物,也可以降低儿童喘息的发生。

#### （二）过敏原

避免过敏原暴露是哮喘治疗的关键。螨虫暴露与哮喘发生的相关性已得到公认。但动物过敏原与哮喘发病的关系则比较复杂,有研究发现宠物过敏原导致哮喘和喘息风险增加,也有研究提示接触宠物可降低过敏风险。婴儿期避免过敏原暴露可以预防童年哮喘和过敏症发生,在生命的第 1 年多方面干预可以预防哮喘高危儿童在 2 岁发病,减少哮喘高危儿童 7 岁时的发病率,预防作用可以持续到成年。

#### （三）药物

镇痛剂中对乙酰氨基酚可能与成人和儿童哮喘相关而且孕妇口服可导致后代哮喘增加。

#### （四）污染

孕妇吸烟是产前烟草暴露最常见和直接的途径,产前烟草暴露对年幼儿影响大,而产后母亲吸烟只与年长儿的哮喘发生相关。

#### （五）微生物

"卫生假说"指过敏性疾病发病率增加,与幼年时感染率降低有关。最近中国南方的一项流行病学研究结果表明,农村儿童哮喘患病率显著低于城市儿童,而农村环境中多种微生物和内毒素的接触是保护因素。Meta 分析结果显示,剖宫产儿童的哮喘患病率明显高于自然分娩儿童,可能与不同分娩方式导致婴儿肠道菌群差异有关。

#### （六）规划未来重点防治工作内容

1. 普及肺功能检查,重视早诊早治

肺功能检查是诊断 COPD 的金标准,但我国肺功能检查严重不足,普及率仍相当低,为了早期发现 COPD 患者以及慢阻肺漏诊,建议对于 40 岁及以上人群将肺功能纳入常规体检内容,同时推动各地社区卫生服务中心和乡镇卫生院配备肺功能检查仪等设备,做好基层医护技术人员的肺功能检查规范化培训。

2. 推进全社会和政府对慢性呼吸道疾病的关注和政策支持

提高全社会的关注度，有效促进慢性呼吸道疾病的危险因素防控、早诊早治和提高长期治疗的依从性。政府的政策支持对提高科研投入、制定健康政策和提高医疗社保投入至关重要。呼吁政府部门加大 CRD 的防控力度，以政策支持减轻患者的经济负担，提高 CRD 患者的治疗依从性，使 CRD 得到更好的控制。

3. 提高基层防治能力和水平

基层医生是慢性病防治的主力军，提升其防治意识和能力，是未来我国慢阻肺等呼吸疾病防治体系建设的重中之重。全方位提高基层全科医生的服务能力，进一步推动我国呼吸系统疾病的规范诊疗，探索适合我国国情的呼吸系统疾病的诊疗模式。

4. 促进雾化吸入治疗在基层医疗机构落实

雾化吸入疗法是呼吸系统相关疾病的重要治疗手段。雾化吸入疗法能够使药物直接作用于靶器官，与口服、肌肉注射和静脉给药等方式相比，具有起效迅速、疗效佳、全身不良反应少、不需要患者刻意配合等优势。哮喘发作或症状加重初期的患者可接受规范雾化吸入治疗，而雾化吸入支气管舒张剂联合吸入糖皮质激素（inhaled corticosteroids，ICS）可以替代或部分替代全身应用激素。病情较轻的慢性阻塞性肺疾病急性加重（avute Exacerbation of chronic obstructive pulmonary disease，AECOPD）、哮喘患者可在社区卫生服务中心接受雾化吸入 ICS 或支气管舒张剂等治疗，其可显著降低哮喘相关性病死率或住院率。目前社区雾化吸入疗法普及率较低，不少医院雾化吸入治疗药物也不规范，有必要在社区卫生服务中心推广门诊雾化吸入治疗。

提高无创机械通气、氧疗规范应用率。无创机械通气指无须建立人工气道（如气管插管等）的机械通气方法。无创正压通气（noninuasive positive pressure ventilation，NPPV）指无创的正压通气方法。对于有 NPPV 应用指征的患者，可在无创机械通气中心医护人员的指导下开始使用 NPPV，并进行呼吸治疗时间、各种参数、血氧饱和度等指标的监测。NPPVAECOPD 的常规治疗手段，是降低 AECOPD 和急性呼吸衰竭住院患者致残率和病死率的标准治疗方法。对存在 NPPV 应用指征、无禁忌证的 AECOPD 患者，早期应用 NPPV 治疗可改善症状和动脉血气，降低气管插管的使用率和病死率，缩短住院或 ICU 的时间。严重的慢阻肺稳定期患者，NPPV 可使患者慢性疲劳的呼吸肌得到休息，改善肺功能和气体交换。基层医疗机构可开展无创通气和氧疗，给需要的患者提供规范的无创机械通气治疗和氧疗。

5. 加强科技攻关和成果转化

针对我国慢性呼吸系统疾病的临床特点进行多方位的研究探索，鼓励通过大型多中心队列研究，探索我国慢性呼吸道疾病患者气道微生物组学、影像组学、气道局部免疫变化特征，研究中国人群呼吸道慢性疾病的表型，为精准治疗提供依据。

# 第三节 运作与流程

## 一、呼吸系统疾病管理流程

呼吸系统疾病管理的流程如图 13－1 所示。

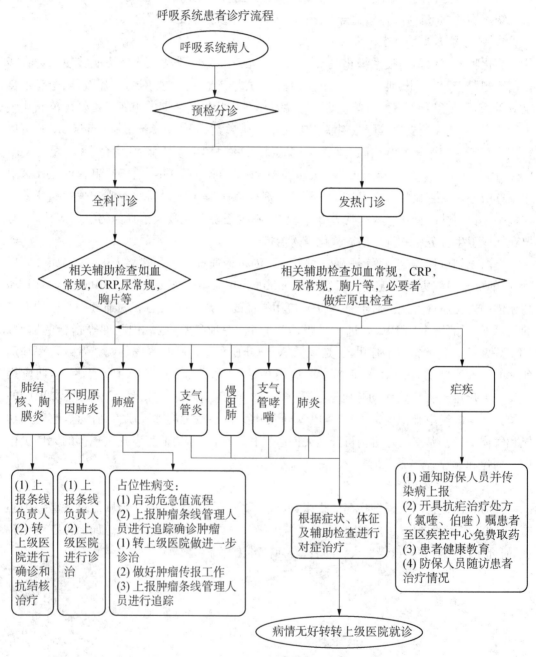

**图 13－1 呼吸系统疾病管理流程**

## 二、支气管哮喘管理流程

支气管哮喘管理流程如图 13－2 所示。

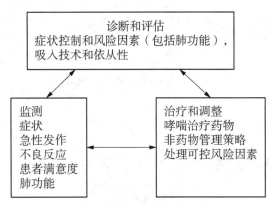

**图 13－2 支气管哮喘管理流程**

## 三、COPD 诊疗流程

COPD 诊疗流程如图 13－3 所示。

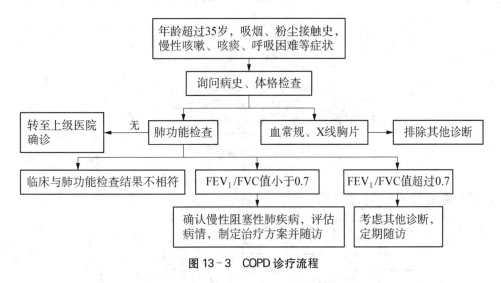

**图 13－3 COPD 诊疗流程**

## 四、基于医院—社区—家庭—个人的慢性阻塞性肺疾病慢病管理模式

### （一）医院管理模式

慢性病管理团队由呼吸科医生组成，如图 13－4 所示。

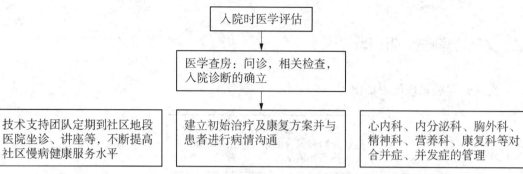

图 13-4 社区治疗模式流程

## (二) 社区管理模式

管理团队由社区医护人员为主体,如图 13-5 所示。

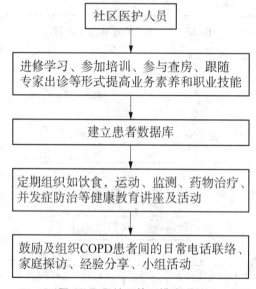

图 13-5 社区管理模式流程

## (三) 患者及家庭管理模式

患者及家庭管理模式的具体流程如图 13-6 所示。

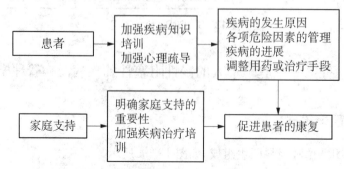

图 13-6 患者及家庭管理模式流程

# 第四节　评　价　与　指　标

## 一、目前我国慢性呼吸道疾病防治现状

### （一）疾病知晓率低

根据我国最新的流行性病学调查显示，COPD 患者对疾病相关知识的知晓程度极低，只用 2.6％的慢阻肺患者知晓自己患病。

### （二）肺功能检查应用不充分

经过多年的努力，中国肺功能检查的可及性和质控已经有明显的进步，但普及率仍相当低，而且不同地区或医院之间存在不均衡。2012 年，全国肺功应用调查显示，三级医院约 70％已开展肺功能检查，但欠发达地区和基层医院较多仍处于未开展状态。2014 年，全国超过 40 岁居民肺功能检查率只有 4.5％，城镇高于乡村。基于慢性呼吸系统疾病防治的现状和工作要求，慢性呼吸道疾病防治评价指标覆盖政府、个人参与等各方面。

## 二、行动目标

基于慢性呼吸系统疾病防治的现状和工作要求。目前到 2022 年和 2030 年的总体目标：不超过 70 岁人群慢性呼吸疾病死亡率下降到 9/70 万和 8.1/10 万；超过 40 岁居民慢阻肺知晓率分别提高到 15％和 30％；超过 40 岁人群或慢性呼吸系统疾病高危人群每年检查肺功能 1 次。

# 第五节　展　望　与　趋　势

## 一、重新定义慢阻肺的诊断标准

GOLD 2020 提出临床上要关注有呼吸系统症状但无气流受限的人群，应对其进行密切随访，但是否需要干预及干预方法目前尚无证据。近期国外专家基于 COPD 基因的研究结果提出要重新定义慢阻肺的诊断标准：根据危险因素暴露、临床症状、呼吸生理、胸部 CT 改变 4 个方面的特征进行分类，如果具备上述 4 个特征，为确诊慢阻肺；具备其中 3 个特征，为拟诊慢阻肺；具备其中 2 个特征，为疑诊慢阻肺。

另外，应关注有气流受限但无明显呼吸系统症状的人群。最新的流行性病学研究发

现,60%的慢阻肺患者无症状,这些患者往往存在对自己症状的低估,但此类人群肺功能下降速度更快,应早期干预。

## 二、重视慢阻肺的社区防控

近年来,慢阻肺分级诊疗得到国家卫生健康委员会和各级政府的重视,同时随着移动互联网的发展,建立移动互联网医疗开展分级诊疗成为可能。通过建立移动互联网信息平台(D2P - COPD 平台),全科医生可按照 D2P - COPD 平台的规范流程、统一标准,开展慢阻肺分级诊疗,让社区医生慢阻肺防控能力和水平达到或接近专科水平,提高社区慢阻肺患者早期诊断率和临床诊治规范治疗率,实现"基层首诊、双向转诊、急慢分治、上下联动"的就医模式,实现医疗资源效益最大化。

## 三、加强筛检和评估研究

### (一) 慢阻肺疑似患者的识别

(1) 对有慢性咳嗽、咳痰、呼吸困难、喘息或胸闷症状的首次就诊人群进行肺通气功能检测。

(2) 有吸烟史的 35 岁及以上人群首次就诊时,建议进行肺通气功能检测。

(3) 有职业粉尘暴露史、化学物质接触史、生物燃料烟雾接触史的 35 岁及以上人群首次就诊时,建议进行肺通气功能检测。

(4) 上述三类人群,建议每年进行一次肺通气功能检测。

### (二) 综合评估

慢阻肺综合评估包括气流受限程度、对患者呼吸症状的影响、对患者生活质量的影响、远期不良风险(如急性加重、住院或死亡),从而用以确定疾病的严重程度,指导治疗。

## 四、国外慢性病管理模式分析

世界各国在丰富的理论研究和长期实践探索中归纳并总结了不同的慢性病管理模式和管理理念。美国慢性病信息化管理起步较早,目前逐渐呈现标准化、整合化和互动化的趋势。美国慢性病信息化管理模式有效地推动了慢性病的防治工作;日本慢性病管理类模式为政府主导,具体表现为国家制定方针政策,各级市负责制定具体实施目标和活动内容,从而带动全民参与健康运动。

## 五、移动物联网技术在 COPD 及哮喘管理中应用前景

物联网(internet of things)是一个新兴的信息技术领域,物联网与医疗行业专业技术结

合,相比传统医学具有连通、智能、嵌入等特点。借助物联网中物与物、人与人、人与物的多重互联交互途径,拉近了医疗资源与患者之间的距离,全程感知实时传递,可实现疾病的早期诊断与干预和主动管理。对提高基层医护人员慢病管理能力,提高患者依从性有着明显的促进作用,移动物联网技术的应用可能成为未 COPD、哮喘管理更有效的管理模式。随着移动物联网技术的普及及成熟,相信移动物联网管理模式将渗透到医疗各个环节,患者的就医方式将会出现重大变化,为我国医疗带来新的发展机遇,促进我国分级诊疗政策的落地与实施。

**案例解析** | **龙华社区卫生服务中心—第八人民医院联动防治哮喘**

李某某,男,60 岁,家住龙华街道,吸烟史 40 年,每日 20 支/天,未戒烟,有咳嗽咳痰病史 3 年,每于冬春季节发作,每年累计发作时间大于 2 个月,近一年出现快速行走后出现气急。2019 年 6 月,就诊龙华社区卫生服务中心,接诊全科医生通过询问病史、体格检查提示患者胸部呈桶状胸,双肺触诊语颤减弱,肺病叩诊过清音,双肺听诊两肺呼吸音减弱,呼气期延长,考虑患者为慢阻肺急性发作,因社区卫生服务中心暂无肺功能检查设备,故转诊患者到上海市第八人民医院呼吸内科,由呼吸科储德节主任带队为患者进行精心诊治,同时将患者纳入家庭医生团队服务中,患者在第八人民医院行肺功能检查,肺功能提示 $FEV_1/FVC < 56\%$,$FEV_1$ 占预计值 85%,胸片提示两肺纹理增粗、紊乱,慢阻肺诊断明确,结合患者肺功能结果和 mMRC 评分,该患者 COPD 综合评估为 A 组,给予患者万托林必要时吸入。1 周后转入社区卫生服务中心,由龙华社区卫生服务中心陈碧华团队接手,继续对患者进行健康教育、健康指导、用药服务。1 个月后患者主诉症状好转,症状减轻,生活质量明显改善。在该患者的服务过程中充分发挥了大医院的指导、诊断优势,同时结合社区卫生服务中的家庭医生团队作用,为患者提供便捷的健康医疗服务,减轻患者经济负担,真正发挥了社区卫生服务中心的健康守门人作用及双向转诊优势。

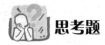 **思考题**

(1) 如何及时了解自己患支气管哮喘?

(2) 慢性阻塞性肺疾病有哪些原因? 我们日常生活该如何避免?

(3) 患了支气管哮喘或(和)慢性阻塞性肺疾病,应该如何面对?

(4) 慢性呼吸道疾病容易导致肺功能损害,从而使我们生活质量和运动能力下降。那么在现实生活中,我们可以通过哪些措施预防肺功能进一步减退?

(储德节 郭凤霞)

# 第十四章　实施糖尿病防治行动

---

## 第一节　概 念 与 变 迁

---

### 一、糖尿病的概念

#### （一）糖尿病前期

糖尿病前期是介于正常血糖代谢和糖尿病之间的一种血糖异常状态，包括三种情况：单纯空腹血糖升高即空腹血糖调节受损，空腹血糖（fasting plasma glucose，FPG 大于等于 6.1 毫摩尔每升，小于 7.0 毫摩尔每升）；单纯餐后血糖升高即糖耐量异常，糖贞荷 2 小时血糖（2hPG，2 hour plasma glucose）大于等于 7.8 毫摩尔每升，小于 11.1 毫摩尔每升；或两者兼而有之。通过改善生活方式等措施可降低患者进展为糖尿病的风险。

#### （二）胰岛素抵抗

胰岛素抵抗是指各种原因使胰岛素促进葡萄糖摄取和利用的效率下降，机体代偿性分泌过多胰岛素产生高胰岛素血症，以维持血糖的稳定，胰岛素抵抗是 2 型糖尿病发病的重要机制。

#### （三）口服葡萄糖耐量试验

试验前禁食至少 10 小时，被试者清晨空腹静脉采血测定血糖浓度，而后服用 75 克无水葡萄糖（5 分钟内饮完），服糖后的半小时、1 小时、2 小时，必要时 3 小时各测血糖一次，该试验可以了解机体对血糖的调节能力，是诊断糖尿病的确诊试验。

#### （四）糖尿病

糖尿病是一组以糖代谢紊乱为主要表现的临床综合征。胰岛素分泌减少或作用缺陷从而引起碳水化合物、脂肪、蛋白质、水和电解质等代谢紊乱，临床特征为长期慢性高血糖。长期高血糖损害全身多系统，患者可出现心脑血管、眼、肾、神经等病变，导致器官功能障碍和衰竭,严重时可出现糖尿病酮症酸中毒或高渗性昏迷,故而糖尿病急慢性并发症是其致死致残的主要原因。

### (五)糖化血红蛋白

糖化血红蛋白是红细胞中的血红蛋白与血清中的葡萄糖化合而成,反应不可逆,可有效反映采血前 8~12 周的平均血糖水平,因其较为稳定,是反映患者长期血糖控制情况的金指标,也是临床决定是否需要调整治疗的重要依据。

## 二、糖尿病概念的变迁

### (一)古代"消渴症"

我国最早的医学理论专著《黄帝内经》中提到消渴的概念,其中记载"此肥美之所发也,此人必数食甘美而肥也。肥者令人内热;甘者令人中满,故其气上溢,转为消渴"。唐朝孙思邈则在世界范围内最早提出了糖尿病应着重饮食疗法的观点,《千金方》写道"消渴……肥贵人膏粱之疾也",消渴病者"安身之奉,必须于食,不知食宜者,不足以全生"。可见古人对糖尿病的防治已有初步的认识。

### (二)1949—1978 年:糖尿病患病率低

虽然糖尿病是一种古老的疾病,但在我国改革开放前,物质较为匮乏,人们生活简朴,几乎不存在饮食中热量过剩的问题,肥胖者不多见,糖尿病可以说是一种少见病。1980 年,全国 14 省市 30 万人的流行病学资料显示,糖尿病患病率仅为 0.67%。

### (三)1978 年至今:糖尿病患病率急剧增加

随着社会发展和城市化进程加快,现代化的生活方式导致人们饮食热量过剩和体力活动减少。近年来我国成人糖尿病患病率急剧增加,尤其在 21 世纪初呈井喷式增长。仅仅过去 30 年,2010 年国家疾病控制中心和中华医学会内分泌学会的慢病调查结果显示,中国成年人中糖尿病患病率已达到惊人的 11.6%,糖尿病前期患病率为 50.1%,估计糖尿病患病人数高达 1.14 亿,尤其老年群体、城市居民和经济发达地区人群中糖尿病发病率较高。

### (四)我国糖尿病防控形势严峻

糖尿病及其并发症不仅危害患者生命质量,且给个人和整个社会的卫生健康系统带来了沉重的经济负担。鉴于糖尿病疾病的重大危害,糖尿病管理被纳入国家医改的重点。国务院深化医药卫生体制改革领导小组在 2009 年启动的 9 项国家基本公共卫生服务项目中明确提出要对糖尿病等慢性病高危人群进行健康指导和登记管理,定期进行随访。2015 年《国务院办公厅关于推进分级诊疗制度建设的指导意见》明确提出,至 2020 年要形成"基层首诊、双向转诊、急慢分治、上下联动"的分级诊疗模式,基本建立符合国情的分级诊疗制度,而国家卫计委随后制定了糖尿病分级诊疗服务的目标、流程和双向转诊标准,旨在提高糖尿病的防治效率。

目前我国存在糖尿病发病率高,但知晓率、治疗率、控制率低的问题。2012 年调查显示,我国 18 岁及以上居民糖尿病知晓率仅为 36.1%,糖尿病治疗率为 33.4%,控制率为 30.6%,糖尿病的防治现状不容乐观,未来的工作挑战巨大。

综上,在"健康中国 2030"背景下,专家认为我国糖尿病防控工作已成为现阶段最重要的卫生保健问题之一,全社会需通力合作,积极承担遏制糖尿病流行势头这一具有重大影响的历史重任。

## 第二节 内容与特点

### 一、糖尿病防治行动内容

#### (一) 个人行动内容

**1. 全面了解糖尿病知识**

关注个人血糖水平。健康人 40 岁开始每年检测 1 次空腹血糖。具备以下因素之一,即为糖尿病高危人群:超重与肥胖、高血压、血脂异常、糖尿病家族史、妊娠糖尿病史、巨大儿(出生体重大于等于 8 公斤)生育史,而糖尿病前期人群属于糖尿病风险极高危人群。

**2. 降低发病风险**

糖尿病前期人群可通过饮食控制和科学运动降低发病风险,建议每半年检测 1 次空腹血糖或餐后 2 小时血糖。同时,密切关注其他心脑血管危险因素,并给予适当的干预措施。建议超重或肥胖者使体重指数(BMI)达到或接近 24,或体重至少下降 7%,每日饮食总热量至少减少 400~500 千卡,饱和脂肪酸摄入占总脂肪酸摄入的 30% 以下,中等强度体力活动至少保持在 150 分/周。

**3. 糖尿病患者加强健康管理**

如出现糖尿病典型症状("三多一少",即多饮、多食、多尿,体重减轻)且随机血糖大于等于 11.1 毫摩尔每升,或空腹血糖大于等于 7.0 毫摩尔每升,或糖负荷 2 小时血糖大于等于 11.1 毫摩尔每升,可诊断为糖尿病。建议糖尿病患者定期监测血糖、血脂、血压,控制饮食,科学运动,戒烟限酒,遵医嘱用药,定期进行并发症检查。

**4. 注重膳食营养**

糖尿病患者的饮食可参照《中国糖尿病膳食指南》,做到:合理饮食,主食定量(摄入量因人而异),建议选择低血糖生成指数(glycemic index, GI)食物,全谷物、杂豆类占主食摄入量的 1/3;建议餐餐有蔬菜,两餐之间适量选择低 GI 水果;每周不超过 4 个鸡蛋或每两天 1 个鸡蛋,不弃蛋黄;奶类豆类天天有,零食加餐可选择少许坚果;烹调注意少油少盐;推荐饮用白开水,不饮酒;进餐定时定量,控制进餐速度,细嚼慢咽。进餐顺序宜为先吃蔬菜,再吃肉类,最后吃主食。

5. 科学运动

糖尿病患者要遵守合适的运动促进健康指导方法并及时作出必要的调整。每周至少有 5 天,每天半小时以上的中等量运动,适合糖尿病患者的运动有快走步、游泳、太极拳、广场舞等。运动时需防止低血糖和跌倒摔伤。不建议老年患者参加剧烈运动。血糖控制极差且伴有急性并发症或严重慢性并发症时,不宜采取运动疗法。

## (二) 社会和政府行动内容

(1) 承担国家公共卫生服务项目的基层医疗卫生机构应为辖区内 35 岁及以上常住居民中 2 型糖尿病患者提供规范的健康管理服务,对 2 型糖尿病高危人群进行针对性的健康教育。

(2) 落实糖尿病分级诊疗服务技术规范,鼓励医疗机构为糖尿病患者开展饮食控制指导和运动促进健康指导,对患者开展自我血糖监测和健康管理进行指导。

(3) 促进基层糖尿病及并发症筛查标准化,提高医务人员对糖尿病及其并发症的早期发现、规范化诊疗和治疗能力。及早干预治疗糖尿病视网膜病变、糖尿病伴肾脏损害、糖尿病足等并发症,延缓并发症进展,降低致残率和致死率。

(4) 依托区域全民健康信息平台,推进"互联网＋公共卫生"服务,充分利用信息技术丰富糖尿病健康管理手段,创新健康服务模式,提高管理效果。

## (三) 糖尿病防治行动重点内容解释

1. 糖尿病健康教育

糖尿病是需要长期治疗的慢性疾病,病情的控制需要依赖医学营养治疗、运动治疗、药物治疗、血糖监测和糖尿病教育,治疗的措施均离不开患者的配合。病情能否得到良好控制在很大程度上依赖于患者的自我管理能力。因此,糖尿病教育是糖尿病综合管理的关键环节,糖尿病教育应以患者为中心,制定相关方案时需考虑患者的生活习惯和爱好等因素。知识就是力量。只有让患者"知其然、知其所以然",做到知行合一,才能真正提高患者自我管理效能,为血糖的长期平稳控制打下良好基础。

2. 糖尿病分级诊疗

作为一种慢性病,糖尿病具有病程长、病情复杂、个体之间病情异质性大等特点。分级诊疗是按照疾病的轻重缓急及治疗的难易程度进行分级管理,由不同级别的医疗机构来承担糖尿病不同阶段的诊断及治疗,即实现以三级医院为指导、二级医院为枢纽、社区卫生服务中心为基础的糖尿病三级诊治网络,并在不同层级的医疗机构间实行双向转诊。在该就医模式下病情稳定的糖尿病患者可在社区医院随访,血糖难控制或并发症进展者可转诊至二、三级医院进一步治疗,病情稳定后再次回到社区医院管理。分级诊疗可实现各层级医疗机构资源优势互补,是糖尿病防治的重要保障。

## 二、糖尿病疾病防治特点

### （一）多因素致病，但与不良生活方式关系密切

糖尿病的病因及发病机制十分复杂，涉及遗传和环境多种因素，至今尚未完全阐明。遗传因素涉及调控食欲、能量消耗和内脏脂肪堆积的多种基因，属于不可改变因素。与糖尿病发病的环境因素主要有肥胖、体力活动减少、营养过剩、出生低体重等。而其中肥胖被认为是最重要的环境因素，尤其是向心性肥胖与 2 型糖尿病关系密切。向心性肥胖的个体存在胰岛素抵抗的特征，发生糖尿病的机会远高于一般人群。因此从发病机制的角度，预防糖尿病的关键在于改变不良生活方式，保持理想体重。

### （二）发病年轻化，农村患病率增长迅速

虽然糖尿病是与增龄有关的衰老性疾病，但目前糖尿病发病年轻化趋势明显，40 岁以下的糖尿病患者人群日益扩大。2013 年，全国糖尿病流行病学调查显示，18～40 岁人群糖尿病患病率高达 5.9％，对社会生产力和疾病负担造成的压力不容小觑。另外，由于经济的迅速发展，农村地区生活已大为改善，但居民的知识水平和健康素养却没有相应提升，农村已成为糖尿病发病的重灾区，农村糖尿病患者已接近我国糖尿病患者总数的一半。上述问题在糖尿病防控工作中应予足够重视。

### （三）并发症发生率高、致残率高、早亡率高

长期慢性高血糖导致患者血管、神经等损害，出现多种糖尿病慢性并发症，我国糖尿病患者中约 70％以上合并不同程度的糖尿病慢性并发症。报告显示，2017 年我国有超过 84 万患者死于糖尿病，其中年龄在 60 岁以下者达 33.8％。

患者可出现动脉血管粥样硬化性病变，从而发生心肌梗死、脑卒中等，2 型糖尿病患者心血管事件的发生率和死亡率是一般人群的 2～4 倍。糖尿病视网膜病变、糖尿病肾病分别是成人失明、终末期肾病的重要原因。糖尿病神经并发症中周围神经病变发生率高，50％以上的 2 型糖尿病患者可以出现，表现为肢体麻木、刺痛、迟钝等感觉异常，严重者时时处于疼痛的煎熬之中，生活质量大为下降。糖尿病患者由于下肢血运及营养障碍，感觉迟钝或缺失，足部皮肤易于发生破溃、感染，相当一部分患者需要截肢手术，严重者可并发败血症、感染性休克导致死亡，故而糖尿病足病是患者致残致死的重要病因。

### （四）经济负担巨大，有并发症者更甚

糖尿病及其并发症不仅严重影响患者生命质量，且患者致残或早亡造成了社会劳动力的损失，制约经济发展。疾病治疗的直接费用更是社会经济的沉重负担。2017，国际糖尿病联盟报告显示，我国糖尿病及其相关疾病的治疗费用高达 1100 亿元，仅次于美国居全球第二。值得注意的是，糖尿病合并慢性并发症者花费更甚。有数据显，81％的糖尿病

医疗费用被用于治疗各种并发症,糖尿病合并微血管、大血管病变及同时合并两种病变的患者的年直接医疗费用分别是无并发症患者的 3.18 倍、4.13 倍、10.35 倍[①]。可见糖尿病血糖控制不达标所致的各种慢性并发症是导致费用迅速增长,造成医疗经济负担的主要原因。

## 三、糖尿病及其慢性并发症干预要点

### (一) 改善生活方式可降低糖尿病发病风险

多项研究均证实糖尿病前期人群可通过饮食控制和科学运动延缓糖尿病发生或降低糖尿病患病风险。大庆研究是我国糖尿病一级预防的一项重磅研究,通过 6 年的生活方式干预,其后 20 年间随访显示干预组糖尿病发生率降低 43%,糖尿病发生时间推迟了 3.6 年,提示数年的生活方式干预在干预结束后仍可长期预防糖尿病发生,良好的习惯可使人群长久获益。提倡健康生活方式做到合理膳食、适量运动,长期保持理想体重,戒烟限酒。

### (二) 糖尿病慢性并发症可防、可控

#### 1. 全面达标,降低并发症风险

预防及延缓糖尿病并发症发生是糖尿病患者血糖控制达标的意义所在。英国前瞻性糖尿病研究(United Kingdom Prospective Diabetes, study, UKPDS)、糖尿病控制与并发症试验(Diabetes Control and Complications Trial, DCCT)是人类在与糖尿病斗争历程中里程碑式的研究,上述研究均证实良好的血糖控制可以显著降低糖尿病微血管病变的发生风险,且后续研究显示患者有持续代谢获益,包括微血管并发症、心肌梗死等风险均下降。糖尿病患者多易合并肥胖、高血脂、高血压等其他代谢紊乱,上述因素在糖尿病慢性并发症发生过程中起到了推波助澜的作用。在糖尿病患者的长期管理中,需全面评估患者的代谢状况,使得包括血糖、血压、血脂、体重在内的各项指标全面达标,以降低糖尿病远期并发症的发生风险。

#### 2. 早期筛查,早期发现

从防控糖尿病及其并发症的战略高度,早期发现、早期诊断尤为重要。糖尿病慢性并发症早期可无明显症状,因此早期筛查是慢性并发症防治的重要环节。2 型糖尿病患者确诊后应尽早进行尿白蛋白/肌酐、肾功能、眼底照相、神经系统查体等检查,以评估糖尿病慢性并发症情况,以后至少每年筛查 1 次,已有并发症者根据病变严重程度适当增加检查频率,使得病情早期能得到发现和控制,最大限度地降低对患者健康和生活质量的影响,降低致残率、致死率。

---

① 陈兴宝、唐玲、陈慧云,等.2 型糖尿病并发症对患者治疗费用的影响评估[J].中国糖尿病杂志,2003,11(4):238—241。

## 四、糖尿病高危人群的管理

### （一）加强健康素养、早发现早诊断

建议健康人群从 40 岁开始每年检测 1 次空腹血糖。具备以下因素之一，即为糖尿病高危人群：

（1）年龄大于等于 40 岁。

（2）有糖尿病前期史，空腹血糖（FPG）大于等于 5.6 毫摩尔每升，小于 7.0 毫摩尔每升，或糖负荷 2 小时血糖（2hPG）大于等于 7.8 毫摩尔每升小于 11.1 毫摩尔每升，则为糖调节受损，也称糖尿病前期。

（3）超重（BMI 值大于等于 24）或肥胖（BMI 值大于等于 28）或中心型肥胖（男性腰围大于等于 90 厘米，女性腰围大于等于 85 厘米）。

（4）静坐生活方式。

（5）一级亲属中有 2 型糖尿病家族史。

（6）有妊娠期糖尿病史或巨大儿（出生体重大于等于 4 公斤）生育史的妇女。

（7）高血压（收缩压大于等于 140 毫米汞柱和/或舒张压大于等于 90 毫米汞柱），或正在接受降压治疗。

（8）血脂异常，即高密度脂蛋白胆固醇（high density lipoprotein cholesterol，HDL-C）小于等于 0.91 毫摩尔每升和（或）甘油三酯（Triglyceride，TG）大于等于 2.22 毫摩尔每升，或正在接受调脂治疗。

（9）动脉粥样硬化性心血管疾病（arteriosclerotic cardiovascular disease，ASCVD）患者。

（10）有一过性类固醇糖尿病病史者。

（11）多囊卵巢综合征（polycystic ovary syndrome，PCOS）患者或伴有与胰岛素抵抗相关的临床状态（如黑棘皮征等）。

（12）长期接受抗精神病药物和（或）抗抑郁药物治疗和他汀类药物治疗的患者。

上述高危人群应尽早开始血糖检测，尤其糖尿病前期及超重、肥胖人群是防控工作的重中之重，建议每半年检测 1 次空腹血糖或随机血糖。如果空腹血糖大于等于 5.6 毫摩尔每升或随机血糖大于等于 7.8 毫摩尔每升，行口服葡萄糖耐量试验，测定空腹血糖和糖负荷后 2 小时血糖，以做到早期筛查、早期发现、早期干预。

### （二）改善生活方式可降低糖尿病发病风险

多项研究均证实糖尿病前期人群可通过饮食控制和科学运动延缓糖尿病发生或降低糖尿病患病风险。相比欧美国家人群，肥胖和超重对国人健康的影响更为显著，亚裔糖尿病患者体重指数更低，发病年龄较早，胰岛功能减退更明显。提倡健康生活方式做到合理膳食、适量运动，长期保持理想体重，戒烟限酒。建议超重或肥胖者应使体重指数控制达到

或接近 24 或体重至少下降 7%,每日饮食总热量至少减少 400~500 千卡,饱和脂肪酸摄入占总脂肪酸摄入 30%以下,每周中等强度体力活动至少 150 分钟。

## 五、糖尿病人群健康管理与并发症防治

### (一)诊断的确立与患者教育

糖尿病的确诊标准可如表 14-1 所示,通过详细的病史问询、查体,结合患者的血糖检测结果,糖尿病的诊断不难确立。

表 14-1　糖尿病确诊标准

| 诊 断 标 准 | 静脉血浆葡萄糖(毫摩尔/升) |
| --- | --- |
| (1)典型糖尿病症状(烦渴多饮、多尿、多食、不明原因的体重下降)<br>　　加上随机血糖<br>　　或加上 | ≥11.1 |
| (2)空腹血糖<br>　　或加上 | ≥7.0 |
| (3)葡萄糖负荷后 2 小时血糖无典型糖尿病症状者,需改日复查<br>　　确认 | ≥11.1 |

注:空腹状态指至少 8 小时没有进食热量;随机血糖指不考虑上次用餐时间,一天中任意时间的血糖,不能用来诊断空腹血糖异常或糖耐量异常

糖尿病是需要长期治疗的慢性疾病,病情的控制需要依赖于医学营养治疗、运动治疗、药物治疗、血糖监测和糖尿病教育,治疗的措施均离不开患者的配合。病情能否得到良好控制很大程度上依赖于患者的自我管理能力。因此糖尿病教育是糖尿病综合管理的关键环节。

糖尿病的教育者可以是专科医生或护士,应接受专业的培训,教育内容应涵盖糖尿病疾病知识、患者的生活方式调整、如何进行自我血糖监测、药物及胰岛素治疗、低血糖防治、心理调整等各个方面等,必要时可请心内科、营养科、心理科等其他专科医生共同协作。

糖尿病教育受试者应以患者为中心,制定相关方案时需考虑患者的生活习惯和爱好等因素。医疗机构可通过门诊与患者面对面沟通、住院患者集体上课等形式开展糖尿病教育,亦可借助网络信息化进行网络授课。授课结束后可借助问答、小测试等形式了解患者对于授课内容的掌握程度,将糖尿病教育落到实处。

### (二)糖尿病慢性并发症防治途径

1. 关注血糖和其他代谢指标

预防及延缓糖尿病并发症发生是糖尿病患者血糖控制达标的意义所在。英国前瞻性糖尿病研究、糖尿病控制与并发症试验是人类在与糖尿病斗争历程中里程碑式的研究,上述研究均证实良好的血糖控制可以显著降低糖尿病微血管病变的发生风险,且后续研究显示患者有持续代谢获益,包括微血管并发症、心肌梗死等风险均下降。

因此,建议应尽早使血糖控制达标,以降低糖尿病远期并发症的发生风险。糖尿病患者多易合并肥胖、高血脂、高血压等其他代谢紊乱,上述因素在糖尿病慢性并发症发生过程中起到了推波助澜的作用。在糖尿病患者的长期管理中,医师应全面评估患者的代谢状况,使得包括血糖、血压、血脂、体重在内的各项指标全面达标。

2. 早期筛查

糖尿病慢性并发症早期可无明显症状,因此早期筛查是其防治的另一重要环节。2 型糖尿病患者确诊后应尽早进行尿白蛋白/肌酐、肾功能、眼底照相、神经系统查体等检查以评估糖尿病慢性并发症情况,以后至少每年筛查 1 次,已有并发症者根据病变严重程度适当增加检查频率,使得病情早期能得到发现和控制,最大限度降低对患者健康和生活质量的影响,降低致残率、致死率。

## (三) 营养与运动指导

### 1. 膳食指导

医学营养治疗是糖尿病患者血糖控制的基础,应贯穿糖尿病治疗的始终,故而糖尿病及糖尿病前期患者均应接受膳食指导。肥胖与糖尿病关系密切,首先应根据个体身高、体重、活动量等因素,控制饮食总热量,保持理想体重。东方饮食习惯中碳水化合物是机体供能的主要来源,其所提供的能量应占总能量的 50%～65%,主要来源于米、面等主食及土豆、红薯等薯类。粗粮米面、馒头或土豆、山药等因含有较多的膳食纤维,摄入后吸收较缓慢,患者血糖升高较平缓,有利于血糖平稳控制。

糖尿病患者在保持饮食总热量不变的基础上应适当增加粗粮的比例,建议全谷物、杂豆类可占主食摄入量的 1/3。应增加新鲜蔬菜摄入量,每日 300～500 克。血糖控制平稳的情况下,两餐之间可摄入 150 克左右含糖量较低的水果(如猕猴桃、西瓜、柚子、橙子、草莓等)。

脂肪是热量供应的另一重要来源,应占总能量的 20%～30%,动物性脂肪可使血胆固醇升高,应严格控制摄入量。而单不饱和脂肪酸有降低血胆固醇的作用,是较好的脂肪酸来源,可以从橄榄油、花生油、大豆油等植物油中摄取,但每日摄入量亦应小于 25～30 克。蛋白质是机体必需的营养物质,推荐蛋白摄入量约 0.8 克每千克每天,蛋白质来源应以鱼虾、禽类等优质动物蛋白为主,控制红肉特别是加工肉类的摄入量。牛奶和豆类除了富含蛋白质外,还富含维生素和钙、磷等矿物质,故可每日摄入适量奶类、豆类(如 300 毫升液态奶、100 克豆腐)。

因血糖升高,糖尿病患者较一般人群更易失水,推荐饮用白开水,每日 1 500～1 700 毫升,可适当饮用淡茶或咖啡,不推荐饮酒,严格戒烟。进食速度及进食顺序亦可影响血糖控制,进餐应定时定量,控制进餐速度,细嚼慢咽。进餐顺序宜先吃蔬菜、再吃肉类、最后吃主食。

### 2. 科学运动

规律运动可增强胰岛素敏感性,降低血糖、减轻体重,同时改善血压、血脂等代谢指标,故规律运动是糖尿病患者生活方式干预中不可或缺的一部分。患者可根据自身健康状况及喜好选择合适的运动项目如游泳、慢跑、快步走、健身操、羽毛球、太极拳等。建议可每周锻炼 5 天,每次 30 分钟以上的中低强度的有氧运动。

运动强度可以通过运动时的心率来评估,中等强度的运动量为 $50\%\sim70\%$ 最大心率(男性最大心率等于 220 减去年龄,女性最大心率等于 210 减去年龄),中老年患者应避免运动强度过大的运动。平时亦可通过家务劳动、步行或骑自行车出行等增加体力活动,避免久坐不动的不良生活方式。规律运动可使患者有诸多获益,需持之以恒,但不能盲目进行。

不建议血糖过高,或合并感染、酮症酸中毒等急性并发症的患者进行运动。合并严重糖尿病慢性并发症如糖尿病视网膜病变时,运动可能导致并发症加重,故这类患者运动时应遵医嘱,谨慎选择运动的方式,控制好强度。运动可选在餐后 1 小时进行,运动前应常规测量血糖,同时随身携带糖块、含糖饮料等以避免发生低血糖。

## 第三节　运作与流程

### 一、糖尿病健康管理运作

#### (一)一般人群的糖尿病预防及筛查

从公共卫生角度预防糖尿病发病可极大地减轻疾病负担,故而糖尿病防治应早防早治,且预防甚于治疗,关键在于提高民众对疾病的认识。政府应充分利用网络、电视、报刊等社会媒体加强糖尿病相关知识宣传;学校应开展健康教育,从娃娃抓起,倡导合理饮食、适当运动的健康生活方式,全面提高国民健康素养。改进公共设施和单位办公场所,营造安全便利的锻炼环境,增加人群运动机会,制定相关健康促进政策如限制公共场所吸烟等。建议 40 岁以上人群年度体检常规检测血糖。空腹血糖简单易行,可作为常规的糖尿病筛查指标,如有条件可进一步行 OGTT(葡萄糖耐量试验),测定服糖后 2 小时血糖。

#### (二)重点人群的糖尿病预防及筛查

社区医院等基层医疗卫生机构应定期进行健康宣讲,提高辖区内居民对糖尿病的认识。对辖区内 2 型糖尿病高危人群进行信息登记,并对上述人群进行针对性的健康教育,生活指导,并追踪随访。大力开展医疗信息化,通过信息联网提醒上述人群定期进行血糖检测,对于高危人群的血糖筛查有条件应尽量采用 OGTT,以减少漏诊,以期早期诊断、早期治疗。

#### (三)糖尿病人群的规范化管理

社区医疗卫生机构应为辖区内常住居民中 2 型糖尿病患者提供规范的健康管理服务。应详细记录患者姓名、性别、年龄、联系方式、身高、体重、腰围等基本信息,制定降糖治疗方案,定期进行健康宣教包括指导饮食和科学运动,指导患者进行自我血糖监测,每 3~6 月进行 1 次糖化血红蛋白(HbA1c)检测,尽量使血糖控制达标,并关注其他代谢指标,以减少或延缓糖尿病患者慢性并发症的发生。

慢性病随访主要在社区医院等基层卫生机构,基层医师是糖尿病及其并发症防控的重要关口。应加强基层医师培训,促进基层糖尿病及并发症筛查标准化,提高医务人员对糖尿病及其并发症的早期发现、规范化诊断和治疗能力。对糖尿病患者应定期进行眼底照相、尿白蛋白/肌酐、神经系统查体等检查,从而及早发现糖尿病视网膜病变、糖尿病肾病、糖尿病性周围神经病变等慢性并发症,早诊早治,降低致残率和致死率。开展分级诊疗,完善双向转诊机制。

初诊患者建议首先专科诊治,明确诊断、分型,制定合适的降糖方案。患者血糖长期控制不达标者或并发症进展者亦应及时转至上级医院进一步诊治,病情稳定后可在社区医院随访管理。

### (四)医疗信息化

大力建设全民健康信息平台,推进"互联网+公共卫生"服务,充分利用信息技术丰富糖尿病健康管理手段。通过网络可定期提醒患者改善生活方式,进行血糖检测,通过医疗机构数据联网可分享和实时跟进各项代谢指标控制和并发症筛查情况,实现远程健康指导和病情监控,创新健康服务模式,提高管理效果。

## 二、糖尿病健康管理流程

### (一)糖尿病的预防及筛查流程

糖尿病的预防及筛查流程如图 14-1 所示。

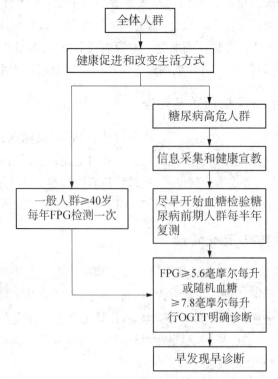

**图 14-1 糖尿病预防及筛查流程**

## （二）糖尿病患者的规范化管理流程

糖尿病患者的规范化管理流程如图 14-2 所示。

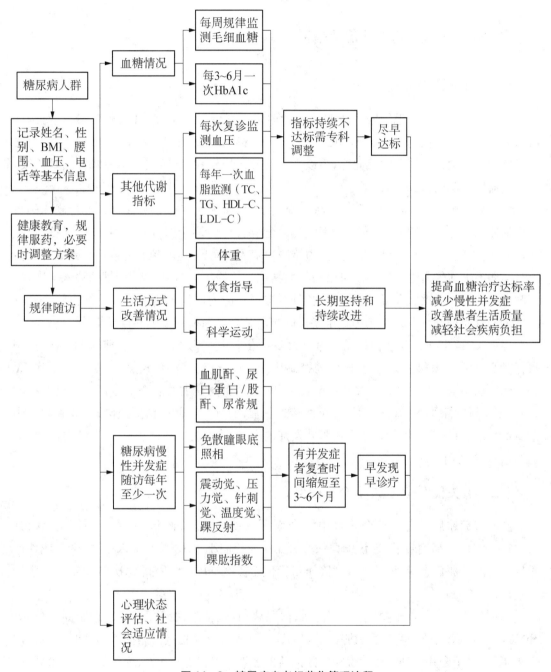

**图 14-2　糖尿病患者规范化管理流程**

# 第四节 评价与指标

## 一、血糖及相关代谢情况评价及指标

### （一）血糖评价及指标

血糖评价可以通过毛细血管血糖监测和糖化血红蛋白（HbA1c）的测定进行。对于一般患者空腹血糖应控制在 4.4～7.0 毫摩尔每升，餐后血糖小于 10 毫摩尔每升。毛细血管血糖监测是血糖控制情况的风向标，可以及时发现血糖异常，指导医师调整降糖治疗方案，以达到血糖控制的目标。

糖尿病是慢性病，需长期关注血糖的变化情况，原则上应指导所有患者进行规律的自我血糖监测，即通过简易血糖仪进行手指末端血糖测定，测定时间点一般选在三餐前、睡前，必要时夜间 0 点及 3 点加测。血糖的监测频率因人而异，血糖控制差或不稳定的患者需每日监测毛细血管血糖 4～7 次，口服药物血糖控制稳定者，建议监测频率每周 2～4 次，使用胰岛素的患者根据胰岛素使用方案的不同，选择相应的血糖监测方案。毛细血管血糖反映即刻的点血糖，而 HbA1c 较为稳定是反映患者长期血糖控制情况的重要指标。

根据《2017 年糖尿病防治指南》，对于大多数成年Ⅱ型糖尿病患者，合理的 HbA1c 控制目标为小于 7%；值得注意的是，血糖的控制应当个体化，对于病程较短、无明显并发症、无心血管疾病等合并症的年轻Ⅱ型糖尿病患者，在无低血糖发生的前提下尽量采用更严格的 HbA1c 控制目标如小于 6.5%，或尽可能接近正常；而有严重低血糖史、合并恶性肿瘤等预期寿命较短、有显著的微血管或大血管并发症的患者，降糖时应权衡利弊，HbA1c 控制目标适当放宽，如小于 8.0%。

### （二）相关代谢指标的评价及指标

在Ⅱ型糖尿病患者的综合管理中应全面评估患者血压、血脂、体重控制情况。根据《2017 年糖尿病防治指南》，建议糖尿病患者血压应控制小于 130/80 毫米汞柱；老年或伴严重冠心病的糖尿病患者，可适当放宽降压目标值至 140/90 毫米汞柱，每次常规复诊时应测量血压。

糖尿病患者应每年至少进行 1 次血脂情况评估，包括甘油三酯（TG）、总胆固醇（total cholesterol，TC）、低密度脂蛋白胆固醇（LDL - C）和高密度脂蛋白胆固醇（HDL - C）在内各项指标，对于合并多种心血管疾病危险因素的患者，如男性≥40 岁、绝经后女性、吸烟、肥胖、高血压、微量白蛋白尿，或有早发缺血性心血管疾病家族史者，则应每 3 月检测 1 次。LDL - C 是血脂控制的主要目标，对于仅合并血脂异常的糖尿病患者 LDL - C 小于 2.6 毫摩尔每升，同时合并其他危险因素的心血管风险极高危患者 LDL - C 小于 1.8 毫摩尔每升。

对于就诊时 LDL-C 就处于较高水平、治疗 3 月后仍不能达标者，可以降低 50％作为替代目标，TG 应小于 1.7 毫摩尔每升。

肥胖与 2 型糖尿病关系密不可分，肥胖特别是内脏脂肪的堆积可导致胰岛素抵抗，此为 2 型糖尿病发病的重要机制，体重控制达标有助于患者血糖控制及其他代谢指标改善。可以通过 BMI 值来评价，应控制小于 24.0；腰围是另一项重要指标，我国男性腰围大于 90 厘米，女性腰围大于 85 厘米可诊断腹型肥胖，应控制小于上述指标。

## 二、糖尿病慢性并发症评价和筛查指标

### （一）糖尿病肾病

患者确诊为 2 型糖尿病后应至少每年进行一次肾脏病变筛查，包括尿常规、尿白蛋白/肌酐比值（urinary microalbumin creatinine ratio，UACR）和血肌酐的检测，UACR 简单易行可作常规筛查指标，1 型糖尿病在确诊 5 年内进行。随机尿 UACR 大于等于 30 毫克每克即提示尿白蛋白排泄增多。UACR 可受到感染、发热、应激、剧烈运动等其他影响因素，为提高诊断准确性，可在 3—6 月内复查，排除其他影响因素 3 次检查中有 2 次达到上述标准，即可诊断。UACR 达到 30～300 毫克每克定义为微量白蛋白尿，UACR 大于 300 毫克每克为大量白蛋白尿。发现大量白蛋白尿应进一步完善 24 小时尿蛋白定量、尿系列蛋白等检查评估病情。如出现蛋白尿的程度与糖尿病病程或糖尿病视网膜病变的严重程度不相符合，或短时间内尿蛋白迅速增加，肾小球滤过率急剧下降等情况，必要时应完善肾脏穿刺以明确诊断，避免延误治疗。

### （二）糖尿病神经病变

糖尿病神经病变中周围神经病变最为多见，2 型糖尿病确诊时即应评估，1 型糖尿病患者在确诊 5 年内进行。评估糖尿病周围神经病变时，可以从患者主诉中获取有价值的信息，如肢体麻木、刺痛、蚁走感或感觉迟钝等，查体可通过针刺觉、震动觉、压力觉、温度觉、踝反射 5 项体征来筛查，如 10 克尼龙丝检查压力觉、128 赫兹音叉评估震动觉等，结果异常，提示糖尿病神经病变。根据患者的糖尿病病史、神经感觉异常和查体结果，糖尿病周围神经病变可做出诊断，必要时可进一步做行神经肌电图检查进行鉴别。

### （三）糖尿病视网膜病变

2 型糖尿病患者在确诊后即应进行眼底检查以评估糖尿病视网膜病变情况，而 1 型糖尿病患者则应在确诊后的 5 年内进行。全面的眼底病变的评估应在眼科医师的协助下进行，免散瞳眼底照相简单易行，可作为筛查的首选，眼底病变可见微血管瘤、出血或渗出等表现。无明显视网膜病变的患者可以每 1～2 年复查，而已有眼底病变表现的患者应根据眼底病变的严重程度增加复查的频次。

### （四）糖尿病周围血管病变

糖尿病周围血管病变主要是下肢动脉粥样硬化性病变（lower extremity arterial disease，LEAD），对于 50 岁以上的糖尿病患者，应常规进行 LEAD 的筛查，特别是有发病危险因素（合并心脑血管病变、血脂异常、高血压、吸烟或糖尿病病程 5 年以上）的患者每年至少筛查一次。筛查时应注意患者有无下肢间歇性跛行、冷感疼痛等症状，足背动脉搏动可提供下肢血管病变的线索，病变者可出现足背动脉搏动减弱或消失。

踝肱指数（ankle brachial index，ABI）简单易行，是常规的筛查手段，如患者静息状态下 ABI 小于等于 0.90，无论有无下肢冷感、间歇性跛行的症状，应该诊断 LEAD；静息状态下 ABI 大于等于 0.9，小于等于 1.3 的患者如有间歇性跛行症状，可进行运动负荷如踏车平板试验，试验后 ABI 下降 15％～20％，诊断 LEAD。必要时可完善下肢动脉彩超或血管造影等检查进一步评估病变的严重程度。

## 三、糖尿病防治行动效果的评价指标

鉴于糖尿病及其慢性并发症对个体健康及社会经济的重大危害，要及时甄别出糖尿病患者，并对其进行规范化管理，以减少远期的慢性并发症及疾病负担，故糖尿病知晓率、糖尿病控制率及并发症筛查率反映了社会整体的糖尿病防治水平。

通过各方的不懈努力，争取到 2022 年和 2030 年，18 岁及以上居民糖尿病知晓率分别达到 50％和 60％及以上；糖尿病患者规范管理率分别达到 60％和 70％及以上；糖尿病治疗率、糖尿病控制率、糖尿病并发症筛查率持续提高。

## 四、糖尿病风险因素

（1）遗传。糖尿病的发生与遗传因素密切相关。有双生子研究显示，同卵双生子发生 1 型糖尿病的一致性为 25％～30％，明显高于异卵双生子（5％～10％）。家系调查也显示，当母亲患有糖尿病时，其后代发病的危险为 2％～3％；当父亲患有糖尿病时，其后代发病的危险为 5％～6％。研究证明糖尿病的家族聚集性明显。

（2）不良生活方式：

① 膳食结构不合理。长期摄入高糖、高脂肪、高热能的食物和长期过量进食，均可增加发生糖尿病的风险。日本相扑运动员每天摄能高达 4 500～6 500 千卡（18 837～27 214 千焦），比一般日本人的 2 500 千卡（10 467 千焦）高得多，有 40％的相扑运动员会发展为 2 型糖尿病，这可能是由于热能摄入过多引起肥胖，最终导致糖尿病的发生。

② 缺乏身体活动。都市化、自动化等现代生活和工作方式，使人们的身体活动变得越来越少，患糖尿病的风险也会越来越大。许多研究都发现，身体活动不足可增加糖尿病发病的危险，活动量少的人与最爱活动的人相比，2 型糖尿病的患病率高出 2～6 倍。

（3）超重和肥胖。肥胖是患 2 型糖尿病重要的因素之一，大量的横断面研究和纵向研究都表明,体重指数(BMI)与发生 2 型糖尿病的危险性呈正相关关系,并且在不同性别和不同种族间均保持一致性。曾有调查发现,糖尿病和糖耐量低减患病率随体重的增加而上升。超重者患糖尿病的风险比正常人高,而肥胖者患糖尿病的风险比正常人更高。

(4)病毒感染。病毒一直被认为是可能引发糖尿病的启动因子,病毒感染后主要造成自身免疫性胰岛 B 细胞损害。其中,比较肯定的是柯萨奇病毒与人类 1 型糖尿病存在相关关系,其他病毒如腮腺炎病毒、巨细胞病毒和风疹病毒也可能与糖尿病有关。

(5)糖耐量低减(impaired glucose tolerance,IGT)。IGT 是指一个人的血糖水平处于正常人血糖值与糖尿病病人血糖值之间的一种中间状态,目前已经公认 IGT 者是 2 型糖尿病的高危人群。研究发现,在 IGT 诊断后 5～10 年进行复查时,大约有 1/3 的 IGT 者发展为糖尿病患者。

(6)年龄。研究表明糖尿病的发病率随着年龄增长而逐渐增加,而且 40 岁以上糖尿病病人占总数的 87%。

(7)其他。如吸烟、饮酒、自身免疫缺陷、胰岛素抵抗、妊娠、社会经济状况等,可能是糖尿病的条件危险病因。

## 第五节　趋　势　与　展　望

### 一、全球糖尿病发病趋势

经济全球化,生活方式的巨大变化,糖尿病俨然成为世界范围内的一种流行病,全球患病率从 1985 年的 3000 万急速上升至 2017 年的 4.25 亿,2017 年全球约 400 万人死于糖尿病,占全球死因的 10.7%,糖尿病是造成患者致死致残的重要病因之一,对糖尿病及其并发症的治疗费用是全球经济的沉重负担。但近期的一项对全球糖尿病发病趋势的系统性回顾分析让我们看到了糖尿病预防和控制的曙光。该分析纳入了 47 项研究,提供 121 种不同性别或种族特异性人群的数据,结果显示 2006—2014 年,仅有 33%(11/33)报告糖尿病发病趋势增加,而 30%(10/33)和 36%(12/33)保持稳定或下降。研究者认为,这得益于健康宣教,人群对疾病的认识提高,以及生活方式改善如含糖饮料的消费量下降,人群运动的增加。由此可见,积极的健康宣教可以减少糖尿病发病,节约社会资源,这也是防控糖尿病最具成本/效益比的方法。

### 二、前沿技术和药物

#### (一)代谢手术

在当代科学技术迅猛发展,糖尿病领域是发展最为迅速的领域之一,除了传统的糖尿病治疗药物和胰岛素,越来越多的新技术、新药物不断涌现。代谢手术治疗糖尿病是美国医生 Pories 等在实施胃旁路手术治疗肥胖症时意外发现的。合并糖尿病的肥胖症患者接受手术后,不仅体重显著减轻,而且其血糖控制亦获得明显改善,部分糖尿病患者甚至完全缓解。代谢手术治疗糖尿病的机制比较复杂,不仅仅是患者摄入热量的减少,胃肠内分泌激素的参与和肠道菌群的变化亦涉及其中。2017 年 CDS 糖尿病治疗指南中建议:BMI 大于 $32.5 \, \text{kg/m}^2$ 的糖尿病患者应考虑该手术。

### (二)胰岛素泵及动态血糖监测技术

胰岛素泵及动态血糖监测技术目前在糖尿病的治疗中已经是非常成熟的技术。由于信息化和人工智能的飞速发展,使得闭环泵的开发成为可能,即根据动态血糖仪实时的血糖监测结果,胰岛素泵智能化输注合适的胰岛素剂量,使患者的血糖控制在相对稳定的范围内。如该技术能应用于临床,对于广大糖尿病患者特别是 1 型糖尿病患者是一大福音。

### (三)胰岛素及新型药物

胰岛素虽是糖尿病患者血糖控制的利器,但胰岛素皮下注射给患者造成了疼痛、生活不便等问题。研究者们在不断改进胰岛素的品类以获得更好的血糖控制,改善患者生活质量。目前,超长效德谷胰岛素已应用于临床,口服胰岛素亦在研发当中。近年来亦有多种新型降糖药物应用于临床,DPP-Ⅳ 酶抑制剂如西格列汀、阿格列汀、利格列汀等,GLP-1 激动剂类药物如艾塞那肽、利拉鲁肽、贝那鲁肽和度拉糖肽,SGLT-2 类药物如卡格列净、达格列净、恩格列净等,上述药物经临床应用均证实降糖安全有效,且患者有减重、降压及心血管事件风险下降等多重获益。相信随着对糖尿病机制研究的不断深入,更多针对糖尿病新靶点的药物会不断被研制出来,将为我们更好地控制糖尿病提供新的武器。

## 三、糖尿病健康管理展望

### (一)国际糖尿病疾病防治先进经验

#### 1. 美国经验:全面健康管理

美国近 20 年的数据显示糖尿病主要并发症的发病率均呈下降趋势,其中,急性心肌梗死所致死亡发生率下降达 60% 以上,卒中和下肢截肢的发生率分别下降 50%,终末期肾病发生率也下降近 30%。这主要得益于治疗理念的转变,从原来对糖尿病并发症治疗,转变为对糖尿病患者整体的生活方式干预和全面的健康管理。专注点不仅在血糖,同时全面管理血压、血脂、吸烟等糖尿病并发症危险因素,并早期筛查,由此美国男性 20 年内的吸烟率大幅下降(从超过 50% 下降至 20% 以下);通过胆固醇教育计划的实施,近 30 年美国人群总胆固醇水平从 5.6 毫摩尔每升降至 5.1 毫摩尔每升,下降近 10%;且美国的糖尿病管理模式是以全科医生为主力,并有教育护士、营养师、社会工作者参与的工作团队,为患者提供全方位的糖尿病健康管理服务;此外,美国民间还有众多的糖尿病预防保健组织及项目,可以充分利用社会资源,将防治糖尿病关口从治疗前移到预防,起到事半功倍的效果。

**2. 日本经验:控制肥胖**

肥胖与糖尿病关系密切,控制肥胖对于降低糖尿病发病率至关重要。世界卫生组织的报告显示日本民众肥胖率不足 5%,是肥胖率最低的发达国家之一。这与日本的饮食习惯有关,日式料理少盐少油、热卡低,学校推行营养午餐计划,从儿童期开始培养良好的饮食习惯。政府把减肥作为一项国策,号召全体国民保持健康体重。2008 年日本厚生劳动省推行"全体国民瘦腰计划"并颁布法规,要求政府和企业定期为年龄介于 40～74 岁的人士测量腰围,男性腰围不得超过 85 厘米,女性腰围不得超过 90 厘米。培养良好的饮食习惯,关注少年儿童,国家政策对于国民健康的引导值得我们借鉴。

**3. 新加坡经验:增加含糖饮料赋税**

新加坡约 10% 民众患有糖尿病,其患病率在发达国家中仅次于美国,排名第二。糖尿病高患病率与当地居民喜爱甜饮料、甜品不无关系。为此,新加坡政府针对高糖饮食提出了相关方案:对含糖饮料生产制造商征税、限制含糖饮料广告、强制性标识含糖成分等,并在逐步推进中。相关政策成效显著,新加坡当地饮品含糖量从 2007 年 9.5% 降至 2017 年 5.9%,有"健康选择标签"的低糖饮品所占市场份额亦增加 13%。

此外,包括英国、法国、墨西哥等在内的多个国家均出台了针对高糖食品的税收政策,相关政策固然能引导民众改变不健康的生活方式,但其背后的健康理念和生活方式才是糖尿病防控的关键,这也是我国糖尿病防控工作的重点。

## (二)糖尿病疾病防治先进技术

**1. 基因检测技术**

虽然糖尿病的诊断有统一的数值标准,但不同类型的糖尿病其发病机制,与遗传、环境因素的关系存在很大的异质性。二代 DNA 测序技术在单基因糖尿病如新生儿糖尿病(neonatal diabetes mellitus,NDM)、青少年起病的成年型糖尿病(maturity onset diabettes of the young,MODY)等疾病的诊断中表现出巨大优势,通过基因检测可明确其致病基因亚型,患者可以得到早期诊断、精准治疗,如 HNF1A、HNF4A - MODY 的一线治疗为磺胺类,精准用药可帮助患者更好地控制血糖。而对于 2 型糖尿病目前发现的相关基因位点超过 400 个,随着聚合酶链式反应(polymerase chain reaction,PCR)技术的引入,近年来基因差异表达分析技术发展迅速,借此可深入了解遗传和环境因素影响糖尿病发病的分子机制,获取新的糖尿病易感基因等,相信深入研究一定会为Ⅱ型糖尿病及其并发症防治提供更加个体化、针对性的治疗。

**2. 干细胞技术**

胰岛素 β 细胞功能衰竭所致胰岛素缺乏是糖尿病发病的重要机制之一,通过胰岛素注射治疗可以帮助患者实现血糖控制,但不能从根本上治愈该病,因此胰岛 β 细胞再生和替代是治疗糖尿病的理想途径。干细胞是一群较原始的细胞,具有自我更新和多向分化潜能。成体干细胞中的间充质干细胞分布广泛,可来源于脐血、骨髓、脂肪等,目前研究较多。最新研究显示,间充质干细胞不仅具有诱导分化为胰岛素分泌细胞的潜能,还参与免疫调控,促进组织损伤修复,改善胰岛素抵抗。干细胞技术是再生医学治疗领域治疗糖尿病的有益尝试,虽然目前远未成熟,但目前初步的研究结果振奋人心,相信应用干细胞技术治疗糖尿病一定会有广阔的前景。

3. 功能医学技术

功能医学是一门新兴的医学学科,相对于传统医学对疾病的治疗,更强调对个体整体健康和机体功能的维护,更具整体观和全面性,给慢性病防治提供了新的视角。糖尿病发病过程中存在线粒体损伤及氧化作用失衡,免疫和炎症失衡,消化、吸收和微生物失衡,激素和神经递质失衡,微量营养物质失衡等功能医学问题。医师通过功能医学检测,结合患者个体生活方式及常规医学检查结果,可以全面评估个体健康状况。功能医学对糖尿病的防治强调预防为主,治疗包括多方面的系统性健康管理,如患者生活方式改善、心理状态调整、与糖代谢有关的微量元素(如元素铬、镁、锌、硒、锰等)及植物抗氧化剂补充,以及中医中药沐足改善血液循环、穴位注射营养神经等的综合治疗,旨在全面提高患者健康水平和生命质量。

## (三)智慧技术在糖尿病病防治行动中的应用

1. 智慧可穿戴设备应用

目前智能可穿戴设备向健康领域渗透的趋势越来越明显,尤其是糖尿病等慢病管理领域。基于石墨烯的可穿戴设备可对患者血糖进行无创、实时监测。智能袜子能全天候监测患者足部温度,一旦检测出温度有异常可通过手机 App 发出健康提醒,从而早期发现病变,使糖尿病患者免受截肢之苦。而便携式肌氧监测仪、心率臂带可通过监测心率等实现患者运动情况监测及管理。智能可穿戴设备可实时采集大量用户健康数据信息,是未来智慧医疗获取信息的重要入口。

2. 健康物联网技术应用

当今世界信息技术飞速发展,物联网作为一种新兴的网络信息技术在健康领域的应用显示了其在糖尿病综合管理方面的巨大优势。传统的糖尿病管理模式依赖于患者和医生的面对面沟通,且患者需要有较强自我管理能力,而患者总体自我管理效能差是制约糖尿病防治效果的重要瓶颈之一。在物联网技术的支持下,患者可居家通过智能穿戴设备完成血糖、血压等健康数据的采集,上传数据即可获得专业医师的诊疗决策支持,且可实现远程糖尿病健康教育、健康提醒等功能。物联网技术提高了医生的管理效率,同时给患者提供了专业、便捷、智能的医疗服务,相信在未来的糖尿病防治工作中大有可为。

**案例研究与实践** 上海市第六人民医院糖尿病慢病管理"321"模式

自 2007 年 3 月起,上海市第六人民医院贾伟平教授团队率先在国内创建了糖尿病"321"防治管理模式,即"三级医院—二级医院—社区卫生服务中心"的社区首诊、分级诊疗、梯度转诊的糖尿病诊疗一体化模式。该模式对糖尿病患者的管理成效显著,患者的血糖控制达标率、糖尿病知识知晓率、社区糖尿病慢性并发症筛查率显著提高,目前已在上海多个社区卫生服务中心运行。具体措施如下，可供参考：

（1）加强基层医生专业培训。糖尿病的长期随访主要是在社区医院等基层医疗机构进行，基层医院是糖尿病防控的基础，提高基层医师糖尿病诊疗水平意义重大。上海市第六人民医院成立了社区糖尿病实训基地，定期举办糖尿病诊治规范学习班，并派遣专家至社区医院进行授课、教学示范，通过一系列举措大幅度提高社区医师糖尿病规范化诊治及并发症筛查水平。

（2）糖尿病患者信息建档，定期宣教。社区卫生服务中心设立"糖尿病管理小屋"，方便糖尿病患者规范化管理，建立糖尿病患者及高危人群档案，录入慢病管理系统。通过糖尿病课堂、糖尿病俱乐部等多种形式的活动定期进行糖尿病健康教育，每期可具体到一个主题，如糖尿病饮食控制、运动处方、血糖监测等。糖尿病宣教可以促使患者从被动的被治疗者角色转换为病情控制的主动参与者，是社区糖尿病防控的关键环节。

（3）饮食和运动指导、定期随访。饮食控制和规律运动是患者血糖控制的基础，社区医院可将辖区内的糖尿病患者分为若干糖尿病管理小组，每个小组由经负责医师进行生活方式指导，根据患者的生活习惯制定个体化的饮食和运动处方。可由糖尿病管理小组负责医师进行定期电话随访，主要是关注患者自我血糖监测、饮食控制和运动处方执行、遵医嘱用药、心理状态等情况，及时发现问题并予以专业指导。

（4）定期复查及慢性并发症筛查。对辖区内糖尿病患者实施分层管理，定期进行包括肝肾功能、血尿常规、糖化血红蛋白、血脂等生化指标的检测。根据检测结果进行相应治疗方案的调整，使得患者包括血糖在内的各项指标控制达标，从而减少远期慢性并发症。每半年到1年对辖区内的糖尿病患者进行尿白蛋白/肌酐、眼底照相、10克尼龙丝检查压力觉、128赫兹音叉评估震动觉、踝肱指数等检查以评估慢性并发症情况，提高慢性并发症筛查率，早诊早治。

（5）分级诊疗及双向转诊：经社区医院随访，血糖长期控制不稳定或者糖尿病慢性并发症进展者，及时转至上级医院内分泌专科进一步诊治。通过医院-社区糖尿病转诊平台，患者能得到及时诊治，病情控制稳定后再转至社区医院定期随访。

 **思考题**

（1）阐述我国糖尿病的流行病学特点。

（2）判断糖尿病的诊断标准。

（3）如何延缓和控制糖尿病的慢性并发症？

（于明香　易茜璐）

# 第十五章 实施癌症防控行动

## 第一节 概 念 与 变 迁

### 一、癌症的定义及进展

癌症也叫恶性肿瘤,其相对有良性肿瘤。肿瘤是指机体在各种致瘤因素作用下,局部组织的细胞异常增生而形成的局部肿块。良性肿瘤容易清除干净,一般不转移、不复发,对器官、组织只有挤压和阻塞作用;但恶性肿瘤还可以破坏组织、器官的结构和功能,引起坏死出血合并感染,患者最终可能由于器官功能衰竭而死亡。

癌症是一种对生理和心理都极具破坏性的疾病,它是复杂的,从正常健康的细胞最终成为恶性肿瘤,涉及多重时间和空间上的变化。细胞生长异常(肿瘤)是疾病的生物终点。肿瘤细胞浸润到周围组织并扩散到远处脏器,是引起大多数癌症患者发病或死亡的主要原因,这种现象就叫转移。

在生物医疗科学领域中,有许多人致力于从正常细胞转变为恶性肿瘤细胞生物过程的研究,但要达到治愈或长期控制肿瘤转移仍很困难。40年前,美国制订《国家癌症法案》,宣布抗癌战争打响。然而,根据美国癌症协会最新统计的冰冷的癌症死亡率数据清楚地说明,这场抗癌战争远没有结束,只是在抗癌的征途上。目前某些癌症的总死亡率已经封顶,那是因为对这种疾病的危险因素有了更好的认识和防范,像吸烟导致的肺癌;但控制癌症的全身转移,这也是癌症最致命的特征,并没有多大进展。

在治疗癌症的过程中,遇到很多问题和障碍,其主要原因在于癌症的起源问题远远没有得到解决。

当前,绝大多数研究人员都认为癌症是一种基因性疾病。细胞中DNA的损伤触发了正常细胞的转化,使其成为一种潜在致命的癌细胞。在不同的癌细胞中已发现了成百上千种基因变化,这就又导致了一种观点:癌症不是单一的疾病,而是许多不同疾病的集合。把癌症作为"疾病复合体",而不是单一疾病来处理,这更促成了对不同形式的疾病管理需要采用个性化药物治疗的理念。当然,如果大多数癌症确实是由基因突变造成的话,这种治疗策略无疑将是合乎逻辑的。可是,假如大多数癌症不是源于基因突变呢?如果大多数肿瘤组织中检测出的基因突变,只是恶性肿瘤进展过程中一种继发性现象呢? 如果癌症是属于一种细胞呼吸功能不全的疾病呢?

能量代谢异常是绝大多数癌细胞共有的特征,虽然许多癌症领域的研究者认为,癌细胞的代谢异常是基因缺陷所造成的。但是也有不同观点。美国波士顿大学 Seyfried 教授就认为,有证据表明癌细胞中基因缺陷是细胞呼吸功能损伤后产生的。他预测,靶向肿瘤的能量代谢缺陷,最终有可能成为预防和治疗癌症的低成本、高效益、无毒害的一种理想方法。而且,如果联合能量代谢疗法一起来对抗癌症,可以增强分子靶向治疗的疗效。Seyfried 教授认为,肿瘤大多数的基因变化与癌症的起源或治疗无关,它们很大程度上只是生物学紊乱的表象,基因组变化可能参与了疾病的进程,然而却并非是导致癌症的根源。[①]

## 二、国内外癌症防治进展

### (一) 美国抗癌防控工作进展

2020 年 1 月,著名肿瘤科研杂志《癌症临床医生期刊》发表了最新的美国癌症统计报告。根据这份报告,美国癌症死亡率出现了有史以来最大幅度的年度下降,自 1991 年以来,总癌症死亡率平均每年大约降低 1.5%,而在 2016—2017 年,总死亡率下降了 2.2%。这是自 1930 年来这一统计数值最大幅度的下降。

死亡率的下降趋势(癌症死亡率)是癌症控制进步证据的黄金标准。

总体癌症死亡人数连续 26 年下降关键在于 4 种最常见的癌症类型:肺癌、大肠癌、乳腺癌和前列腺癌的死亡率下降最为显著。这 4 种癌症也是癌症死亡人数最多的。

肺癌是导致癌症死亡的主要原因,近年来其死亡率下降的速度有所加快,从而推动了全年癌症死亡率的创纪录下降。男性肺癌发病率的下降速度是女性的两倍,这反映了吸烟和戒烟影响的历史差异。

1989—2017 年,乳腺癌死亡率下降了 40%。

1993—2017 年,前列腺癌死亡率下降了 52%。

1980—2017 年,男性大肠癌死亡率下降了 53%;1969—2017 年,女性大肠癌死亡率下降了 57%。

肝癌死亡率,几十年来的快速上升趋势,在男性和女性中都有所缓和。

宫颈癌几乎完全可以预防,在 2017 年降低到每周仅有 10 例 20~39 岁的女性死亡。在 HPV 疫苗广泛普及前,宫颈癌曾是美国 20~59 岁女性第二大死因。

美国总体癌症死亡率持续下降,主要归功于以下几方面:

1. 抵制烟草运动

在美国购买香烟需要凭驾驶执照,售卖香烟对象必须超过 18 周岁。所有吸烟点均在室外,全美严禁室内吸烟。最后,各州对于香烟征收昂贵的烟草税。以上种种努力,使得从

---

① SEYFRIED T N. 癌症是一种代谢病——论癌症的起源、治疗与预防[M]. 成长,陈川,译,北京:科学出版社,2018.

1990—2014 年,美国男性肺癌死亡率下降了 43%。

2. 预防性疫苗的接种、早期筛查和治疗

注射疫苗针对乙型肝炎病毒和人乳头瘤病毒的疫苗可分别减轻未来肝癌和宫颈癌的发病率,特别是发展中国家,如果 9 岁女孩接种疫苗,可在一年内预防 70% 的死亡人数,出生后接种乙肝疫苗可避免 70 万人感染。此外,通过改善卫生和教育人们改变其高风险行为,可以预防血吸虫病(丙型肝炎病毒);防止有害阳光照射可降低患皮肤癌的风险;通过改善工作场所安全可以预防致癌的职业暴露。

大肠癌是美国主要癌症之一,但过去 10 年,发病率以每年 3% 的速度下降。这主要得益于早期筛查,尤其是肠镜检查的普及。美国推荐 50 岁以上人群进行肠镜筛查,2000 年接受筛查人群的比例只有 21%,但 2015 年已经上升到 60%。大肠肿瘤从良性发展到恶性,通常需要 15 年以上,如果能在早期发现,治愈率非常高。肠镜等筛查手段能有效发现早期肿瘤,正是它的普及,让美国显著降低了恶性大肠癌的发病率。

提前 15 年体检有肿瘤遗传家族史的人,除了一般体检外,一定要在比直系亲属的患癌年龄早 15—20 年时去肿瘤专科医院或科室做防癌体检。比如,直系亲属 55 岁查出癌症,那么你在 35—40 岁的时候就应该开始防癌体检。粪便潜血试验筛查、肠镜检查降低了大肠癌的死亡率。人乳头瘤病毒(HPV)测试可以早期发现宫颈癌。通过早期筛查乳腺癌,可以减少了乳腺癌死亡率。低剂量螺旋 CT 扫描可以降低肺癌死亡率。

### (二) 中国癌症防控工作的现状

中国是全球最大的烟草生产国和消费国,中国吸烟人数占世界吸烟者总数的近 30%,居世界首位。令人更震惊的是,据《柳叶刀》杂志的报道,中国 15—24 岁的低龄烟民比例在迅速增加。这篇文章显示,我国烟民从 2003 年的 8.3% 增加到 2013 年的 12.5%,其中 15—19 岁人口吸烟率更是增长了 60.2%;并且,77.9% 的现吸烟者,是从青少年时期开始吸烟的。中国越来越多的低龄烟民这一重大问题,必须通过健康教育等方法,尽早遏制住。

我国近几年也在提倡癌症的早期筛查和预防,但是和美国、日本相比,收效甚微。在我国,大约 25% 的患者首诊时就已经出现转移,这意味着癌症已经扩散到身体其他部位。例如,对比美国结直肠癌 5 年生存率 65.1%,我国仅为 47.2%,足足低了近 18%。报道显示,中国 50 岁以上人群接受肠镜检查的比例仅仅 15%。大部分人群到出现临床症状后再进行肠镜检查其实为时已晚。这也就是为何在我国,大肠癌患者多数被诊断为晚期。

## 三、中美两国的癌症防治比较研究

### (一) 流行病学研究

2019 年 1 月,中国国家癌症中心发布了最新一期的全国癌症统计数据。报告显示,

2015 年全国恶性肿瘤发病约 392.9 万人,较 2014 年的 380.4 万增加 12.5 万,增长率为 3.2%。

按发病人数顺位排序,肺癌位居我国恶性肿瘤发病首位。2015 年,我国新发肺癌病例约为 78.7 万例,发病率为 57.26/10 万。其他高发恶性肿瘤依次为胃癌、结直肠癌、肝癌和乳腺癌等,前 10 位恶性肿瘤发病约占全部恶性肿瘤发病的 76.70%。

男性发病首位为肺癌,每年新发病例约 52.0 万,其他高发恶性肿瘤依次为胃癌、肝癌、结直肠癌和食管癌等,前 10 位恶性肿瘤发病约占男性全部恶性肿瘤发病的 82.20%。

女性发病首位为乳腺癌,每年发病约为 30.4 万,其他主要高发恶性肿瘤依次为肺癌、结直肠癌、甲状腺癌和胃癌等,女性前 10 位恶性肿瘤发病约占女性全部恶性肿瘤发病的 79.10%。

城市地区与农村地区的恶性肿瘤发病顺位有所不同,城市地区主要高发恶性肿瘤依次为肺癌、结直肠癌、乳腺癌、胃癌和肝癌等,农村地区主要高发恶性肿瘤依次为肺癌、胃癌、肝癌、食管癌和结直肠癌等。城市地区与农村地区前 10 位恶性肿瘤发病分别占城乡全部恶性肿瘤发病的 74.80% 和 79.50%。

2019 年美国癌症协会也发布《美国癌症数据调查报告》,报告了美国癌症新发死亡的最新数据,并评估癌症发生率、死亡率和生存率情况。最突出的一个亮点是,在过去的 25 年中,美国癌症的死亡率稳步下降。截至 2016 年,男性和女性的癌症死亡率在 25 年间下降了 27%。这种下降意味着这 25 年间,全美避免了 260 万例癌症死亡。

通过中美两国之间癌症发病率、死亡率的对比,可以发现,总体癌症发病率,美国在 1991 年以后呈现非常显著下降,而中国数据基本在 2000 年后没有太大变化(缺少之前数据)。总体癌症死亡率,美国 25 年下降了 27%,其中男性和女性都有明显下降;但是中国,死亡率却是稳中有升。

### (二) 中美两国癌症临床特点与防控借鉴

美国在防癌抗癌方面为什么能取得成效,我国有何借鉴之处? 实际上,控制癌症的显著成效并不像禁烟控酒那么简单,而是从预防风险因素到早期发现,再到治疗和姑息治疗的癌症全过程中,美国都采取了针对癌症的有效方式,包括针对个体和群体的癌症预防和控制干预措施。

在中国,预后较好的恶性肿瘤的 5 年生存率,如乳腺癌(82.0%)、甲状腺癌(84.3%)和前列腺癌(66.4%),仍与美国等发达国家存在差距(90.9%、98% 和 99.5%)。出现这种差距的主要原因是临床就诊早期的病例少、早诊率低以及晚期病例临床诊治不规范。因此,我国应在扩大相关肿瘤的筛查及早诊早治覆盖面、肿瘤临床诊治规范化和同质化推广应用这两方面,共同发力,降低我国恶性肿瘤死亡率。

分析中美癌症人群 5 年生存率的差异,总结主要原因有以下几点:

(1) 癌症筛查推广不足。我国癌症筛查推广不足,大部分筛查体检仅仅为走过场,医疗专业度欠佳。在美国,所有体检均基于疾病史、家族史等,而不是我国那种走过场,甚至全程几乎没有交流的套餐式体检。

（2）患者收治无序。肿瘤患者目前四处求医，无人指导，收治无序，未应用多学科协作诊疗模式（MDT）。同时，一线城市和三线以下城市诊治水平和标准相差悬殊。

（3）新药新疗法引进不足，纳入医保报销速度较慢。尽管现在已经有许多靶向药逐渐纳入医保，但对于庞大的肿瘤人群来说还是杯水车薪。

（4）靶向药和免疫药物研发不足。美国已经上市了96个靶向和免疫药物，中国仅有33个。在临床试验方面，截至2019年3月，全球共有近30万项临床试验登记注册，其中约40%在美国进行。

尽管了解美国癌症治疗的种种优势，但是癌症毕竟是个很复杂的病症，美国也不存在神医神药。尤其是中国癌症晚期病人，有时为了抓住最后一根稻草，盲目地前往美国就医，但很多人白跑一趟，失望而回。实际上，美国最大优势是癌症治疗规范、新药上市快、临床试验多，因此对适用国内买不到的新药，或者患罕见癌症的病人而言，机会大一些。但很多标准治疗方法，北上广等三甲医院和美国临床治疗差距并不大。

目前，中国政府提出了各种抗癌救命药的市场化的改革方案，尤其在药品审评审批制度改革后，国内新药上市速度已大幅提升。中美两国之间的癌症临床诊疗水平差距会逐渐缩小。

## 四、概念的变迁

### （一）概念

癌（cancer）是指起源于上皮组织的恶性肿瘤，是恶性肿瘤中最常见的一类。相对应地，起源于间叶组织的恶性肿瘤统称为肉瘤。有少数恶性肿瘤不按上述原则命名，如肾母细胞瘤、恶性畸胎瘤等。一般人们所说的"癌症"习惯上泛指所有恶性肿瘤。癌症具有细胞分化和增殖异常、生长失去控制、浸润性和转移性等生物学特征，其发生是一个多因子、多步骤的复杂过程，分为致癌、促癌、演进三个过程，与吸烟、感染、职业暴露、环境污染、不合理膳食、遗传因素密切相关。

### （二）病因

#### 1. 外源性因素

（1）生活习惯。如吸烟等不良生活习惯，与癌症发生密切相关。约1/3因癌症而死亡的患者与吸烟有关，吸烟是肺癌的主要危险因素。摄入大量烈性酒可导致口腔、咽喉、食管恶性肿瘤的发生。高能量、高脂肪食品可增加乳腺癌、子宫内膜癌、前列腺癌、结肠癌的发病率。饮用污染水、吃霉变食物可诱发肝癌、食管癌、胃癌。

（2）环境污染与职业性。空气、饮水、食物的污染均可对人类造成严重危害。世界卫生组织已公布的与环境有关的致癌性物质包括：砷、石棉、联苯胺、4-氨基联苯、铬、己烯雌酚、放射性氡气、煤焦油、矿物油、偶联雌激素，等等。环境中的这些化学的或物理的致癌物通过体表、呼吸和消化道进入人体，诱发癌症。

（3）天然及生物因素。天然因素也可以致癌，例如在一定条件下紫外线可引起皮肤癌。生物因素主要为病毒，其中 1/3 为 DNA 病毒、2/3 为 RNA 病毒。DNA 病毒如 EB 病毒与鼻咽癌、伯基特淋巴瘤有关，人类乳头状病毒感染与宫颈癌有关，乙型肝炎病毒与肝癌有关。RNA 病毒如 T 细胞白血病/淋巴瘤病毒与 T 细胞白血病/淋巴瘤有关。此外，细菌、寄生虫、真菌在一定条件下均可致癌，如幽门螺杆菌感染与胃癌发生有关系、埃及血吸虫病被证实可诱发膀胱癌、黄曲霉菌及其毒素可致肝癌。

（4）慢性刺激与创伤。创伤和局部慢性刺激如烧伤深瘢痕和皮肤慢性溃疡均可能发生癌变等。

（5）医源性因素。电离辐射，如 X 线、放射性核素可引起皮肤癌、白血病等；细胞毒药物、激素、砷剂、免疫抑制剂等均有致癌的可能性。

2. 内源性因素

（1）遗传因素。真正直接遗传的肿瘤只是少数不常见的肿瘤，遗传因素在大多数肿瘤发生中的作用是增加了机体发生肿瘤的倾向性和对致癌因子的易感性，即所谓的遗传易感性，包括染色体不稳定、基因不稳定。例如，家族性结肠腺瘤性息肉者，因存在胚系细胞 APC 基因突变，40 岁以后大部分均有大肠癌变；Brca-1、Brca-2 突变与乳腺癌发生相关，发生率达 80% 以上。

（2）免疫因素。先天性或后天性免疫缺陷易发生恶性肿瘤，如丙种蛋白缺乏症患者易患白血病和淋巴造血系统肿瘤，AIDS（艾滋病）患者恶性肿瘤发生率明显增高。但大多数恶性肿瘤发生于免疫机能"正常"的人群，主要原因在于肿瘤能逃脱免疫系统的监视并破坏机体免疫系统，机制尚不完全清楚。

（3）内分泌因素。体内激素水平异常是肿瘤诱发因素之一，如雌激素和催乳素与乳腺癌有关、生长激素可以刺激癌的发展。

### （三）中美两国癌症防控的新认知

美国的癌症死亡率逐年下降，这在很大程度上是一个积极的趋势，这表明人们正从日益完善的卫生保健中获得好处。然而，在发展中国家和贫困地区，这些福利尚未完全普及，贫富差异已经开始影响到癌症死亡率。

值得一提的是，在 2019 年发布的《癌症统计 2019》中，研究人员已经注意到了这个潜在的令人不安的趋势：基于财富的死亡率差距正越来越大。例如，在 2012—2016 年，美国最贫困地区的人口癌症总死亡率比最富裕县的人群高 20% 左右。"过去 25 年癌症死亡率的持续下降确实是一个好消息，甚至有点令人意外，"美国癌症协会监测信息战略主任 Rebecca Siegel 表示，"但社会经济差异所导致的差异实际上是在增大的。"也就是说，相对而言，穷人患癌症的死亡率要更高。

研究人员指出，癌症死亡率总体比率的下降，可能是由于癌症检测的及时性、更好的治疗环境，以及对吸烟较好地把控等因素。而在很大程度上，通过改变生活方式对于癌症的预防效果是显著的，比如戒烟。此外，如果可以进行早筛检查，其中一些癌症可能在并不致命的阶段就被治愈。

中国癌症科研与临床专家们认为，癌症防控是全社会的任务，应该早期加强肿瘤的立体防控。世界卫生组织（WHO）表明，90％的癌症与环境有关，且有研究证明，PM2.5已经成为全球第五大致死风险因素，是导致肺癌的主要原因之一。肿瘤防控离不开环境提升与改善。

提高癌症治疗疗效的关键是重心前移、早诊早治。早诊早治的优点：一是疗效好，例如胃癌、宫颈癌、肺癌、乳腺癌的早期治愈率在90％以上，甚至达到100％；二是费用低，由于免除了后期放疗、化疗、靶向、免疫等综合治疗，可以大大减少经济负担；三是损伤小，后期治疗在杀死肿瘤细胞的同时对人体损害也较大。

恶性肿瘤诊疗方面的主要问题是：基层医院因缺乏技术和合格的专业人员，很难及时诊断和发现早期患者；在医疗资源丰富的大医院，治疗的患者多数处于中晚期，用于发现和治疗早期病人的资源很有限。

中国癌症中心的研究表明，中国60％的恶性肿瘤是可以预防的。因此，我国恶性肿瘤防治，更应该坚持预防为主、防治结合，增加防控投入，并提高投入产出效益，为减轻恶性肿瘤对国民健康与生命的影响而努力工作。

## 第二节 内容与特点

### 一、癌症的特点与临床表现

#### （一）癌症特点

癌细胞的特点是无限制、无止境地增生，使患者体内的营养物质被大量消耗；癌细胞释放出多种毒素，使人体产生一系列症状；癌细胞还可转移到全身各处生长繁殖，导致人体消瘦、无力、贫血、食欲不振、发热以及严重的脏器功能受损；等等。

不同部位的肿瘤，其特点与临床症状完全不一样，下面列举几种常见癌症的临床特点。

#### （二）临床常见几种癌症特点与临床表现

1. 肺癌的特点与临床表现

肺癌的临床表现比较复杂，症状和体征的有无、轻重以及出现的早晚，取决于肿瘤发生部位、病理类型、有无转移及有无并发症，以及患者的反应程度和耐受性的差异。肺癌早期症状常较轻微，甚至可无任何不适。中央型肺癌症状出现早且重，周围型肺癌症状出现晚且较轻，甚至无症状，常在体检时被发现。肺癌的症状大致分为：局部症状、全身症状、肺外症状、浸润和转移症状。

2. 乳腺癌的特点与临床表现

早期乳腺癌往往不具备典型的症状和体征,不易引起重视,常通过体检或乳腺癌筛查。一般来讲,乳房发生异常性变化,如摸到包块、有胀感、出现微凹("酒窝征")、皮肤变粗变红、乳头变形、回缩或有鳞屑等,疼痛或压痛,非哺乳期妇女突然出现单侧乳头流水(乳样、血样、水样液体),应该立即去做 B 超检查,排除乳腺癌症。

3. 宫颈癌的特点与临床表现

宫颈癌早期一般没有症状。年轻患者可表现为接触性出血,例如性生活后、妇科检查及便后出血。出血量可多可少,一般根据病灶大小、侵及间质内血管的情况而定。早期出血量少,晚期病灶较大表现为大量出血,一旦侵蚀较大血管可能引起致命性大出血。年轻患者也可表现为经期延长、周期缩短、经量增多等,老年患者常主诉绝经后不规则阴道流血。

4. 肝癌的特点与临床表现

肝癌患者最常见的症状是肝区出现疼痛、肿大等情况,并伴有腹痛、腹胀、黄疸、黑便等症状。一般随着病情的加重患者会出现蜘蛛痣、消化道出血,以及腹水、水肿等一系列并发症。晚期患者身体虚弱,并发症较多。

5. 大肠癌的特点与临床表现

大肠癌的临床表现有很多,但是对于肠道不同的发病部位,出现的临床表现也有着本质上的不同。大肠癌临床表现可以出现便血、黏液血便、排便习惯改变、腹痛、腹部包块、腹水、肠梗阻、贫血等多种症状和体征,但不同部位的大肠癌的临床表现可有较大的差异。例如,右半结肠癌,由于肠腔较宽、粪便稀,临床较少见到肠梗阻,便血也不多见,而腹部包块、贫血、消瘦、乏力相对较多见;左半结肠癌,特别是乙状结肠癌,由于肠腔迂曲,且相对较窄,而此时粪便已成形,故较易引起肠梗阻,同时便血也较多见;若为直肠癌,还可以出现大便次数增多、里急后重、大便形状改变等。

## 二、癌症三级预防的内容

科学家经过数十年的研究发现,癌症是可以早期预防的,可以从三道防线上防止癌症从一个环节发展到下一个更严重的环节。这就是癌症的三级预防。

一级预防即病因学预防:促进健康及减少致癌因素的影响。通过一级预防可减少癌症在人群中发生,或推迟 10~20 年发生。

二级预防即早期发现、早期诊断与早期治疗,这能使病人得到最佳的治疗效果。早期发现:即人人对癌症有警惕性及相应的知识。定期体检,加强对易感人群的监测,积极治疗癌前病变,发现症状立刻就诊。

早期诊断:有时需要专科的肿瘤医生进行一系列检查方能确诊。

早期治疗:按照规范化、个体化、科学地治疗,千万不要有病乱投医。

三级预防主要是癌症康复治疗,为所有的(包括中晚期)癌症病人争取最佳疗效,避免复发,加速康复。对晚期难以治愈的病人应努力减轻其痛苦,改善并提高生活质量,延长寿命。

## 三、常见癌症的三级预防的特点

### (一) 肺癌的三级预防研究进展

1. 肺癌的一级预防

具体内容包括：控制吸烟，远离二手烟和三手烟；加强室内通风，预防吸入有害气体(包括厨房烹饪的油烟、室内装修的氡气等)等；加强职业防护工作，预防职业性肺癌，定期查体；雾霾天气尽量避免外出活动。

2. 肺癌的二级预防

通过低剂量 CT 早期筛查高危人群，早期发现，及时采取措施，防止进一步发展，及时向肿瘤专科医师咨询。切忌麻痹大意，或偏听偏信游医、偏方等，错失良机。

3. 肺癌的三级预防

肺癌的三级预防(见图 15-1)主要包括对症治疗和康复治疗，目的是为了防止伤残和促进功能恢复，提高生存质量，延长寿命，降低病死率。对确诊的肺癌病人给予及时、最合理的综合有效的治疗，提高疗效，减少并发症，有效防止癌症的复发和转移。注重康复、姑息和止痛治疗，进行生理、心理、营养和锻炼指导，尽量提高病人的生存率和生存质量。

### (二) 乳腺癌的三级预防进展

1. 乳腺癌的一级预防

建议高危人群早期做基因筛查。乳腺癌家族史或乳腺疾病史与乳腺癌的发生发展关系密切。乳腺癌患者的一级亲属与普通人群相比，患乳腺癌的危险性增加 2～3 倍。发病年龄越轻，亲属中患乳腺癌的危险性越大。

近几年易感基因与乳腺癌的研究进展有了许多进展。乳腺癌已被证明是可以遗传的肿瘤，具有一定的家族遗传倾向。遗传倾向乳腺癌的发生则主要由遗传易感基因所构成的遗传背景决定。BRCA1 和 BRCA2 基因是已经证实的乳腺癌遗传易感基因，与遗传性乳腺癌密切相关。

荟萃分析表明，维生素 D 受体基因 Fok1 能够多态性上调乳腺癌易感性，尤其是欧洲人群。研究表明高水平的维生素 D 的摄入，能够显著降低女性患乳腺癌的风险。摄入充足的维生素 E 和维生素 B，同样能够预防乳腺癌的发生。

合理饮食可以很好地预防乳腺癌。流行病学和动物实验资料表明高脂饮食与乳腺癌的发病有关。超重、肥胖增加了女性乳腺癌的患病风险。多吃新鲜蔬菜、水果能够降低乳腺癌的患病风险。大量研究表明吸烟、饮酒均会增加乳腺癌的患病风险。因此，要使饮食结构合理化，养成良好的生活习惯。

2. 乳腺癌的二级预防

经常做乳腺自我检查是早期发现乳腺癌的最常用的方法，该方法简单、经济、无创，应大

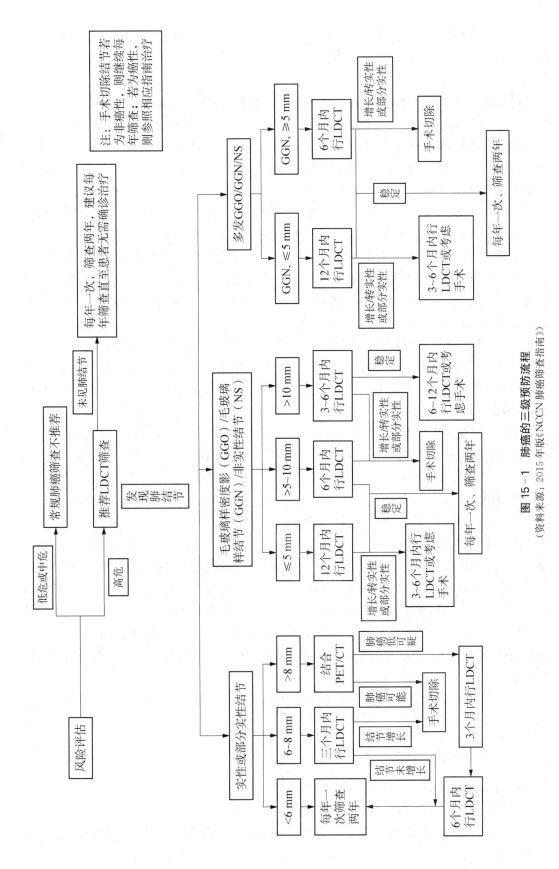

**图 15 - 1　肺癌的三级预防流程**

（资料来源：2015 年版《NCCN 肺癌筛查指南》）

力推广用于乳腺癌的普查。35岁以上女性,建议每6~12月到医院做临床体格检查,经乳腺专科医师或有经验的外科医师进行临床视诊和触诊,多能发现前述乳腺癌的早期信号。

随着超声技术的飞跃发展,超声检查已广泛用于乳腺癌的诊断与鉴别诊断,对于乳腺肿块的囊、实性的鉴别,超声检查具有其他检查不可取代的优势。乳腺癌肿块在超声上多表现为形态不规则、呈蟹足状、边界不清、无包膜、边缘回声增强、内部回声不均质、后方回声衰减的低回声光团。彩色多普勒血流显像能够显示乳腺低回声光团的血流信号强弱,对鉴别乳腺良、恶性肿瘤具有很大价值。

X线检查在早期乳腺癌的诊断中有重要作用。钼靶摄影术投射剂量小,操作简便,图像分辨率和清晰度高,极大地提高了早期乳腺癌的诊断率。

物理学检查只能对乳腺肿瘤进行定位检查,定性检查有待于细胞学和组织学水平的病理检查。细胞学涂片检查也是早期确诊乳腺癌的有效方法。乳头溢液是乳腺疾病三大症状之一,乳腺癌常可见到乳头血性溢液,对溢液进行细胞学涂片检查,对于鉴别乳腺导管扩张症、导管内乳头状瘤病及乳腺癌有重要意义。

活组织检查是诊断乳腺癌的"金标准"。检查方法包括切除活检和切取活检。临床应用较多的是乳腺肿块空心针穿刺活检,可结合超声引导或X线摄片、电脑计算立体定位,提高取材和诊断的精准性。此外,对于乳头溢液患者,经乳腺导管内窥镜系统可进行取材活检,明确诊断。

生物标志蛋白也可以作为早期确诊乳腺癌的参考指标。实验证明通过检测血液中两种雌激素依赖蛋白(生物标志蛋白)含量水平,并绘制出动态曲线,可及早作出诊断。

### 3. 乳腺癌的三级预防

乳腺癌的三级预防即康复学预防,是对现患肿瘤病人防止复发,减少并发症,提高生存率和康复率,以及减轻由肿瘤引起的疼痛等措施。

除了化疗、放疗外,还采用了一级预防中的化学预防药品、卵巢切除、对侧健康乳腺切除等工作。预防性治疗决定之前,需慎重考虑患乳腺癌的危险评估、可能的获益和药物副作用。应重视乳腺癌手术的生理和心理创伤,在保证治疗效果的基础上使手术方式日趋微创。应加强术后心理辅导,减轻病人躯体和精神方面的痛苦。随着人们对乳腺癌病因的认识加深、诊断技术的进步、手术及放化疗方式的改进、社会文明程度的提高,乳腺癌三级预防体系日趋完善,使得乳腺癌的早期诊断率、远期生存率大大提高,极大地改善了患者的生活质量。

做好乳腺癌三级预防体系,还需要随访,及时发现、治疗复发与转移,以及加强术后心理辅导,改善生活质量。

## (三) 宫颈癌的三级预防

### 1. 宫颈癌一级预防

(1) 避免早婚、多产和性乱,注意性生活卫生,提倡安全性行为。

(2) 避免滥用雌激素,注意保健品的成分、含量。需要雌激素替代治疗的妇女,应在医生的指导下安全应用。

（3）预防接种。根据现已能鉴定的乳头状瘤病毒至少有150多个类型，70％的宫颈癌与病毒感染有关。2006年，美国已生产出四价疫苗，同年在我国香港地区应用。适龄女性大范围疫苗接种，其对预防宫颈癌、减少发病率有不可估量的作用。

（4）相关疾病的治疗。如 HPV 感染、宫颈糜烂、宫颈息肉、宫颈裂伤、宫颈囊肿、滴虫等要积极治疗。

2. 宫颈癌二级预防

（1）组织管理。成立宫颈癌普查专项门诊，统一培训、统一表格、统一程序、统一标准。选择有高度责任心、一定临床经验、认证能力强，掌握宫颈脱落细胞涂片技术、阴道镜操作技术、宫颈活检技术及肿瘤学基本知识的主检医生。有宫颈局部病变史、家族史等高危因素的为重点普查对象。

（2）"三阶梯"诊疗程序：

第一阶梯：宫颈细胞学诊断及分子生物学诊断，包括：薄层液基细胞涂片、巴氏染色宫颈脱落细胞涂片；HPV、DNA 分子生物学芯片检测。

第二阶梯：阴道镜检查，配合涂酸、涂碘，定点活检，提高宫颈癌筛查的阳性率。

第三阶梯：组织活检：阴道镜定点下取活体组织，或宫颈椎切、宫颈管诊刮进行病理切片检查。

早期诊断、早期治疗，5年存活率可达95％以上，而不及时发现，晚期治疗5年存活率不到25％。因此，早发现、早诊断、早治疗非常重要。治疗方法不外乎手术、放疗、化疗、介入疗法、免疫疗法、中医中药等。

3. 宫颈癌三级预防

宫颈癌三级预防是一个系统工程。从事妇女保健、妇科及社区医疗工作的医生要提高对该项工作的认识，将预防保健与临床相结合、用全程整体管理理念对待康复患者，调动她们积极参与，认识到预防为主的重要性。只要群防群治、防治结合，一定能降低宫颈癌发病率，提高治愈率，确保广大妇女的身体健康和生命安全。

## （四）肝癌的三级预防

1. 肝癌的一级预防

（1）疫苗接种。疫苗接种主要是乙肝疫苗接种，是最实际和最有经济效益的方法。一般认为乙型肝炎的传播途径有母婴传播、血液传播、医源性传播、性接触传播及病毒通过破损的皮肤伤口、黏膜和昆虫叮咬传播。丙型与丁型肝炎患者在我国尚少，也经血液途径传播，主要通过输血而感染。目前尚无有效的丙型病毒性肝炎疫苗。

（2）治疗慢性肝炎。对于慢性病毒性肝炎患者，应进行积极的抗病毒治疗。干扰素治疗可以减少乙型和丙型病毒性肝炎患者的肝癌发生率。核苷类抗病毒药长期口服可有效抑制病毒复制、改善肝炎预后，中西医结合抗纤维化治疗能够延缓、阻断甚至部分逆转肝纤维化及早期肝硬化，因而也有可能减少肝癌的发生。

（3）不食用致癌物质。黄曲霉毒素的致癌性比公认的致癌物亚硝胺类强75倍，该毒素能诱发人类发生肝癌。预防真菌污染食物要注意：家藏花生、玉米、白薯干、稻米等一定要晒干晒透,存放在干燥通风环境中;发霉的花生、薯干、萝卜干等应丢弃,人畜家禽均不能食用。

**2. 肝癌的二级预防**

对慢性肝病患者定期进行甲胎蛋白和 B 超检查有助于早期发现肝癌。一旦确诊,应根据肿瘤的大小、部位、有无肝内外转移及病人全身情况选择合理的治疗方案。目前仍认为手术切除是最有效的手段。经肝动脉导管化学治疗与栓塞、超声引导下肿瘤内注射无水乙醇或射频、微波治疗也是延长患者生存期的有效手段。近年来由于肝移植的发展,部分病人采用同种异体肝移植,这是肝病终末病和部分肝癌患者的福音。

**3. 肝癌的三级预防**

对不能手术或手术后的患者,争取康复治疗,这些患者可采用放疗或中医中药、生物免疫治疗等方式,以减轻痛苦,提高生活质量。

### (五) 大肠癌的三级预防

**1. 大肠癌症的一级预防**

(1) 饮食调整。虽然大肠癌有一定的遗传倾向,但绝大多数散发性的大肠癌与环境因素,特别是饮食因素密切相关,对饮食干预,可以降低大肠癌的发病率。减少能量的摄入可降低大肠癌的发病率。脂肪与红肉大肠癌的发生与动物脂肪和肉类密切相关。有研究表明高脂摄入的妇女与低脂妇女相比大肠癌风险增加 32%。而肉类中摄入红肉是大肠癌发生的一个强的危险因素。减少食物中脂肪的含量,特别是尽量少吃煎烤后的棕色肉类,有助于降低大肠癌的发生。

水果、蔬菜和膳食纤维素能增加粪便量,稀释结肠内的致癌剂,吸附胆汁酸盐,从而能减少大肠癌的发生。因此平时饮食,应该尽量多摄入蔬菜、水果、纤维素,合理饮食,减少大肠癌的发生。防癌的蔬菜中有西兰花、大蒜、洋葱、姜等;水果类有黑莓、蓝莓、葡萄等,都被认为是能够抑制突变,具有抗癌作用。

(2) 改变生活习惯。体力活动过少是大肠癌的危险因素,体力活动可以影响结肠蠕动,有利于粪便排出,从而达到预防大肠癌的作用。酒精的摄入量与大肠癌的有关系,酒精也是大肠腺瘤的危险因素,减少酒精摄入量有利于预防大肠癌。

(3) 治疗癌前病变。对于有家族史者,进行结肠镜检查,是大肠癌预防工作的重要方面。溃疡性结肠炎、多发性息肉患者,大肠癌发病率明显增加,尽早治疗癌前病变,可降低大肠癌的发病率、死亡率。

**2. 大肠癌的二级预防**

大肠癌的发生、发展是一个相对漫长的过程,从癌前病变到浸润性癌,估计需要经过10～15 年,这为普查发现早期病变提供机会。早期筛查是二级预防的重要手段。

**3. 大肠癌的三级预防**

三级预防(见图 15 - 2)就是在肿瘤患者积极治疗的同时,兼顾肿瘤康复治疗,以提高患者生活质量,延长生存期。目前对大肠癌患者采取手术治疗为主,辅以适当的放化疗、中医

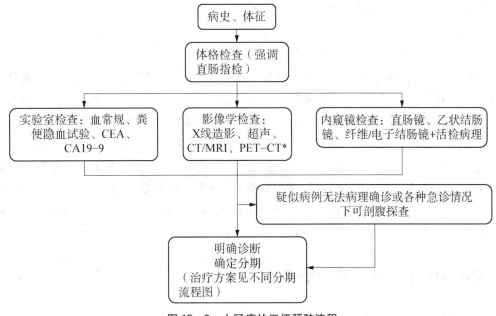

图 15 - 2 大肠癌的三级预防流程

药治疗、免疫治疗，以提高大肠癌的治疗效果。

# 第三节 运作与流程

## 一、加强癌症防控的健康教育工作

WHO 预测，21 世纪恶性肿瘤将成为人类"第一杀手"，故癌症防治已成为全球性的卫生战略重点。癌症防治的首要任务是开展健康教育，让人们了解致癌因素和促癌因素，自觉采取恰当的防癌措施，掌握癌症的早期信号，争取早发现、早诊断、早治疗，以达到令人满意的效果。通过健康教育，借助已知的卫生知识，提高人们防癌、抗癌意识，树立癌症可防可治的信心，其意义远大于治疗。癌症三级预防与健康教育，应作为大健康观战略目标。

### （一）提高认识

政府部门必须对癌症预防从思想认识上提高，充分认识健康教育在癌症防治中的重要性和紧迫感，加大对健康教育的投入，采取切实有效的措施，支持癌症预防工作。

### （二）健全网络

应成立必要的常设机构，健全防治网络，加强癌情监测，经常对环境中致癌剂、促癌剂进行检测、控制和消除；发现癌情，及时对群众进行防癌健康教育、指导和干预。

### （三）全民动员

动员各方力量，运用多渠道，开展多层次、多形式的活动，卫生部门与电台、电视台、报纸等媒体协同配合，全方位向群众普及防癌卫生知识，促使人们树立癌症可防可治的防癌观。形成完整的癌症防治体系和健康教育渠道，实现健康教育的制度化和社会化。

随着医学模式的转变，癌症三级预防必须贯彻"大健康"观点，肿瘤科医生要转变观念，从单纯的坐堂行医中走出去，从医院走向社会，从个体扩大到群体，开展社区服务，将癌症防治工作与健康教育纳入初级（社区）卫生保健，增强群众防癌意识，加强自我保健，改变不良的行为习惯、生活方式，戒烟、少饮酒，不吃或少吃霉变、腌、熏食品，合理膳食，消除不良精神刺激，提倡性卫生，加强锻炼，增强机体抵抗力，使防癌、抗癌成为自觉行动。

## 二、癌症防控组织运作与管理流程

2017 年，中国国家癌症中心与世界卫生组织国际癌症研究署（international agency for research on cancer，IARC）签署备忘录，全面启动双方在癌症研究以及癌症预防方面的合作。世界卫生组织国际癌症研究署主任克里斯托弗·P. 怀尔德博士表示，不断升高的癌症发病率给各国造成沉重的疾病和经济负担，必须将癌症防控和早期治疗相结合，通过全球合作来实现目标。该合作是全面性的长期合作，主要合作内容包括肿瘤登记、癌症筛查、病因研究、培训项目等。由中国国家癌症中心和中国癌症基金会、中国医学科学院肿瘤医院等单位联合，合作内容涵盖肿瘤登记和临床大数据、危险因素监测与控制、癌症筛查技术和人工智能、腔镜技术和早诊早治、分子检测和早期发现研究网络以及大人群队列研究和卫生技术评估等。

### （一）健康第一责任人与社区医疗

2019 年国务院印发《国务院关于实施健康中国行动的意见》（简称《意见》），强调坚持预防为主，倡导健康文明生活方式，预防控制重大疾病。为加快推动从以治病为中心转变为以人民健康为中心，动员全社会落实预防为主方针，实施健康中国行动，提高全民健康水平。

《意见》指出了健康中国行动目标，到 2022 年和 2030 年，总体癌症 5 年生存率分别不低于 43.3％和 46.6％；癌症防治核心知识知晓率分别不低于 70％和 80％；高发地区重点癌种早诊率达到 55％及以上并持续提高；基本实现癌症高危人群定期参加防癌体检。

每个人是自己的健康第一责任人，应尽早关注癌症预防。癌症的发生是一个多因素、多阶段、复杂渐进的过程，建议每个人积极预防癌症发生，定期防癌体检，规范的防癌体检是发现癌症和癌前病变的重要途径。

通过健康中国行动，牢固树立每个人是自己健康第一责任人的这个理念，要养成符合家庭特点和自身实际的健康生活方式，减少肿瘤发病风险，实现不得肿瘤、远离肿瘤、消灭肿瘤的目标。推进健康中国建设,每个人都要行动起来,从我做起,人人参与,共建共享。

社区是慢病防控的主战场,社区医疗是癌症防控的主要医疗机构。各地根据本地区癌症流行状况,创造条件普遍开展癌症机会性筛查,推进诊疗新技术应用及管理。通过疑难病症诊治能力提升工程,加强社区医疗能力,提高癌症防治同质化水平。尤其加强农村贫困人口癌症筛查,针对农村特困人员和低保对象开展公益癌症筛查活动。

## (二) 县域区域医疗中心

以县域医疗中心为纽带,推动社区及农村开展机会性癌症早期筛查项目。筛查和早诊早治是全世界普遍认同的降低癌症发病率、死亡率的有效手段。

开展早诊早治要考虑3方面因素:适宜技术,卫生经济学因素,专业人力资源的可及性。根据国际经验和我国国情,适宜开展筛查的癌症种类有食管癌、胃癌、结直肠癌、宫颈癌、乳腺癌、肺癌、大肠癌以及肝癌等。经过测算,如果筛查全国农村上消化道癌高危人群,需要984亿元,即使国家财政能够负担,基层也没有能力完成这一工作。与此同时,全国医疗机构每年日常开展上消化道内镜检查2 800万人次。但令人担心的是,多数基层医疗卫生机构的筛查能力和规范化程度有待提高,早期患者漏诊率很高,早诊率不足10%。因此建议,以机会筛查的方式,而非全人群筛查的方式,进一步扩大我国农村某些癌症的筛查人数。

将日常的医疗服务与目标人群的筛查结合起来,在患者就医和体检过程中,进行目标人群的筛查。这种机动筛查方式的优点是无须额外检查和费用,被检查者顺应性好,是迅速扩大我国癌症早期发现、早期治疗的重要途径。

## (三) 国家癌症中心与各级医联体联合的群防群治

以国家卫健委、中国疾控中心、国家癌症中心为龙头,由三级医院牵头,与县域医疗中心、康复医院、专科医院、社区卫生服务中心联合,组建以区域医疗中心为纽带的紧密型医疗集团,健全上下转诊通道,提高双向转诊效率,达到群防群治的目的。

与此同时,重点提高家庭医生签约质量,做实家庭医生签约服务。智能化签约服务要覆盖70%的乡镇卫生院和80%的社区卫生服务中心。要落实签约服务费等相关政策,调动家庭医生积极性。

整合各类现有远程医疗平台,三级医院联通到县,县级医院联通到村,发展远程医疗,共建共享完善远程医疗定价和支付政策,让老百姓在社区,享受高质量的癌症筛查等全科医疗卫生服务。

## 三、癌症早发现流程

癌症早发现的筛查工作流程如图 15 - 3 所示。

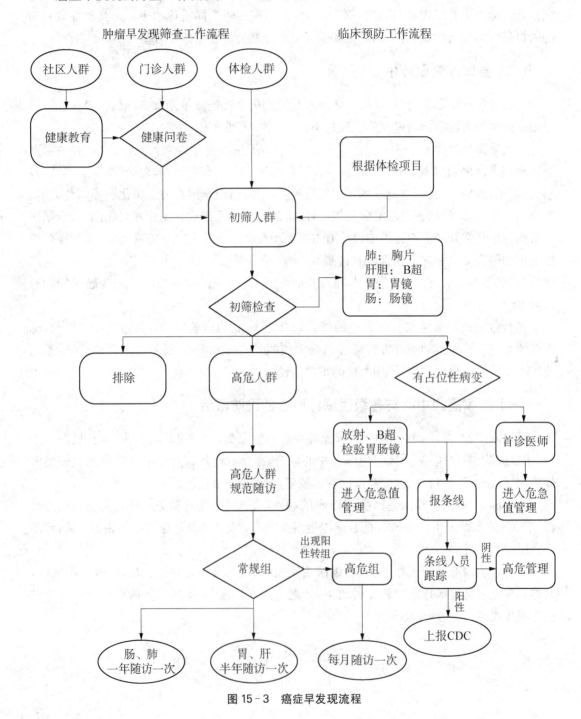

图 15 - 3　癌症早发现流程

## 四、肿瘤高危人群确认流程

肿瘤高危人群确认流程如图 15 - 4 所示。

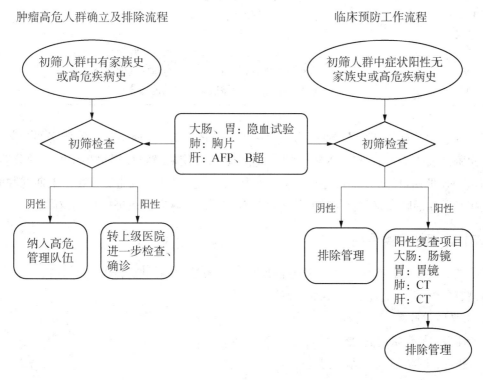

图 15 - 4　肿瘤高危人群确认流程

# 第四节　评价与指标

## 一、恶性肿瘤临床分期标准、疗效评价体系

### (一) 恶性肿瘤临床分期标准

TNM 分期系统是目前国际上最为通用的分期系统。TNM 分期系统是基于肿瘤的范围("T"是肿瘤一词英文"tumor"的首字母),淋巴结播散情况("N"是淋巴结一词英文"node"的首字母),是否存在转移("M"是转移一词英文"metastasis"的首字母)。恶性肿瘤临床分期及意义如表 15 - 1 所示。

表 15-1　恶性肿瘤临床分期及意义

| 分期符号 | 临 床 意 义 |
| --- | --- |
| TX | 原发肿瘤的情况无法评估 |
| T0 | 没有证据说明存在原发肿瘤 |
| Tis | 早期肿瘤没有播散至相邻组织 |
| T1-4 | 大小和/或原发肿瘤的范围 |
| NX | 区域淋巴结情况无法评估 |
| N0 | 没有区域淋巴结受累(淋巴结未发现肿瘤) |
| M0 | 没有远处转移(肿瘤没有播散至体内其他部分) |
| M1 | 有远处转移(肿瘤播散至体内其他部分) |

每一种恶性肿瘤的 TNM 分期系统各不相同,因此 TNM 分期中字母和数字的含义在不同肿瘤所代表的意思不同。TNM 分期中 T、N、M 确定后就可以得出相应的总的分期,即Ⅰ期,Ⅱ期,Ⅲ期,Ⅳ期等。有时候也会与字母组合细分为Ⅱa 或Ⅲb 等等。Ⅰ期的肿瘤通常是相对早期的肿瘤有着相对较好的预后。分期越高意味着肿瘤进展程度越高。

### (二)肿瘤的分类原则

肿瘤的分类原则是组织发生＋肿瘤性质(良性、恶性、交界性肿瘤)。例如,鳞状上皮:乳头状瘤、鳞状细胞癌;腺上皮:腺瘤、腺癌。

1. 上皮组织肿瘤

(1)良性:乳头状瘤、腺瘤。

(2)恶性:鳞状细胞癌、腺上皮癌。

(3)癌前病变、非典型性增生、原位癌。

2. 间叶组织肿瘤

(1)良性间叶组织肿瘤:纤维瘤、脂肪瘤、脉管瘤(血管瘤、淋巴管瘤)、平滑肌瘤。

(2)恶性间叶组织肿瘤:纤维肉瘤、骨肉瘤。

(3)神经外胚叶源性肿瘤:黑色素细胞来源的肿瘤(良性:皮肤色素痣、黑色素细胞增生形成的错构瘤;恶性:黑色素瘤)。

(4)多种组织构成的肿瘤:混合瘤。

(5)肿瘤实质为两种以上不同类型的组织,包括畸胎瘤:来源于生殖细胞/胚胎残余细胞,多种组织,结构紊乱;癌肉瘤。

### (三)临床疗效评价体系

肿瘤常用临床疗效评价指标,包括晚期患者参加临床试验的评价指标。

1. 生存的疗效评价指标

(1)总生存期:是指从随机化开始至因任何原因引起死亡的时间。

(2)中位生存期:又称半数生存期,表示恰好有 50％的个体尚存活的时间。由于截尾数据的存在,计算不同于普通的中位数,利用生存曲线,令生存率为 50％时,推算出生存时间。

2. 肿瘤反应的疗效评价指标

（1）无病生存期:是指从随机化开始至第一次肿瘤复发/转移或由于任何原因导致受试者死亡的时间。

（2）中位无病生存期(disease-free survival,DFS):又称半数无病生存期,表示恰好有50％的个体未出现复发/转移的时间。中位生存期是 WHO 的实体瘤评价标准,仅以瘤体缩小持续 4 周以上来评价,反映的只是近期的疗效;中位生存期等概念的提出,通过建立随访制度,增加了中远期疗效评价,弥补了实体瘤疗效评价标准仅主要为近期疗效指标的判定的不足。

（3）无进展生存期:指从随机分组开始到第一次肿瘤进展或死亡时间。

（4）疾病进展时间:指从随机分组开始到第一次肿瘤客观进展的时间。

（5）客观缓解率:是指肿瘤缩小达到一定量并且保持一定时间的病人的比例(主要针对实体瘤),包含完全缓解(complete response,CR)和部分缓解(partial response,PR)的病例。

（6）缓解持续时间:是指肿瘤第一次评估为 CR 或 PR 开始到第一次评估为疾病进展(progressive disease,PD)或任何原因死亡的时间。

（7）治疗失败的时间:是指从随机化开始至治疗中止/终止的时间,包括任何中止/终止原因,如疾病进展、死亡、由于不良事件退出、受试者拒绝继续进行研究或者使用了新治疗的时间。

## 二、癌症防治指标体系

### （一）临床疗效评价指标内容及研究进展

目前癌症患者中约 70％～80％是中晚期患者,大多数失去早期手术根治的机会,多以放疗或化疗为主,虽有一定的近期疗效,但常因伴有明显的毒副反应和副作用,且缓解期短,生存质量差,不能明显延长患者生存期。

肿瘤的疗效评价标准一直沿用 WHO 颁布的实体瘤的近期疗效评价标准:完全缓解(CR)、部分缓解(PR)、稳定(SD)或无变化(NC)及进展(PD)的分级标准,其特点是对肿瘤大小的测量采用双径乘积的治疗前后对比,且近期疗效均要维持一定时间(4 周以上)。非实体瘤则以骨髓内瘤细胞减少比例分为 CR、PR 及无效(NR)。由于该标准简单、客观、易行,已为世界各国普遍采用,在新药评价、方案应用等方面一直沿用这一体系。

肿瘤细胞完全杀灭是现代医学治疗肿瘤的理想目标,但是从肿瘤细胞增殖动力学及抗癌药物的药代动力学规律来考虑,要达到体内肿瘤细胞的完全消灭,几乎是不可能的。迄今为止,恶性肿瘤的治疗仍以手术、放疗、化疗等治疗手段为主,虽有生物治疗等不少新的手段涌现,但其疗效尚未有突破性进展,难以达到肿瘤的完全杀灭、"无瘤生存"。临床实践表明,病灶的完全缓解有时并不等于病人有良好的最终结局。因而,传统的以 WHO 实体瘤疗效评价标准为核心的肿瘤疗效评价体系存在着明显的局限性。

近年来,为了更细致地评价疗效,不少肿瘤研究单位将稳定(SD)划分为两部分:好转或微效(MR)及无变化(NC),并将好转或微效也统计到有效病例之中。有的研究单位在统计疗效时,不是以有效率(CR+PR)为标准,而是以稳定率(CR+PR+NC)为标准,或是将疗效评价分为稳定和不稳定或是无进展(CR+PR+NC)和有进展(PD)两大类。

这表明现代医学单纯以影像学为主的评价标准正在逐步变化,临床上只要瘤体不再继续增大或相对稳定或相对缩小,生活质量较好且能较长时间生存者,均可以算为有效病例。

生存质量在传统标准中,临床症状的改善只作为参考。近 10 年来,国内外许多单位在评价疗效时增加了一般状况评分,如卡氏行为状态量表(karnofsky performance status,KPS)或 ZPS(zubrod performance status)评分,但这仅是行为状态测量,在测量时仍以医生为主体,难免主观因素,都不作为评定疗效时的必备条件。随着生存质量在医学领域的广泛应用,将生存质量的评价纳入恶性肿瘤疗效评价的范畴已为多数人所接受。

生存质量的评价,不但要有患者的行为状态指标,如卡氏、ECOG(Eastern Cooperative Oncology Group)和日常生活能力(activities of daily living,ADL),更须全面评价患者的生存质量(quality of life,QOL)。在肿瘤疗效评价中引入生存质量等概念,弥补了实体瘤疗效评价标准仅以影像学资料作为评价疗效的唯一标准,以局部的疗效来判定疾病治疗效果的不足。

生存质量量表的制作方面,目前已经形成了一些较为成熟的量表,如 WHO QOL 等量表,但目前尚没有一个令人满意的癌症病人的生存质量量表,特别是各个单病种的生存质量量表制作仍需不断补充、完善。

随着医学模式从生物医学模式向生物—心理—社会的新医学模式转变,目前肿瘤的疗效评价标准正在逐步,由以 WHO 实体瘤疗效评价标准为核心的传统评价标准,向新的综合的肿瘤疗效评价标准转化,开始从注重瘤体的大小这一硬指标转向更加注重生存质量等软指标,也即开始从注重"瘤体"因素转向更加关注"人"的因素,尤其是对于中晚期肿瘤患者,其效果评价重点转向了生存质量等软指标方面,而不是过分追求生命的简单延长。

一个好的综合治疗方案应该符合能够延长患者的无瘤生存期和总的生存期,尽量少的近远期毒副作用,能够提高病人的生存质量,符合成本效益的原则等最终判定指标。多学科综合治疗强调了疾病和患者机体两个方面,最终结果是达到治疗效果和生存质量并重的统一。相应地,对于肿瘤疗效的评价也应是综合评价,从单一的肿瘤大小评价转变到综合评价是必然的趋势。

## (二) 不同癌症临床分级、疗效评价指标

### 1. 肺癌的临床疗效评价指标

临床治疗肿瘤以肿瘤大小的变化作为疗效评价的主要指标,这也是 WHO 通用的评价方法。近年来,这一观念在逐渐改变,改善患者生活质量已成为肿瘤临床治疗的终点目标之一,对患者生活质量评估,成为目前临床疗效评价系统的重要组成部分。应该从肿瘤大

小、生存期与生存质量、症状改善与积分，生化免疫指标等几方面，建立对肺癌临床疗效评价体系。

目前一般用 WHO 通用评价方法与 RECIST（Response Evaluation Criteria in Solid Tumors）评价方法。二者按照治疗效果均分为完全缓解（CR）、部分缓解（PR）、病灶稳定（SD）和疾病进展（PD）。CR 指所有已知病灶消失并保持最少 4 周。WHO 标准的 PR 指肿瘤双径乘积之和减少 50%，并保持 4 周以上；RECIST 标准指肿瘤最大单径之和减少 30%，并保持 4 周以上。WHO 标准定义 PD 为双径乘积之和增加 25% 或出现新病灶，RECIST 标准指最大单径之和（LDs）增加 20% 或出现新病灶。所有其他病灶归为病情稳定（SD）。

生活质量（又称生存质量）是目前在国际上，对患者生活质量评估已成为临床疗效评价系统的重要组成部分。其中生活质量属于患者报告成果的重要内容内外常用于肺癌的生存质量测定量表主要有以下几种：

（1）卡氏行为状态量表（Karofsky Peromance Status，KPS）是 Karmofsky 于 1948 年开发的，最早应用生活自理能力及活动情况，来评估肺癌患者预后和选择治疗方法的量表。

（2）简明健康状况调查表是由美国医学结局研究组研制的简明健康状况调查表。它包括 11 项共 36 个问题，分为生理功能（physical function，PF）、躯体角色（role-physical，RP）、身体疼痛（bodily pain，BP）、总体健康（general health，GH）、活力（vitality，VT）、社会功能（social function，SF）、情感角色（role-emotion，RE）和心理健康（mental health，MH）8 个方面。它是一个普适性量表，但也有学者将其应用于肺癌领域，以观察不同治疗方案对病人生存质量的影响。

国内关于质量评分表的研究起步较晚，但目前有中国特色，符合中国国情的肺癌生存质量量表研究也不少。如上海胸科医院设计了中国人肺癌生存质量评价表，共 5 个因子 64 个条目，测评结果亦显示较好的敏感性、重复性和有效性等。

2. 乳腺癌的临床疗效评价指标

TNM 分期法对乳腺癌的治疗有着重要的指导意义，而且对判定癌症预后也具有重要的指导意义。乳腺癌的国际 TNM 分期：①T——原发癌肿分期：Tx 原发肿瘤情况不详（或已被切除）。T0 原发肿瘤未能扪及。Tis 原位癌（包括小叶原位癌及导管内癌），Paget's 病局限于乳头，乳房内未能扪及肿块。T1 肿瘤最大直径小于 2 厘米。T1a 肿瘤最大直径在 0.5 厘米以下。T1b 肿瘤最大直径在 0.5～1 厘米。T1c 肿瘤最大直径在 1～2 厘米。T2 肿瘤最大直径在 2～5 厘米。T3 肿瘤最大直径超过 5 厘米。T4 肿瘤任何大小，直接侵犯胸壁和皮肤。T4a 肿瘤直接侵犯胸壁。T4b 乳房表面皮肤水肿（包括橘皮样水肿），皮肤溃疡或肿瘤周围皮肤有卫星结节，但不超过同侧乳房。T4c 包括 T4a 及 T4b。T4d 炎性乳腺癌。②N——区域淋巴结分期：N0 区域淋巴结未能扪及。Nx 区域淋巴结情况不详（或以往已切除）。N1 同侧腋淋巴结有肿大，可以活动。N2 同侧腋淋巴结肿大，互相融合，或与其他组织粘连。N3 同侧内乳淋巴结有转移。③M——远处转移分期：Mx 有无远处转移不详。M0 无远处转移。M1 有远处转移（包括同侧锁骨上淋巴结转移）。

根据以上不同的 TNM 情况，可以组成临床不同的分期。0 期：是指处于原位癌阶段。

此期是临床手术的最佳时机,可以做单纯切除。Ⅰ期:是指癌细胞局限于原发部位。此期患者治疗以外科根治切除为主。手术后病理检查确定无腋窝淋巴结和锁骨上淋巴结转移者,可不做放射治疗。目前也有人认为此期乳腺癌患者可以做局部切除加术后放疗。Ⅱ期:是指癌细胞已经有明显的局部浸润,并有少数区域淋巴结转移。此期患者以行根治切除术为主,术后应辅助以放疗。也可以做局部切除加放疗。Ⅲ期:是指癌细胞已经有广泛的局部浸润或广泛的区域淋巴结转移。此期患者应以放射治疗、内分泌治疗等综合治疗为主,也可合并施行单纯乳房切除术。Ⅳ期:是指癌细胞已经呈现远处转移。此期患者应以内分泌、化学药物治疗为主,需要时可以辅助放射治疗。国际 TNM 分期,为全球医学界客观评定乳腺癌的临床情况提供了统一标准,为指导临床医师恰当地选择乳腺癌治疗方案提供了参考依据,也为国际间的学术交流提供了可能。

## 第五节 展望与趋势

### 一、抗癌工作展望

#### (一)发达国家防癌先进经验

美国癌症协会于 2018 年 10 月在肿瘤学顶级期刊《肿瘤临床研究期刊》上发布了癌症一级预防计划,呼吁各界携手推进癌症防控大计。该癌症一级预防计划对每种可预防性危险因素的致癌机制进行了阐述,对美国的防癌措施进行了详细描述,对我国具有借鉴意义。美国癌症协会的防癌措施如下:

(1)控烟。戒烟对各个年龄段的人都有益处。

(2)限酒。美国实施提高酒税、运用许可证或区域划分程序管制酒类零售店的密度,实施酒类商业法或零售店责任法、限定售酒时间及促销活动,实施酒驾立法等政策。

(3)控制体脂水平。通过调整饮食结构、增加体育运动可以扭转体脂过高的趋势,是癌症的初级预防和降低死亡率的有效措施。

(4)调整饮食结构。美国癌症协会(American Chemical Society,ACS)的指南推荐以下 3 种调整饮食结构方法:每天至少摄入 5 种水果和蔬菜,降低患上消化道癌症的风险;选择全谷物饮食,降低大肠癌的发病风险;限制红肉和加工肉的摄入,降低患大肠癌的发病风险。

(5)增加体育运动。美国国民体育运动指南推荐以下 3 种专门用于癌症预防的体育运动形式:每周至少进行 150 分钟中等强度的有氧运动(如快走);每周 75 分钟的剧烈运动(如慢跑);以上两种运动等效组合。

(6)预防病原体感染。预防致癌病原体传播和扩散的最有效措施是接种疫苗,如 HPV疫苗和 HBV 疫苗的普遍使用,使得消除宫颈癌和肝癌成为可能。此外,抗感染治疗、对捐献的血液和器官进行警惕性筛查，以及教育卫生保健工作者如何处理体液等措施也很重要。

（7）减少太阳或室内晒黑设备的紫外辐射。防止过度暴露于紫外辐射的预防措施包括：适当使用防晒霜，佩戴遮阳帽、太阳镜，着遮阳服饰，对于室内晒黑设备的使用采取监管措施。

（8）减少医用电离辐射暴露。医用电离辐射致癌与辐射暴露呈正相关。美国癌症研究小组呼吁改进设备和操作技能，消除不必要的测试，以便在不影响诊断质量的情况下尽量减少辐射暴露。

（9）降低室内氡浓度。美国国家氡行动计划要求采取一系列行动来减少由氡引起的肺癌，包括修改各州和地方建筑法规，为测试和降低氡暴露的浓度提供财政支持，促进医疗、公共卫生和儿童保健社区对氡暴露危害的认识。

美国癌症一级预防计划，都是基于循证医学证据的已知可预防的癌症危险因素、致癌机制及干预措施。

另外，心理因素、激素类药物的使用、辅助生殖的医疗操作等都会影响到激素水平的变化，从而诱发乳腺癌、前列腺癌、甲状腺癌、宫颈癌等多种癌症。因此，管理情绪与压力，提高心理健康，注意激素类药物的使用也应该作为防癌的措施。

### （二）发达国家癌症治疗新技术

#### 1. 免疫检查点抑制剂新药

2011 年，美国食品药品监督管理局（Food and Drug Administration，FDA）批准的突破性疗法——免疫检查点抑制剂新药，将转移性黑色素瘤患者的一年生存率从 2008—2010 年的 42％提高到 2013—2015 年的 55％，也使皮肤黑色素瘤成为死亡率下降最快的癌症。这一进步同样反映在整个黑色素瘤患者的死亡率上。在 FDA 批准两款新药 Ipilimumab 和 Vemurafenib 之前的 2006—2010 年期间，20～49 岁黑色素瘤患者的整体死亡率每年下降 2％～3％，50～64 岁黑色素瘤患者的整体死亡率每年下降 1％。

"我们所看到的肺癌死亡率和黑色素瘤死亡率的加速下降，至少部分是由于过去十年癌症治疗的进步，如免疫治疗，"美国癌症协会的首席医学科学官 William G. Cance 说，"它深刻地提醒我们，这一研究领域正在以多么快的速度发展，现在为癌症患者带来了真正的希望。"

#### 2. CAR－T 细胞药物

2017 年 8 月 31 日，第一个基因治疗方法 CAR－T 细胞药物 Kymriah 被美国 FDA 批准上市，这标志着一个全新的精准医疗时代的到来。CAR－T（Chimeric Antigen Receptor T-Cell Immunotherapy）是嵌合抗原受体 T 细胞免疫疗法的英文缩写。CAR－T 多年前就已经出现，但是在近几年才被应用到临床上。

人体的 T 细胞是淋巴细胞的主要成分，它通过细胞免疫应答消灭特异性抗原。细胞免疫的作用主要有两种：与靶细胞特异性结合，破坏细胞膜，直接杀伤靶细胞；释放淋巴因子，使免疫效应扩大和增强。天然 T 细胞需要 MHC 分子呈递多肽与 T 细胞受体 TCR 结合才能识别病原或肿瘤,而它们有多种逃逸机制。

CAR-T则是在T细胞中通过基因工程转入能够产生嵌合抗原受体(CAR)的序列,使T细胞识别更加具有特异性并且不受HLA限制,从而有效地消灭肿瘤细胞。

3. 基因编辑(CRISPR)技术的新型T细胞疗法

2020年的《科学》杂志上刊登了癌症免疫疗法的临床试验最新进展,3名难治性癌症患者接受了一种结合基因编辑(clustered regularly interspaced short palindromic repeats,CRISPR)技术的新型T细胞疗法的治疗。这是美国首次在癌症患者身上测试基于CRISPR基因编辑手段改造的细胞疗法。编辑后的T细胞体内存活时间长达9个月,未出现任何严重不良事件,CRISPR用于癌症治疗安全性过关。

世界"CAR-T之父"Carl H. June教授领衔的这项研究中使用的是CRISPR-Cas9技术。CRISPR-Cas9就像一把分子剪刀,可以瞄准并修剪基因组的一部分,然后用新的DNA片段取代它们。

Carl June教授认为,从3名患者获得的数据证明了两项重要的事情。首先,可以在制造过程中精确地成功进行多次编辑;其次,到目前为止,这些细胞已显示出持续性的攻击和杀死肿瘤的能力。以前的研究显示,这些细胞在几天内就会失去功能,而现在的结果显示,经过CRISPR编辑的细胞在单次注射后能在相当长的一段时间内保持抗癌功能。

### (三)癌症的精准医学

2015年1月,美国总统奥巴马在国会发言中首次提出精准医学计划。他提到,美国已成功消除脊髓灰质炎并顺利完成人类基因组计划,希望借助精准医学计划,进一步引领医学新时代。

癌症治疗的进展,从广义上可分为物理疗法(包括手术、辐射、光、电、磁、热和冷等)和化学疗法(包括小分子化合物、大分子蛋白质抗体和免疫细胞治疗等)。随着技术的进展,癌症物理疗法在精准方面也取得了巨大的进步。

1908年诺贝尔生理学或医学奖获得者埃利希提出"魔弹"的概念。魔弹的基本理念在于两方面:首先,能够找到"靶"点,也就是致病原因(微生物或分子);其次,能够设计出针对这个"靶"的神奇化合物,该化合物选择性地、只针对"靶"点,发挥药理作用,而对非靶点无杀伤或无明显副作用。"魔弹"理论开启了药物治疗的新时代,同时确立了最朴素的精准医学概念,埃利希因此被誉为"化疗之父"。

癌症化疗的突破从理念的提出到实际应用,其间有许多难题尚需解决。例如,首先要解决的是治疗靶点。目前已有70多种单抗(单克隆抗体)用于特定类型癌症的治疗,推动了癌症精准医学快速发展。除开发出针对癌症突变分子的单抗药物外,近几年比较活跃的还有针对免疫检验点分子包括细胞毒性T细胞相关抗原。程序性死亡因子受体1和程序性死亡因子配体1等的单克隆抗体,在多种癌症的治疗中亦显示出理想效果。随着癌症基因组计划的深入发展,鉴定出大量癌症驱动基因的突变,为癌症精准医学之全面实施提供了保障。

癌症精准医学首要解决的问题是癌症分子的分型,以区别于传统的分类方法,如HER-2

阳性乳腺癌(赫赛汀治疗)等。癌症基因组图谱计划已筛选和鉴定出多种与癌症发生、发展、侵袭和转移等过程有关的关键基因,接下来会利用大样本验证这些基因在癌症诊断、治疗或预后判断中的特异性,从而建立起一个全新的癌症精准医学分类模式。

癌症精准预防在对癌症的有效治疗手段相对有限这个前提下,目前开展癌症预防的意义更为重大,而早期预警是重要的保证,乳腺癌 BRCA-1 和 BRCA-2 基因的筛查为典范之一。

利用基因组测序技术和随后的大样本验证,鉴定出有效的癌症发病关键基因,就能在早期对多种高危人群包括有家族史、不良生活史、病毒感染等的人群进行筛查,从而对不同患者"量身定做"相关的预防措施。这种做法有两方面的重要意义:一是减轻患者痛苦和提升治疗效果;二是为更多肿瘤干预手段的介入提供最佳时间节点,以及开发更廉价的预防药物等。

精准靶向治疗是癌症精准医学的重中之重。精准治疗主要涉及两方面任务:一是使传统治疗方法实现精准化;二是开发新的治疗手段,如"测序指导的免疫治疗"。手术后放化疗仍是晚期癌症治疗之主要手段。但由于晚期癌症患者的机体耐受性差和治疗本身的副作用巨大,亟须采取新的策略以完善治疗措施。测序技术的发展为此提供突破的可能性。借助基因组测序数据和大规模队列分析,可以鉴定出放化疗等传统方法敏感基因和抵抗基因,从而保证针对不同的患者采用不同治疗策略,一方面提升治疗效果,另一方面降低治疗副作用。

例如,将癌症新抗原和免疫佐剂共同注射人体内,直接激发体内 T 细胞的特异性杀伤作用。树突细胞拥有天然佐剂功能,可用于抗原递呈,因此利用肿瘤新抗原处理树突细胞后回输给患者,亦可增强杀伤癌细胞的特异性免疫能力而达到缩小肿瘤的目的。该策略在晚期黑色素瘤的治疗中显示出巨大潜力。

总之,探索癌症治疗的路还很漫长,精准医学计划可能对此有一定帮助,但真正的突破还应寄希望于癌症新机制的发现或治疗新思路的提出。精准医学在癌症治疗方面有着美好的前景,但同时面临着更多棘手的难题。

## 二、癌症防控新趋势

### (一) 早期预防、早期筛查、早期干预

最近,国家癌症中心/中国医学科学院肿瘤医院赫捷院士和陈万青教授牵头发表在《柳叶刀——全球健康》上的论文,专门针对中国人群,分析了中国各个癌肿由于 23 种主要致癌风险而导致的发病比例。

在 20 岁及以上成人中,中国每年有 103.6 万人死于 23 种主要致癌因素引起的各种癌症,占全部 20 岁及以上癌症死亡人数(约为 229 万人)的 45.2%。通俗地讲,只要防控好 23 种致癌因素,中国 45.2% 的癌症死亡可以避免。研究表明,这些致癌风险是可以避免的,具体预防工作内容如下:

（1）最佳预防癌症策略是不吸烟或戒烟。科学研究证明，吸烟越少，患肺癌的机会越少。戒烟就可以避免大约 $80\%\sim90\%$ 的肺癌死亡。1991 年以来，美国癌症死亡率降低了 $26\%$，其中一半以上归因于吸烟率的下降。

（2）控制饮酒。酒精是 1 类致癌物，每 18 个癌症里面就有 1 个和喝酒相关。有充分证据表明酒精会升高口咽、喉、食管（鳞）、胃、肝、结直肠、乳腺发生癌症的风险，还有部分研究显示酒精还可能导致肺癌、胰腺癌和皮肤癌。

（3）控制体重。肥胖不仅会增加患心脏病、糖尿病、骨质和关节疾病的风险，还会增加患癌症的风险。这里尤其要提到胰腺癌，它不仅和肥胖有关，还跟糖尿病有关。

（4）健康饮食。培根、火腿、香肠、热狗都被世界卫生组织列为第一组致癌物。食用加工过的肉类会增加 $18\%$ 的结肠直肠癌风险。红肉也会缩短人的寿命，增加患结肠癌的风险。虽然红肉的致癌风险远不及吸烟的风险高，但减少红肉的摄入量，并限制食用加工肉类，会降低患癌症的风险。

从整体来看，排第一的致癌风险因素是水果蔬菜摄入量不足，占了 $15.6\%$，它也是全国 14 个省份的女性第一大风险因素。

《中国居民膳食指南》推荐每天吃 $300\sim500$ 克蔬菜、$200\sim350$ 克新鲜水果。这里要刻意强调一下蔬菜应为"非淀粉类蔬菜"，即不以淀粉为主的蔬菜，包括各类叶菜、十字花科蔬菜（如西兰花）、秋葵、茄子等都是非淀粉类蔬菜，但是不包括土豆、红薯、山药这类根茎类食物。有研究显示，非淀粉类蔬菜和水果，可以降低诸多消化道肿瘤的风险，诸如口腔、鼻咽、食管、肺、胃和结直肠的肿瘤发病风险。

（5）增加运动。研究表明，每天至少进行 $30\sim60$ 分钟的中等到高强度体育锻炼的人患癌症的风险会降低，尤其是乳腺癌和结肠癌的风险。此外，其他几种癌症的发病率也有所下降，包括前列腺癌、肺癌和子宫内膜癌。

（6）远离病原体。远离生活中常见的感染源，包括 HPV 人体乳头状瘤病毒（宫颈癌）、乙肝/丙肝病毒（肝癌）、幽门杆菌（胃癌）、EB 病毒（鼻炎癌）等。

（7）进行癌症早期筛查。对于大多数癌症来说，如果能及早发现并治疗，存活就会更大。要定期进行以下癌症筛查：乳腺癌筛查、宫颈癌筛查、结肠直肠癌筛查、乙/丙型肝炎病毒筛查、肺癌筛查等。

### （二）癌症的康复治疗

随着老龄化的到来，肿瘤患者越来越多，差不多我们每个人身边都认识一两个肿瘤患者。目前很多地区都已建立起癌症康复会等抗癌团体，以及专业的癌症康复医疗机构，开展了各项康复工作。

全国各个地区已建立了各种癌症康复组织，许多癌症康复期的患者积极参加到当地的癌症康复组织中，由个人的单独抗癌转换成了集体抗癌；由单纯的癌症临床治疗转为临床治疗兼顾康复治疗。实践经验表明，癌症康复治疗也起着关键作用，同时抗癌小组或团队共同抗癌，有利于癌症患者的康复进程和抗癌过程。

癌症康复治疗，是整体医学的思路，除了中西医的临床对症治疗以外，更侧重心理治疗、运动康复、营养康复，以及生活方式医学等。

## 三、人类探索攻克癌症的新路径：整合医学

### （一）整合医学是癌症防控的未来方向

癌症不是单纯局部病变的疾病，而是一种全身整体性疾病。现在的医疗思想仍用专科治疗癌症，这样治疗的结果经常是只解决了局部病变，但机体的整体状态却不见好转并有继续恶化倾向。事实上，很多癌症晚期患者，虽然进行了如此精准可控的先进治疗，其术后生存率仍不见提高、生活质量仍不见改善，有时甚至出现了术后不如术前的情况，或者手术加速了死亡的情况。究其原因，临床医生往往没有把癌症患者作为一个"整体人"来看待，只针对局部病变，却忽视整体，导致疾病治疗未达到预期效果，愈后往往不理想。癌症的多学科协同诊疗可以促进临床科系间交流，实现相互支持与协作，提高共同应对疾病的能力，引入整合医学思想，高效有机地整合医疗技术，最终以切实可行的治疗方案为癌症患者解决病痛，提高生活质量为最终目标。

### （二）国外肿瘤整合医学发展现状

美国许多医院开展以疾病为中心的多学科整合治疗（multi-disciplinary team，MDT），甚至包括更高一个层次，与传统医学例如与中医的整合。美国以病人为中心的新的临床治疗模式，提出相关专业团队进行交叉整合，形成多学科团队，医疗质量得到明显提升，医疗费用逐渐减少，患者健康显著改善，取得良好效果。

美国老年医学新理念明确提出，重视多学科整合协作，对癌症治疗与预后有很大帮助。

### （三）国内整合医学发展现状

在我国，樊代明院士也提出了整合医学理念，为癌症的多学科整合治疗指明了方向。目前，国内很多三甲医院开始探索尝试整合多学科协作诊治模式，其中专病医院和专病中心的建设，就是整合医学的一个有益尝试。例如，肺癌的多学科整合治疗逐渐变成一种固定的模式，实践证明采取这种方式治疗行之有效。

国家卫生部制定的《三级综合医院评审标准实施细则（2011年版）》中，明确要求新诊断的肿瘤病例，必须接受医院内部组织的多学科联合会诊，并制订综合治疗方案。为此，肿瘤治疗的多学科会诊机制，已成为很多医院肿瘤治疗的规范模式，正在推广应用。

癌症防控已经在多学科整合治疗中取得了一定成效，成功经验推广至其他慢性病的治疗上。著名心脏专家胡大一教授建议组建心脏中心，实现心脏内外科、介入科、心理科和影像科无缝对接，以冠心病患者为中心，来共同制定一个最佳的治疗方案。

多学科整合团队的建立可以由院前、院中和院后三部分组成。对有家族式的高发易感人群，应该早期进行干预，由体检中心、预防保健科和社区门诊为这一人群建立健康档案，定期体检，使疾病在早期得到控制。通过分级诊疗，由社区及三甲院内多学科专业团队，对

患者综合评估,形成最适宜的治疗方案。对回到社区的慢病患者,社区家庭医生与康复科联合,指导患者家庭康复和心理疏导,使其适应康复治疗,提高生活质量。

**案例解析**　　　　　　　　　**美国肺癌防治典型案例**

在全球肺癌发病率和死亡率总体呈增长趋势的形势下,美国能让肺癌的死亡率逐年下降,非常值得中国借鉴。

肺癌是导致癌症死亡的主要原因。近年来,美国肺癌死亡率下降的速度加快,从每年2%上升到4%,从而推动了美国全年癌症死亡率的创纪录下降。其中,美国男性肺癌发病率的下降速度是美国女性的两倍,这反映了吸烟和戒烟影响的历史差异。

肺癌在美国癌症死亡率排名中位列第一,而且科学研究早已经证明,烟草烟雾中含有超过7000多种化合物,其中69种为已知的致癌物。成千上万的临床研究分别从不同的角度,证实了吸烟和二手烟是肺癌、慢性呼吸系统疾病、冠心病、脑卒中等多种疾病发病和死亡的重要危险因素。因此,美国对于香烟的抵制运动一直在不断推进。首先,在美国购买香烟时,需要凭驾驶执照才有资格购买,而且售卖香烟对象必须超过18周岁。其次,所有吸烟点均在室外,全美严禁各种室内场合吸烟(只有赌场等处允许)。最后,美国各州征收昂贵的烟草税。以上多种努力,使得从1990—2014年,美国男性肺癌死亡率下降了43%。同时,美国的知名人物、著名演员等公众人物,都在媒体上以不同的方式,支持政府以及专业人士的戒烟工作。

限制吸烟是预防肺癌死亡的最好方式。同时,吸烟也是一个最影响整体健康的风险因素。美国通过增加卷烟消费税、无烟空气法、宣传癌症相关科普等,大大减少烟草使用,全面预防吸烟引起的肺癌。戒烟对各个年龄段的人都有益处,例如吸烟导致平均减寿10年,但如果在40岁前戒烟,可以恢复9年寿命。美国通过投入大量的财政资金和项目支持控烟政策,美国药监局FDA提供可行的戒烟帮助,以及社区公共卫生和各地政府鼓励禁烟、严禁公共场所吸烟等行政手段,使得美国公共场所的吸烟现象几乎消失。

另外,通过科学研究,还发现环境危险因素对美国肺癌的影响。美国流行病学队列研究显示,室内氡暴露浓度增高,会通过破坏呼吸道上皮细胞中的DNA而致癌,增加罹患肺癌的风险。美国国家癌症研究理事会的一项风险评估报告显示,如果将氡的含量降低到4.0 pCi/L以下,可以预防3%～4%的肺癌发病率。因此,美国国家氡行动计划要求采取一系列行动来减少由氡引起的肺癌,包括修改各州和地方建筑法规,为测试和降低氡暴露的浓度提供财政支持,促进医疗、公共卫生和儿童保健社区对氡暴露危害的认识。

美国除了控制吸烟率的稳步下降从而有效降低肺癌发病率和死亡率的首要原因外,临床上,还包括肺癌早期筛查技术的完善和推广,特别是针对有家族遗传、严重吸烟者等高危人群,由国家保险公司报销,提早做低剂量螺旋CT扫描,让更多的肺癌高风险人群,及早发现肺癌癌前病变,例如早期不良的肺结节,及时给予随访、干预或早期治疗,由此提高整体肺癌的治愈率。

此外,基于分子诊断等创新技术的应用,让患者可以接受比化疗效果更好、副作用更小的精准靶向药物治疗等,也可以提高肺癌的 5 年生存率。

 **思考题**

（1）简述肺癌的三级预防。

（2）简述乳腺癌的三级预防。

（3）简述宫颈癌的三级预防。

（4）简述肝癌的三级预防。

（5）简述大肠癌的三级预防。

（6）美国在防控癌症方面都有哪些先进经验？

（金黎贤　岳红文）

# 第十六章　重大传染性疾病防控行动

## 第一节　概 念 与 变 迁

### 一、传染病与报告

#### （一）传染病及相关概念

传染病是指由病原微生物和寄生虫感染人体后产生的有传染性、在一定条件下可造成流行的疾病的概念。

（1）传染：主要指病原体通过一定方式从一个宿主个体到另一个宿主个体的感染。

（2）感染：是指病原体和人体之间相互作用、相互斗争的过程。

（3）传染源：是指体内有病原体生存、繁殖并能将病原体排出体外的人和动物。

（4）感染过程以及表现：清除病原体、隐性感染、显性感染、病原携带状态、潜伏性感染。

（5）流行过程的基本条件：传染源、传播途径、人群易感性。

（6）传染病的基本特征：病原体、传染性、流行病学特征、感染后免疫。

#### （二）传染病和传染病报告

1. 报告病种

传染病分为甲、乙、丙三类，40种。

（1）分类：甲类传染病包括鼠疫、霍乱2种，属于强制管理。乙类传染病27种，包括传染性非典型肺炎、新型冠状病毒肺炎、艾滋病、病毒性肝炎、脊髓灰质炎、人感染高致病性禽流感、甲型H1N1流感、麻疹、流行性出血热、狂犬病、流行性乙型脑炎、登革热、炭疽、细菌性和阿米巴性痢疾、肺结核、伤寒和副伤寒、流行性脑脊髓膜炎、百日咳、白喉、新生儿破伤风、猩红热、布鲁氏菌病、淋病、梅毒、钩端螺旋体病、血吸虫病、疟疾，属于严格管理。丙类传染病11种，包括流行性感冒、流行性腮腺炎、风疹、急性出血性结膜炎、麻风病、流行性和地方性斑疹伤寒、黑热病、棘球蚴病、丝虫病，除霍乱、细菌性和阿米巴性痢疾、伤寒和副伤寒以外的感染性腹泻病、手足口病,属于监测管理。

(2) 报告时限:甲类传染病和乙类传染病中的肺炭疽、传染性非典型肺炎、新型冠状病毒肺炎、脊髓灰质炎、人感染高致病性禽流感的病人或疑似病人,2 小时以内报告。

## 二、趋势

传染病一直以来是人类健康的重大威胁,历史上传染病曾对人类造成很大的灾难。公元前 429 年古希腊就有天花的报道,当时导致雅典近 50% 的人口死亡。

罗马帝国时期暴发了多次鼠疫流行,被认为是导致罗马帝国衰落的原因之一。自 15 世纪末哥伦布发现新大陆后,新旧大陆的传染病也发生了地域上交换传播:新大陆向欧洲传播了梅毒,并在之后的几百年中传播至世界各地;旧大陆也向新大陆输送了天花、鼠疫和流感,导致了 90% 的印加土著的死亡,造成了印加帝国的灭亡。

旧中国,鼠疫、天花、霍乱、疟疾、血吸虫病和黑热病等广泛流行。新中国成立后,在"预防为主、防治结合"的卫生方针指引下,免疫接种覆盖率逐年提高,天花得以消灭,脊髓灰质炎、乙型脑炎、麻疹、白喉、百日咳和新生儿破伤风等的发病率也明显下降,其中脊髓灰质炎已接近被消灭。

在我国,虽然传染病已不再是引起死亡的首要原因,但是有些古老的传染病,如结核病、病毒性肝炎等依然广泛存在,对人民健康危害很大。近年来,新发与再现传染病的暴发特别是呼吸道传染性疾病成为新的重大的公共卫生安全问题,损害人民生命健康安全,影响社会稳定。新发传染病如艾滋病、新冠病毒性肺炎、传染性非典型肺炎以及甲型 H1N1 流感的等的肆虐,国外流行的中东呼吸综合征(Middle East Respiratory Syndrome Coronavirus,MERS)等传染病亦有可能传入我国,因此,对传染病的防治,国际上和中国都非常重视,视为安全威胁。

### (一) 重大传染性疾病

1. 艾滋病(Acquired Immune Deficiency Syndrome,AIDS)

这是获得性免疫缺陷综合征的简称,是由人免疫缺陷病毒(human immunodeficiency virus,HIV)引起的慢性传染病。HIV 主要侵犯、破坏 CD4$^+$T 淋巴细胞,导致机体免疫细胞(或)功能受损乃至缺陷,最终并发各种严重机会性感染和肿瘤。传染源是艾滋病病人和病毒感染者,经性接触、血液接触和母婴传播三大类。

2. 结核病

这是由结核分枝杆菌引起的一种慢性感染性疾病,以肺结核最常见,主要病变为结核结节、浸润、干样变和空洞形成,主要表现为长期低热、咳痰、咯血等。传染源是排菌的患者和动物,以空气传播为主,人群普遍易感。

3. 病毒性肝炎

这是由多种肝炎病毒引起的,以肝脏损害为主的一组全身性传染病,分为甲、乙、丙、丁、戊五型肝炎病毒。临床表现以疲乏、食欲减退、厌油、肝功能异常为主,部分病例出现黄疽。甲型和戊型主要表现为急性感染，经粪-口途径传播；乙、丙、丁三型肝炎多呈慢性感染，主要经血液、体液等胃肠外途径传播。

**4. 新型冠状病毒肺炎**

其病原体为新型冠状病毒。WHO 已将该疾病正式命名为 2019 冠状病毒病（COVID-19）。传染源主要是新型冠状病毒感染的患者，隐性感染者（即无症状感染者）也可能成为传染源。目前认为，经呼吸道飞沫、接触、气溶胶传播，存在粪-口传播风险。临床表现主要是发热、咳嗽、乏力、肌痛或疲劳等，所有患者均存在肺炎；并发症包括急性呼吸窘迫综合征、急性心脏损伤和继发感染，绝大多数患者出现淋巴细胞减少。人群没有免疫力，普遍易感。新型冠状病毒肺炎患者、隐性感染者的密切接触者是新型冠状病毒感染的高危人群。医护人员和患者家属在治疗、护理、陪护、探望患者时，同患者近距离接触次数多，感染风险高。

## （二）重大传染病防控存在问题

（1）易感染艾滋病危险行为干预特别是男男同性恋行为干预难度大，学生和老年人群感染上升；大众对于艾滋病认识不足，对艾滋病歧视。

（2）学校结核病聚集性疫情逐年增加，发病状况多样复杂，患者流动性较大；耐药结核病传播风险大，防控难度大，发现率低、纳入治疗率低、治疗成功率低。

（3）病毒性肝炎感染率高，人口基数大，隐性感染率高，目前全球有 4 亿人感染肝炎病毒，病毒性肝炎防治面临着关注度不够、资金缺乏、新药药价过高等多方面问题，防治形势不容乐观。

（4）新型冠状病毒型肺炎是一种新的烈性传染性疾病，传染性极强、实验室检测敏感性有限、阳性率低，隐性感染多、传播快、危害大。

# 第二节 内容与特点

## 一、艾滋病防控

艾滋病的流行已由吸毒传播为主转变为经性传播为主，流行模式发生了重大变化，艾滋病的防控策略和措施也随之不断调整和完善。艾滋病防控在艾滋病疫情低流行水平地区，以宣传教育和政策倡导、监测检测、综合干预、病人随访关怀等为重要防控工作。

### （一）宣传教育和政策倡导

在目前人们对艾滋病的认知程度和社会环境下，艾滋病防治的宣传教育应该包括三个层次：

（1）对全社会成员的普及教育，向大众普及艾滋病常识。

（2）对青少年的重点教育，使其远离毒品，远离不良行为，掌握预防艾滋病的基本知识和防范技能。

（3）对高危人群的特殊教育，向他们传递科学准确的艾滋病防治信息，引导他们改变危险行为，减少或阻断有利于感染或传播艾滋病病毒的因素。

提高领导干预对艾滋病防治工作的认识，是促进艾滋病防治工作全面深入持久开展的关键。在领导干部、医护人员、公安司法干警和机关事业单位人员中普及艾滋病性病防治知识，不仅提高其自我保护能力，还可以消除歧视，为艾滋病防治工作的开展创造良好的社会氛围。

### （二）艾滋病哨点监测

1. 定义

艾滋病哨点监测是指在固定地点、固定时间连续系统地收集特定人群中艾滋病病毒感染状况、行为特征及其相关信息，对这些资料综合分析，以了解艾滋病流行状况和流行因素，分析不同地区特定人群艾滋病流行趋势，为有关部门制定预防控制策略和措施提供及时可靠的信息和依据，并对预防控制措施进行效果评价。

2. 内容

国家级哨点监测人群：吸毒者、男男性行为者、暗娼、性病门诊就诊者、男性长途汽车司乘人员、孕产妇、青年学生、流动人群。其他监测人群（省级哨点）是嫖客、出入境人群、吸毒者配偶、HIV 感染者或病人、婚前体检人群等，由各省根据本省情况自行确定。

### （三）艾滋病自愿咨询与检测

艾滋病检测咨询是指人们在知情和保密的情况下，通过咨询，自愿选择是否接受 HIV 抗体检测、咨询、改变危险行为及获得相关服务的过程。艾滋病检测咨询是艾滋病防治工作的重要组成部分，是连接健康咨询、抗病毒治疗、开展母婴阻断、高危行为干预、性传播疾病和机会性感染诊治、获取社会支持等工作的桥梁和纽带。

### （四）艾滋病性病综合干预

通过在公共娱乐场所、性病门诊、星级宾馆等设置安全套发售设施，提供安全套可及性；针对暗娼、男男性行为者、吸毒人群、性病门诊就诊者等高危人群开展综合干预，提倡安全性行为；为艾滋病病毒感染者/病人提供免费安全套，免费抗病毒治疗，从而达到预防艾滋病性病传播的目的。

### （五）艾滋病治疗随访管理和关怀

加强对艾滋病病毒感染者和艾滋病病人的管理，是控制艾滋病病毒传播、保护广大群众免受感染的一项重要措施，也是一项政策性很强的工作。从检测发现 HIV 感染者，到对其进行随访咨询、CD4 检测、实施行为干预，再到抗病毒治疗等，需要多个部门的共同参与，做好各部门之间和各环节之间的衔接是做好艾滋病病毒感染者/患者管理的关键。管理患者需遵守法律、法规和社会道德规范,维护社会安定。坚持预防和宣传教育为主,加强社区综合治理和预防指导,防止艾滋病病毒的扩散和传播,保护人民群众身体健康;严格保密制度,保障个人合法权益,履行社会义务和责任,反对歧视。

对新发现的艾滋病病毒感染者/患者开展个案流行病学调查和首次随访;开展艾滋病病毒感染者/患者随访、干预;定期为感染者进行 CD4 细胞检测;开展艾滋病免费抗病毒治疗相关工作。

## 二、结核病防控

### (一) 病例发现

#### 1. 定义

可疑结核病症状者定义:咳嗽、咳痰≥2 周;咯血和痰血,具有以上任何一项症状者为肺结核可疑症状者。此外,胸闷、胸痛、低热、盗汗、乏力、食欲减退和体重减轻等为肺结核患者的其他常见症状。

#### 2. 肺部异影病例登记

肺部异影概念:肺、胸膜、纵隔、肺门等处有实质性病变(不包括肺纹理增深、少量纤维钙化、轻度胸膜增厚等)

### (二) 疑确诊肺结核病例报告、转诊及追踪工作

(1) 报告对象:疑似或确诊肺结核病例、结核性胸膜炎病例及本市户籍的肺外结核病例。

(2) 转诊对象:疑似或确诊的肺结核病例、结核性胸膜炎病例。

(3) 追踪对象:本院报告疑、确诊肺结核患者,外院报告居住本辖区的疑、确诊肺结核患者。

### (三) 确诊肺结核患者社区规范管理

#### 1. 第一次入户随访

乡镇卫生院、村卫生室、社区卫生服务中心(站)接到上级专业机构管理肺结核患者的通知单后,要在 72 小时内访视患者,具体内容如下:

(1) 确定督导人员。督导人员优先为医务人员,也可为患者家属。若选择家属,则必须对家属进行培训。同时,与患者确定服药地点和服药时间。按照化疗方案,告知督导人员患者的"肺结核患者治疗记录卡"或"耐多药肺结核患者服药卡"的填写方法、取药的时间和地点,提醒患者按时取药和复诊。

(2) 对患者的居住环境进行评估,告诉患者及家属做好防护工作,防止传染。

(3) 对患者及家属进行结核病防治知识宣传教育。

（4）告诉患者出现病情加重、严重不良反应、并发症等异常情况时，要及时就诊。

若72小时内2次访视均未见到患者，则将访视结果向上级专业机构报告。

2. 督导服药和随访管理

（1）督导服药。医务人员督导：患者服药日，医务人员对患者进行直接面视下督导服药；家庭成员督导：患者每次服药要在家属的面视下进行。

（2）随访评估。对于由医务人员督导的患者，医务人员至少每月记录1次对患者的随访评估结果；对于由家庭成员督导的患者，基层医疗卫生机构要在患者的强化期或注射期内每10天随访1次，继续期或非注射期内每1个月随访1次。

评估是否存在危急情况，如有则紧急转诊，2周内主动随访转诊情况。

对无须紧急转诊的，了解患者服药情况（包括服药是否规律、是否有不良反应），询问上次随访至此次随访期间的症状；询问其他疾病状况、用药史和生活方式。

（3）分类干预。对于能够按时服药，无不良反应的患者，则继续督导服药，并预约下一次随访时间。

患者未按定点医疗机构的医嘱服药，要查明原因。若是不良反应引起的，则转诊；若其他原因，则要对患者强化健康教育；若患者漏服药次数超过1周及以上，要及时向上级专业机构进行报告。

对出现药物不良反应、并发症或合并症的患者，要立即转诊，2周内随访。

提醒并督促患者按时到定点医疗机构进行复诊。

3. 结案评估

当患者停止抗结核治疗后，要对其进行结案评估，包括：记录患者停止治疗的时间及原因；对其全程服药管理情况进行评估；收集和上报患者的"肺结核患者治疗记录卡"或"耐多药肺结核患者服药卡"。同时，将患者转诊至结核病定点医疗机构进行治疗转归评估，2周内进行电话随访，看是否前去就诊及确诊结果。

### （四）肺结核筛查和诊治减免、签约

可疑肺结核症状者免费胸片筛查，转诊到结核病定点医院后排除肺结核诊断的患者，可以享受免费享受胸片筛查和痰结核菌检查费。

肺结核患者诊治疗费用减免对象：按要求完成全程督导治疗的初治、初次复治的活动性肺结核患者（包括居住辖区的户籍居民和发病时已在本区居住满6个月以上的外省市有居住证的人员）。

减免项目范围：抗结核一线、二线药物；痰检、胸片、肝功能等检查项目。具体内容、减免次数及指标详见《肺结核病政府减免治疗办法》等文件。

### （五）学生、耐多药、跨区域病人等重点人群的监测和防控

1. 学生肺结核患者

（1）学生患者管理。休学患者管理：由患者居住地所在社区卫生服务中心实施督导管理。菌阳肺结核患者经过2个月的规则治疗，症状减轻或消失，痰菌检查连续3次阴性（每

次检查时间间隔至少满1个月），病灶吸收好转，空洞缩小或闭合，由结核病定点医疗机构出具证明方可恢复上课。未休学或复学患者管理：老师、校医或室友督促患者服药，学校所在地社区卫生服务中心医生定期访视。

（2）密切接触者筛查。开展病例所在学校师生密接接触者的筛查工作，主要包括同班师生、同宿舍同学等。如果在同班、同宿舍等师生筛查中新发现了1例及以上结核病病例，需将密切接触者筛查范围扩大至与病例同一教学楼和宿舍楼楼层的师生。

2. 耐多药肺结核患者

（1）耐多药结核病（MDR - TB）患者，即至少同时对利福平和异烟肼耐药的肺结核患者。

（2）管理方式。患者出院后由社区卫生服务中心负责落实全程督导管理。

（3）管理人员。优先考虑家庭成员和社区志愿者为主，社区卫生服务中心指定专人全程负责MDR - TB治疗管理，管理人员需定期接受耐多药督导治疗相关内容培训和考核。

（4）访视。接到耐多药患者确诊信息后24小时内进行访视，原则上全疗程每周一次访视，亦可根据患者自身需求约定个性化访视方式。

（5）访视内容：与一般对象的初访和复访内容基本相同。初访时，同时下发"依从性团队联系卡"，建立良好的医患关系。每周浏览《结核病网络专报信息系统》，利用飞信、博客等方式搭建通畅的信息沟通平台，及时掌握患者关键月痰检、药物副反应及疗效动态，每月将患者动态信息上报区疾控中心。

（6）利用结核病健康家园对患者家属进行培训。耐多药结核病治疗实行定点医疗制度，常用二线抗结核药物名称及用法和常见副反应识别。

（7）根据患者需求实施心理疏导。

（8）建立耐多药病例的个人管理信息档案，及时记录耐多药病例的治疗史、药敏结果、现治疗方案及医院、药物副反应、心理需求、社会支持获得情况等。

3. 跨区域病人管理要求

患者界定：转入患者是指在外省市登记管理的肺结核患者在治疗过程中，转入本区继续治疗管理的肺结核患者。转出患者是指在本区登记管理的肺结核患者在治疗过程中，转到外省市继续进行治疗，不再接受本区治疗管理的肺结核患者。

## （六）健康家园与志愿者活动

（1）结核病健康家园活动要求。区域范围里4~5个社区分为一个活动区域，每个区域由1名负责人负责总体协调，双月（4、6、8、10月），按区域内各社区轮流主办活动；活动完成后，两周内上交疾控中心活动签到、小结、调查问卷和相关照片。

（2）活动对象。居住在本区的当年新登的菌阴患者、痰菌转阴患者以及家庭督导员。

（3）活动形式。专家讲座、知识竞赛、观看录像、现场交流、问卷调查等。

（4）活动内容。治疗、预防、营养、心理等结核病防治常识。

志愿者参与结核病健康促进活动，选送优秀志愿者和团队参评全国优秀志愿者评选。

### 三、病毒性肝炎病防控具体内容

(1) 对居住在本辖区内的急性、慢性、疑似病毒性肝炎病例(包括外来流动人口)进行访视。

(2) 按统一的病毒性肝炎病家访视表进行调查。

(3) 疫点管理工作,落实预防与控制措施。

(4) 社区病毒性肝炎健康宣传。

### 四、新型冠状病毒型肺炎(简称新冠肺炎)防控具体内容

(1) 流行病学调查。

(2) 确认密切接触者名单。

(3) 对密切接触者开展医学观察。

(4) 开展消毒隔离工作和健康教育指导。

## 五、上海防控特色

### (一) 上海结核病综合防治模式

20 世纪 90 年代末,上海市建立了以疾病预防控制中心、结核病定点医院、社区卫生服务中心共同构成的"三位一体"新型结核病综合防治模式,经过 10 余年的磨合和不断完善,被 WHO 赞为"上海模式",并得到国家卫生和计划生育委员会的充分肯定和赞许,并被纳入国家结核病防控"十二五"和"十三五"发展规划,视为全国大中城市结核病防治工作发展的方向和标杆,在全国得到推广。只要是居住在上海的结核病确诊患者,社区医生都一定见到人、管到人、服务到人。正是如此规范化、精细化的管理,让上海成为中国肺结核发病率最低、疫情控制最好的城市之一。

### (二) 艾滋病示范区创建

根据《全国艾滋病综合防治示范区工作指导方案》,结合本地区特点研究解决防治工作中的重点和难点问题,完成示范区工作任务,开展示范区特色工作。加强组织领导和管理方面,成立以分管区长任组长的示范区创建工作领导小组,包括区公安分局、禁毒办、教委、宣传部、团委、经委等在内的多个职能部门以及街道办事处,形成多部门联动的艾滋病综合防控工作机制。多部门、社会小组和志愿者等参与到艾滋病的宣传教育工作中,采用传统宣教与新媒体宣教相结合的方式,不断扩大宣传覆盖面。

持续增加 HIV 抗体初筛实验室数量,加强确证检测能力建设,在社区卫生服务中心和高校陆续建立 HIV 抗体和尿液快速检测点。经性传播尤其是男男同性性传播为目前艾

滋病传播的主要途径,男男性行为者(men who have sex with men,MSM)和女性性工作者(female sex workers)一直是重点预防干预人群。MSM 干预由社会组织负责,FSW 干预由社区卫生服务机构负责。吸毒人群干预依托社区药物维持治疗门诊哨点监测来开展。HIV/AIDS 随访检测率,配偶或固定性伴接受滋病抗体检测的比例、接受规范抗病毒治疗比例、每年接受一次结核病检查的比例、接受规范抗病毒治疗均达到或高于指标要求。

## 第三节　运作与流程

## 一、艾滋病

### (一) 社区艾滋病防控工作方法

(1) 制订艾滋病、性病、麻风病健康教育计划。根据各类人群的知晓率调查、重点目标人群需求信息以及可利用资源,确定活动主题、重点对象、目标、内容、应制作的健康教育资料、采用的活动形式、参与的部门、经费预算、工作进度和评价方法等。每年 6 月 26 日"世界禁毒日"、12 月 1 日"世界艾滋病日"以及"世界麻风节"做好宣传教育活动,普及艾滋病、性病、麻风病预防知识。建立有本辖区特色的、满足不同文化需求人群的内容多样的宣传教育资料库。

(2) 对吸毒人群、性工作者、孕产妇等人群开展艾滋病综合监测。根据《全国艾滋病哨点检测实施方案》4～6 月份开展艾滋病行为学问卷调查及血清学监测,各完成 400 例。

(3) 提供免费的艾滋病自愿咨询检测服务,公布咨询电话,开展 HIV 血清抗体筛查和唾液等快检筛查。

(4) 对流动人口、学生、老年人群等重点人群开展低、中、高度等高危行为干预:

① 建立统一的社区高危人群干预基础数据库,每年排摸更新,绘制地理分布图。

② 娱乐场所服务小姐干预工作。干预模式以高强度现场干预为主,采用专业人员干预、业主干预和同伴教育相结合的模式;现场可综合采用外展服务、小媒体宣传、安全套推广和使用、性病和生殖保健转介服务等干预方法。

③ 流动人口干预工作。按照"广覆盖"的要求,对建筑工地、外来人口集中的企业单位、集贸市场、外来人口聚集地、外来员工集中的宾馆等五类场所开展健康教育活动;低强度健康教育形式以宣传资料入户、场所为主;中强度健康教育以健康讲座、DVD 播放、版面宣传等方式为主。

(5) 政策倡导和政策宣传,对各级领导干部和企事业单位职工等进行艾滋病防控知识培训。

## （二）社区艾滋病防控工作流程

### 1. 一般管理（见图 16-1）

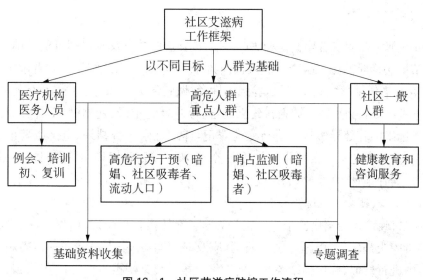

图 16-1　社区艾滋病防控工作流程

### 2. 特殊人群管理（见图 16-2）

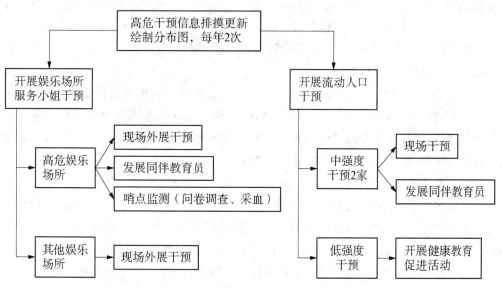

图 16-2　社区艾滋病防控特殊人群管理流程

## 二、结核病

### (一) 社区结核病防控工作方法

1. 病例发现

(1) 可疑肺结核症状者检查。相关临床科室医务人员应及时识别可疑肺结核症状者,给予明确结核病诊断的相关检查。成人直接胸部 X 线摄片,摄片结果异常者做痰结核菌检查;0～14 岁儿童做结核菌素试验,试验强阳性者,做胸部 X 线摄片和痰结核菌检查。

(2) 肺部异影病例登记。放射科建立胸透、摄片登记记录,建立《肺部异影登记本》,对 X 线检查筛选出的肺部异影病人进行专册登记,详细记录检查结果(电子版登记需在月底导出打印备查)。登记本主要项目应包括姓名、性别、户籍、登记日期、摄片日期、摄片号、门诊或住院号、居住地址、联系电话、X 线影像。

2. 病例报告、转诊和追踪

(1) 疑似、确诊肺结核病例报告。报告方法:责任报告单位发现疑似和确诊肺结核病例、结核性胸膜炎病例、本市肺外结核病例,应及时填写《中华人民共和国传染病报告卡》,于 24 小时内进行疑似、确诊肺结核病例的网络直报。传染病报告卡内容填写准确、完整,诊断时间到小时。网络直报"病例分类"报告,选项按如下要求操作:痰涂片"阳性"或手术病理确诊为肺结核的病例,病例分类项目选择"2,实验室诊断病例";痰涂片"阴性"或未查痰检的肺结核病例,病例分类项目均选择"3,疑似病例"。

(2) 疑似、确诊肺结核病例转诊。转诊方法:临床医生规范填写《区(县)肺结核可疑者、肺结核病人转诊单》。转诊单一式三份,第一联和"定点医疗机构交通指南"一起交给病人至结核病定点医疗机构就诊;第二联连同传染病报告卡交至区疾控中心;第三联留医院备查。

结核病条线管理人员负责收集院内转诊单,统一编号,建立《疑似、确诊肺结核病例转诊登记本》,登记翔实、信息准确。

(3) 疑、确诊肺结核患者追踪。本院报告的疑、确诊肺结核患者转诊追踪:督促患者到定点医疗机构就诊,对 24 小时内未到定点医疗机构就诊的患者实施追踪,3 周内落实病人到位(定点医疗机构接受诊治或经三级以上医疗机构诊断排除结核病者)。将病人就诊医院、门诊号和明确诊断结果记录在转诊登记本上。

居住在本辖区的疑、确诊肺结核患者追踪随访:接到疑、确诊肺结核病疫情信息后 24 小时完成首次访视,落实病人户籍、现住址、联系电话等信息,对病人进行宣教,督促病人及时到结核病定点医院诊断治疗;建立《疑、确诊肺结核病例追踪登记本》,登记翔实、信息准确;3 周内向区疾控中心反馈病人就诊医院、门诊号和最终诊断结果的诊治信息。

工作日期间每日上网一次,浏览结核病管理信息系统,搜索居住在本辖区的疑、确诊患者,并开展追踪落实工作。

3. 结核病督导管理

(1) 实施属地化管理,建立委托管理制度,对居住在本辖区内的确诊活动性肺结核病例进行督导管理。建立管理登记本,使用结核病人登记管理卡、肺结核病人治疗管理卡、肺结核病《全程督导管理卡》、肺结核病人访视记录单。定期开展结核病健康家园活动。

月末痰检计算方法:以 2 月末痰检为例,患者本次治疗起始日期 1 月 15 日,以 3 月 15 日为中心点,向前向后各推 10 天即 3 月 5 日—3 月 25 日期间均为 2 月末痰检范围。其他月末痰检依此类推。

(2)家庭督导管理。全程管理病人落实管理后即改为家庭督导管理模式;住院病人出院后即改为家庭督导管理模式。家庭督导员的主要任务:

① 督促病人按时到定点医院复诊;

② 每次直接观察病人服用正确的药量,避免漏服药物并做好《短程督导治疗卡》的记录;

③ 鉴别病人服药后可能出现的不良反应,必要时陪伴病人到结核病定点医院诊疗;

④ 支持病人尽量克服治疗中出现的各种困难。

(3)其他督导管理方式。社区可结合自身和患者依从性等情况,选择性地开展智能药盒、社区医生上门送药以及患者至社区服药点服药等督导管理方式。

结核病管理流程如图 16-3 所示。

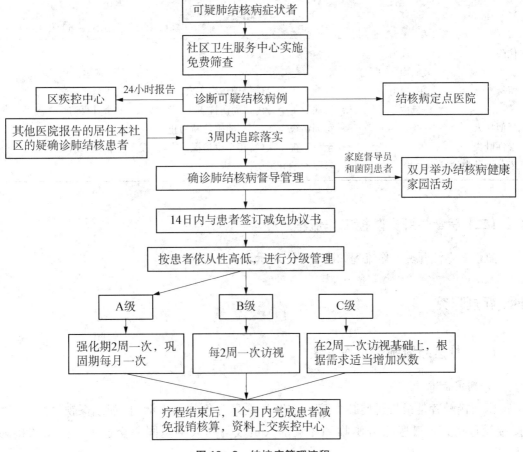

**图 16-3　结核病管理流程**

## 三、病毒性肝炎防控

### （一）社区病毒性肝炎防控工作方法

1. 核实诊断，了解发病因素，追踪传染源

（1）疫点消毒处理。病人隔离治疗后，根据流行病学调查指征，尽快对疫源地进行1次终末消毒。

（2）医学观察。对肝炎密切接触者进行医学观察，以便及早给予必要的个人预防措施并及早发现续发病例，控制疫情进一步蔓延。

（3）访视日期：

① 初访：接到传报（以网络直报时间为准）12小时内掌握，24小时内录入"上海市突发公共卫生事件应急信息系统"。

② 复访：具体如表16-1所示。病情未好转的可适当延长访视时间。

表16-1　肝炎访视管理时间分类

| 分类 | | 初访 | 出院访 | 结案访 | | 访视次数 |
| --- | --- | --- | --- | --- | --- | --- |
| | | | | 住院后45天 | 出院后60天 | |
| 住院 | 甲、戊肝 | √ | √ | √ | | 3 |
| | 乙、丙、丁肝 | √ | √ | | √ | 3 |
| 留家 | 甲、戊肝 | 发病后1个月内每周访视1次，发病后75天再访视1次 | | | | |
| | 乙、丙、丁肝 | 发病后1个月内每周访视1次，发病后3～6个月再访视1次 | | | | |
| 疑似病人 | | 每周访视1次，直至明确诊断为止 | | | | |
| 慢性肝炎 | | 至少访视1次（每年至少访视一次，复发一次管理一次） | | | | |
| 未分型肝炎病例 | | 参照乙型肝炎访视要求 | | | | |

### （二）病毒性肝炎防控工作流程

急性病毒性肝炎工作流程如图16-4所示。

## 四、新冠肺炎

### （一）社区新冠肺炎工作方法

1. 判定标准

密切接触者是指与新型肺炎病人或医学观察对象共同生活、护理或探视过病人、直接接触过病人的呼吸道分泌物和体液的人员或与病人乘坐同一交通工具的密切接触人员。

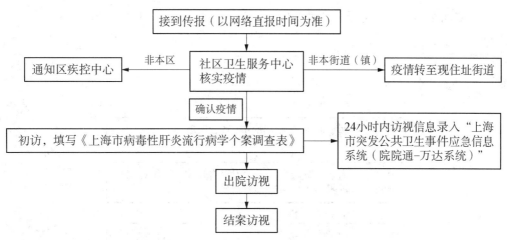

图 16 - 4　急性病毒性肝炎工作流程

2. 访视内容

（1）初访：

① 协助区疾控中心开展流行病学调查工作；

② 调查确认密切接触者名单；

③ 向每例密切接触者发放《密切接触者医学观察告知单》；

④ 对每例密切接触者按照《密切接触者医学观察记录表》逐项填写，每天及时记录观察情况，记录表中空格内以"＋""－"表示，不得空项；

⑤ 对疫点人员开展健康宣传教育及消毒隔离工作指导；

⑥ 到达现场时应携带工作衣、帽子、隔离衣、口罩、鞋套、体温表、酒精或碘伏、密切接触者告知单等物品。

（2）复访：

① 了解密切接触者身体状况，询问相关症状，测量体温，必要时进行体征检查；如发现体温异常，立即电话告知区疾控中心，并联系专车转送至指定医院进一步诊治。体温异常是指大于 37.3 度，要转诊到定点医院诊断。

② 检查密切接触者消毒措施落实情况；

③ 将每天医学观察情况记录于《密切接触者医学观察记录表》；

④ 每天将观察结果电话报告区疾控中心。

（3）访视要求：

① 初访：接到电话报告后 2 小时内到达现场。

② 复访：医学观察每天 2 次，观察时间至最后一次接触病人日算起 14 天。

3. 解除医学观察标准

医学观察期满 14 天且未发现异常情况或无新病人出现，或与其接触的病人被排除传染性非典型肺炎对象。

4. 解除医学观察后工作

（1）向接受医学观察人员出具《解除医学观察证明》。

（2）书面小结及观察记录复印件等资料即时上报，原件留存本院。

## （二）新冠肺炎工作流程

新冠肺炎工作流程如图 16 - 5 所示。

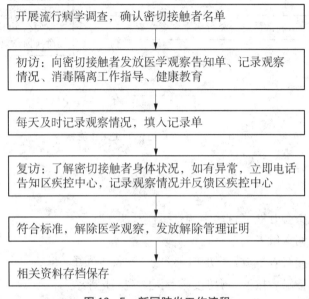

图 16 - 5　新冠肺炎工作流程

# 五、防范

1. 个人

（1）提高自我防范意识。主动了解艾滋病、乙肝、丙肝的危害、防治知识和相关政策，抵制卖淫嫖娼、聚众淫乱、吸食毒品等违法犯罪行为，避免和减少易感染艾滋病、乙肝、丙肝的危险行为，不共享针头和针具、剃须刀和牙刷，忠诚于性伴侣，提倡负责任和安全的性行为，鼓励使用安全套。积极参与防治宣传活动，发生易感染危险行为后主动检测，不歧视感染者和患者。

（2）养成良好的卫生习惯。咳嗽、打喷嚏时用胳膊或纸巾掩口鼻，正确、文明吐痰。出现咳嗽、咳痰 2 周以上，或痰中带血等可疑症状时要及时到结核病定点医疗机构就诊。结核病患者要遵医嘱，坚持规律、全程、按时服药，坚持规范治疗后大多数可以治愈。家中有传染性肺结核患者时应采取适当的隔离措施。传染期肺结核患者应尽量避免去公共场所，外出时必须佩戴口罩，避免乘坐密闭交通工具。与传染性肺结核患者接触，或出入有较高传染风险的场所（如医院、结核科门诊等）时，建议佩戴医用防护口罩。

（3）禁止售卖和食用野生动物。出现发热 37.3°、咳嗽等可疑症状时戴口罩到发热门诊就诊。做好个人防护，新型冠状病毒肺炎流行期间，减少不必要外出，避免去人群尤其是空气流动性差的场所,在封闭空间或与人交往时正确佩戴口罩等防护用品。养成勤洗手习惯,打喷嚏或咳嗽用纸巾或衣袖等掩鼻,倡导合理膳食、适量运动、规律作息等健康生活方式。有与新冠疑似病人接触史、外出等流行病学史需居家自我观察 14 天,出现可疑症状赴发热门诊或定点医院就诊。疑似诊断期间做好个人防护,正确佩戴防护口罩,不与家人和同事等接触,严格做好隔离措施。患病期间在传染病定点医院住院治疗,遵医嘱配合医师规范治疗,符合治愈标准出院后,再居家医学观察 14 天。

2. 社会与政府

(1) 动员社会各界参与艾滋病防治工作,支持社会团体、企业、基金会、有关组织和志愿者开展艾滋病防治宣传、感染者扶贫救助等公益活动,鼓励和支持对易感艾滋病危险行为人群开展动员检测和综合干预、感染者关怀救助等工作。

(2) 落实血站血液艾滋病病毒、乙肝病毒、丙肝病毒核酸检测全覆盖,落实预防艾滋病、梅毒和乙肝母婴传播措施全覆盖,落实感染者救治救助政策。综合提高预防艾滋病宣传教育的针对性,提高综合干预的实效性,提高检测咨询的可及性和随访服务的规范性。

(3) 全面实施病毒性肝炎各项防治措施,控制病毒性肝炎及其相关肝癌、肝硬化死亡上升趋势。鼓励有条件的地区对医务人员、经常接触血液的人员、托幼机构工作人员、乙型肝炎病毒表面抗原携带者家庭成员等高风险人群开展乙型肝炎疫苗接种,为食品生产经营从业人员、托幼机构工作人员、集体生活人员等易传播甲型肝炎病毒的重点人群接种甲型肝炎疫苗。

(4) 加大重点地区以及学生、老年人、贫困人口等重点人群的结核病筛查力度,强化耐药筛查工作,及时发现结核病患者。实施结核病规范化治疗,提高诊疗水平。加强基层医疗卫生机构结核病患者全疗程健康管理服务。落实结核病救治保障政策。

(5) 做好发热、咳嗽等呼吸道疾病症状监测、健康监测和健康状况报告,做好工作场所防控和异常情况处置;加强发热门诊、传染病定点医院建设和检查,尽早发现新冠状病毒肺炎患者,及早隔离患者。加强新冠肺炎患者综合治疗、诊断研究,提高诊疗水平。加强社区健康管理,落实密切接触者医学观察和居家隔离工作。加强烈性传染病救助保障,落实医务人员等激励政策。

# 第四节　评价与指标

## 一、评价目的与意义

### (一) 重大传染病防控行动的评价目的

(1) 评估重大传染病防控行动的科学性与可行性。

(2) 确定重大传染病防控行动的内容与质量,以评价各项行动是否适合传染病防控目标人群。

（3）了解重大传染病防控行动达到预期目标的程度及其影响因素。

（4）梳理重大传染病防控行动的成功与不足之处，进一步完善重大传染病防控策略和措施。

（5）总结重大传染病防控行动的成果，扩大重大传染病防控的影响力

### （二）重大传染病防控行动的评价意义

（1）通过开展评价，以保证行动执行的质量，从而对有效预防和控制重大传染病危害、降低传染病的发病和流行起到积极的推动作用。

（2）通过开展评价，可以掌握重大传染病防控行动对改善健康环境，改变传染病相关危险行为，消除传播危险因素，降低发病率和患病率，明确重大传染病防控行动的作用。

（3）通过开展评价，可以发现行动中的不足之处及影响因素，为政府和决策者优化行动方案提供科学依据，使之更适合目标人群的健康保护。

（4）重大传染病防控行动的评价可以使目标人群了解各项行动的效果，争取目标人群更多地关注与支持。

## 二、评价指标

重大传染病防控行动的科学评价，需要制定合理的评价指标，这些指标既要满足目标人群健康保护的需求，又要符合我国经济社会发展的现况。评价指标需要涵盖政府监管、社会责任、个人参与等各方面，重大传染病行动的主要评价指标如表 16-2 所示：

**表 16-2 重大传染病防控行动评价指标**

| 分类 | 序号 | 指标 | 基期水平 | 2022 年目标值 | 2030 年目标值 | 指标性质 |
|------|------|------|----------|---------------|---------------|----------|
| 结果性指标 | 1 | 区域艾滋病全人群感染率/% | 2018 年<0.1 | <0.15 | <0.2 | 预期性 |
| | | 说明：基于 2018 年的感染水平测算。近几年艾滋病新发感染人数基本平稳，随着抗病毒覆盖面的扩大和治疗效果的提升，感染者存活时间延长、病死率降低，一段时间内，感染者总数仍将持续增加，但总体处于低流行水平<br>计算方法：估计区域存活艾滋病感染者数/区域人口数×100% | | | | |
| | 2 | 5 岁以下儿童乙型肝炎病毒表面抗原流行率/% | — | <1 | <0.5 | 预期性 |
| | | 说明：指 5 岁以下儿童中乙型肝炎病毒表面抗原携带者的比例<br>计算方法：5 岁以下儿童中表面抗原阳性的儿童/5 岁以下儿童总数×100% | | | | |
| | 3 | 区域肺结核发病率/(1/10 万) | — | <30 | 有效控制 | 预期性 |
| | | 说明：有效控制是指我国肺结核疫情呈稳定下降趋势<br>计算方法：指一定地区、一定人群，在一定时间内(通常为 1 年)估算新发活动性肺结核患者人数/该地区总人数×10 万 | | | | |

（续表）

| 分类 | 序号 | 指标 | 基期水平 | 2022年目标值 | 2030年目标值 | 指标性质 |
|---|---|---|---|---|---|---|
| 个人和社会倡导性指标 | 4 | 提倡负责任和安全的性行为,鼓励使用安全套 | | | | 倡导性 |
| | 5 | 咳嗽、打喷嚏时用胳膊或纸巾掩口鼻,正确、文明吐痰 | | | | 倡导性 |
| | 6 | 不共用餐具、戴口罩、勤洗手 | | | | 倡导性 |
| | 7 | 有发热、咳嗽等症状时主动佩戴口罩并到发热门诊就诊 | | | | 倡导性 |
| 政府工作指标 | | 以乡(镇、街道)为单位适龄儿童免疫规划疫苗接种率/% | 90 | >90 | | 预期性 |
| | | 说明:以乡(镇、街道)为单位,免疫规划内适龄儿童的疫苗接种率<br>计算方法:免疫规划内接种疫苗适龄儿童数/适龄儿童数×100% | | | | |
| | | 艾滋病有效治疗率/% | >90 | >95 | | |
| | | 说明: | | | | |
| | | 结核病健康管理率/% | >80 | >99 | | |
| | | 说明:结核病患者有建档、治疗管理、随访、体检等其中一项的算纳入健康管理<br>计算方法:纳入健康管理的结核病患者人数/全部结核病患者×100% | | | | |
| | | 慢性病毒性肝炎患者的家庭医生签约管理率/% | >80 | >90 | | |

# 第五节　展望与趋势

## 一、世界卫生组织愿景

世界卫生组织提出"到2035年,终止艾滋病、肺结核流行(10/10万);2030年,消除乙型肝炎和丙型肝炎等"目标。要实现这一美好愿景,不单单是医学人士的责任,而是需要政府、非政府组织、医疗行业、社会以及患者个人的共同努力。

## 二、未来发展趋势

公共卫生安全是健康中国建设的重要主题,其中传染病防控依然是重中之重,为保障"健康中国2030"规划实施,应继续增加投入,提高传染病的公共卫生防控能力;加大科研支出,提高传染病诊治能力,减少疾病播散风险。

　　优化艾滋病患者的抗病毒治疗方案,并发展免疫治疗在内的新治疗药物,为抗艾治疗提供新思路;艾滋病核算检测、快速检测试剂推广应用;社会组织的培植和运作。

　　构筑可持续发展的结核病防治体系建设目标,创新完善适合发达地区和特大型城市结核病防治现实需求的综合模式。近年来,医学界和公共卫生学界已有让结核病防治重新回归呼吸系统的建议,以解决当前结核病疫情低、病人少、门诊工作量相对不足、执业范围狭窄、职业发展受限及待遇方面等导致的定点医院医护人员不稳定的问题。尽快实现传统结核病检测方法与现代分子检测新技术的结合,建设高通量、快速检测的实验室平台体系,统一规范操作标准,全面提高结核病病原学诊断率和检测水平。

　　丙型肝炎病毒的筛查和诊断不应仅仅在专科医院进行,而应扩展到患者更容易就诊的综合医疗机构。对乙型肝炎病毒进行攻关,通过更好地了解病毒的生命周期及其与宿主的相互作用,新的抗病毒方法也在不断取得突破进展。新的抗乙型肝炎药物研究将重点针对病毒的生活周期和传播进行干扰、免疫调节和环状 DNA 的靶向治疗三个方面开展。

## 三、新冠肺炎防治最新进展

### (一) 智慧医疗应用到防控新冠病毒肺炎领域

1. 智慧小护士(见图 16-6)

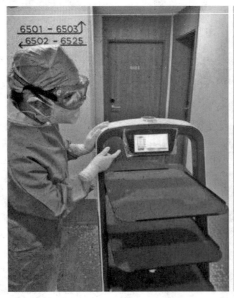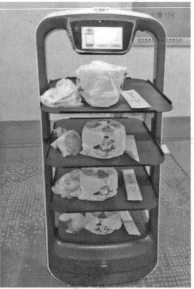

图 16-6　智慧小护士

**2. 消杀无人机**(见图 16-7)

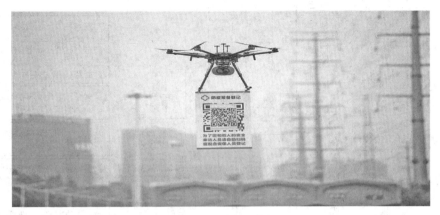

图 16-7 消杀无人机

**3. 测温消毒一体机**(见图 16-8)

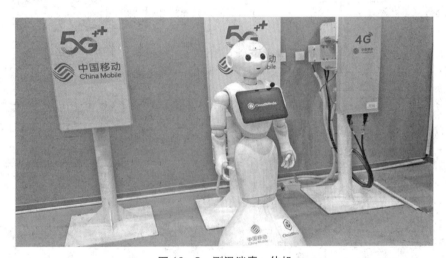

图 16-8 测温消毒一体机

**4. 新冠肺炎 AI 辅助诊断系统**(见图 16-9)

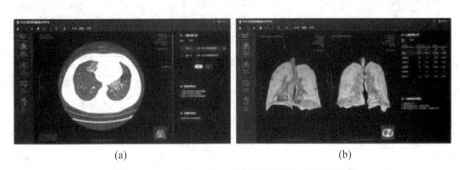

(a)                                          (b)

图 16-9 华为云 NCP-CT 量化辅助诊断产品界面
(a) 二维新冠肺炎区域分割系统;(b) 二维新冠肺炎体积定量随访系统

## （二）最新治疗健康管理一览图

最新治疗健康管理一览图如图 16－10 所示。

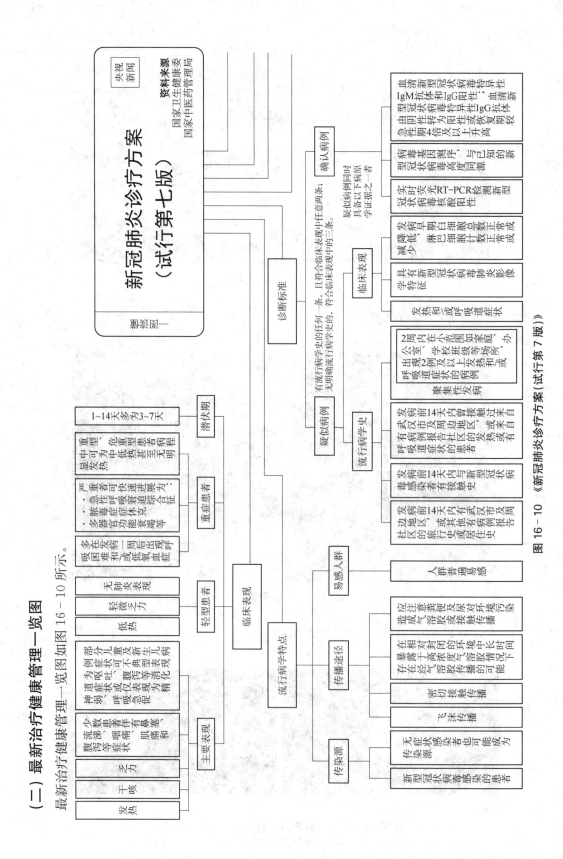

图 16－10 《新冠肺炎诊疗方案（试行第 7 版）》

**案例解析**　**上海市某中心城区异性性传播高危行为干预工作案例**

**一、背景**

上海市某中心城区艾滋病疫情整体呈低流行趋势,近 3 年 HIV 报告数逐年下降,经性传播成为最主要的传播途径。自愿咨询检测者、其他就诊者检测、性病门诊就诊者和术前检测是最主要的 4 个报告来源。

暗娼人群是艾滋病高危人群之一,辖区近 3 年新报告的艾滋病感染者中异性传播比例从 2016 年的 23.76% 上升到 2018 年 44.83%。对暗娼人群持续开展高危行为干预工作,控制艾滋病在异性间,特别是商业性行为传播具有重要意义。

**二、主要做法**

**(一) 干预模式及队伍**

辖区高危人群干预工作队分区疾控中心和各社区两级干预队伍。暗娼人群干预采用的是以社区为主体的暗娼干预工作模式;社区干预队伍一般由街道工作人员、护士、妇科医生、公共卫生医生 4 种人员组成。

**(二) 干预开展过程**

通过干预人群的现场排摸,建立场所基本信息库。根据工作要求,每月对各类场所定期开展干预宣教和咨询工作,做好现场干预工作记录。每年 4～6 月,结合暗娼哨点监测工作,开展免费的艾滋病、梅毒和丙肝检测。

**(三) 特色活动**

自 2017 年起,全部社区通过区疾控开发的高危干预工作信息化平台系统和平板电脑端开展场所排摸、现场干预和工作数据汇总上报。部分社区充分挖掘资源优势,召开多部门的协调会,包括院内干预人员、街道和派出所多个部门会议。部分社区在哨点监测期间,发放免费检测的卡片,除艾滋病的免费咨询检测外,还提供妇科相关检查、血型检测等。

**三、阶段性成果和主要经验**

自 2005 年起开展暗娼人群干预工作至今已 14 年,累计干预各类场所 15000 多场次,干预覆盖暗娼人群 60000 余人次,发放各类宣传资料 20 多万份,安全套 20 多万只。形成了一套城市社区高危人群性病艾滋病干预的适宜技术,在同伴教育员选择、安全套现场推广、面对面访谈、问卷调查、动员检测等方面积累了丰富。已发表相关论文 20 余篇。

**四、主要问题和挑战**

随着新媒体发展,相当部分暗娼人群利用网络以获得客人,行踪更为隐秘,对该人群的发现和管理干预工作是难点。受到进博会、扫黑除恶等重大政治活动和大环境影响,各类暗娼活动场所越来越少,而且经常被要求关停,实体场所的暗娼人群数量更是持续减少,联络交易的网络化倾向使干预难度增大。

**思考题**

(1) 传染病有哪些基本特征? 影响传染病流行的环节有哪些?

（2）什么是艾滋病的潜伏期和窗口期？如何解释 HIV 抗体待复查和 HIV 确认阳性？

（3）谈谈你对 WHO 提出的到 2035 年全球终止肺结核病流行的可能性？

（4）试述乙型肝炎的传播途径？甲型和戊型肝炎在流行病学上有哪些共同特征？

（5）作为一名区级疾病预防控制工作人员，如何做好新型冠状病毒肺炎的防控？

（杨美霞　谷辉杰）

# 参考文献

［1］陈万青,孙可欣,郑荣寿,等.2014 年中国分地区恶性肿瘤发病和死亡分析[J].中华肿瘤杂志,2018 (27):1.

［2］郑荣寿,孙可欣,张思维,等.2015 年中国恶性肿瘤流行情况分析[J].中华肿瘤杂志,2019(41):1.

［3］关于身体活动有益健康的全球建议[N].中国教育报,2018-11-23(08).

［4］包世荣.我国养老服务业发展研究[D].长春:吉林大学,2019.

［5］鲍勇.社会医学教程[M].上海:上海科学技术出版社,2007.

［6］鲍勇.社区卫生服务导论[J].南京:东南大学出版社,2009.

［7］鲍勇.社区卫生服务绩效评价[M].南京:东南大学出版社,2009.

［8］鲍勇.社区卫生服务流程化管理[M].南京:东南大学出版社,2009.

［9］边旭明,蔡艾杞,戚庆炜,等.重大出生缺陷的精准预防:行在当下[J].中国产前诊断杂志(电子版), 2019,11(2):1-3.

［10］陈锋,高坚瑞.社区保健学[M].长沙:湖南科学技术出版社,2003.

［11］陈卫红,邬堂春.健康中国,职业健康先行——中国职业卫生发展 70 年回顾与展望[J].中华疾病控制杂志,2019,23(10):1169-1172.

［12］陈亚红.2020 年 GOLD 慢性阻塞性肺疾病诊断、治疗及预防全球策略解读[J].中国医学前沿杂志(电子版),2019,11(12):32-50.

［13］傅善来,蒋有倩.走出亚健康[M].上海:上海科学技术出版社,2000.

［14］高文斌,樊春雷,王利刚,等.普及心理科学与建设健康中国[J].中国科学院院刊,2016,31(11): 1187-1196.

［15］辜滟翔.老年人健康状况及其影响因素分析[D].河北联合大学,2014.

［16］郭清.健康管理学[M].北京:人民卫生出版社,2019.

［17］何梦洁,苏丹婷,邹艳,等.1990 年和 2016 年中国膳食相关慢性病疾病负担比较[J].卫生研究,2019 (05):817-821.

［18］鲍勇.社区健康风险因素评估[M].北京:人民卫生出版社,2016.

［19］胡盛寿,高润霖,刘力生,等.中国心血管病报告(2018)概要[J].中国循环杂志,2019,34:209-220.

［20］金立坚,张成云,孙莉.环境卫生工作现状及设想[J].现代预防医学,2008,35(8):1425-1426.

［21］李鲁.社会医学[M].北京:人民卫生出版社,2000.

［22］李涛.新时期职业病防治形势分析及对策建议[J].中国职业医学,2018,45(5):537-542.

［23］李宗国.医护人员控制点、人际信任与心理健康关系研究.精神医学杂志,2017,30(3):206-208.

［24］刘华山.心理健康概念与标准的再认识[J].心理科学,2001,20(4):481.

［25］罗家有,张静.妇幼健康教育学[M].北京:人民卫生出版社,2014.

［26］钱海雷,许慧慧,郭常义,等.青草沙水库启用对上海市浦西七区饮用水水质的影响[J].环境与健康杂志,2018,35(3):242-245.

［27］钱序,陶芳标.妇幼卫生概论[M].北京:人民卫生出版社,2014.

［28］ 全国糖尿病防治协作组调查研究组. 全国 14 省市 30 万人口中糖尿病调查报告［J］. 中华内科杂志，1981(20):678－683.

［29］ 申曙光,曾望峰. 健康中国建设的理念、框架与路径［J］. 中山大学学报(社会科学版),2020,283(60):168－178.

［30］ 史慧静. 学校健康促进实用手册［M］. 上海:上海教育出版社,2011.

［31］ 孙新. 职业健康:挑战与展望［J］. 中国职业医学,2018,45(2):133－137.

［32］ 孙长灏. 营养与食品卫生学(第8版)［M］. 人民卫生出版社,2017.

［33］ 王辰,肖丹. 中国临床戒烟指南(2015年版)［J］. 北京:中华健康管理学杂志,2016.2:160－163.

［34］ 王东宇,王丽芬. 影响中学留守孩心理健康的家庭因素研究［J］. 心理科学,2005,28(2):477－479.

［35］ 王陇德. 健康管理师［M］. 北京:人民卫生出版社,2013.

［36］ 王书荃. 学校心理健康教育概论［M］. 上海:华夏出版社,2005.

［37］ 王正珍,徐峻华. 运动处方(第2版)［M］. 北京:高等教育出版社,2019.

［38］ 王正珍. ACSM 运动测试与运动处方指南(第10版)［M］. 北京:北京体育大学出版社,2019.

［39］ 王祖兵,李克勇,郑光,等. 我国职业健康事业传承与发展［J］. 职业卫生与应急救援,2019,37(2):101－106.

［40］ 邬堂春,牛侨,周志俊,等. 职业卫生与职业医学(第8版)［M］. 北京:人民卫生出版社,2017.

［41］ 武留信,曾强. 中华健康管理学［M］. 北京:人民卫生出版社,2016.

［42］ 徐厚铨,赵拥军,贺国强. 我国环境与健康研究的现状及发展趋势［J］. 环境与健康杂志,2010,27(5):454－456.

［43］ 严红,陈亮,张宇. 青少年体质健康促进政策调整:日本经验与中国借鉴［J］. 教育教学论坛,2017(4):50－53.

［44］ 杨帆,张伦,朱佳妮,等. 肠道微生物和肠-脑轴在肥胖发展中的作用［J］. 中国食物与营养,2019,25(5):57－61.

［45］ 杨克敌,郑玉建,郭新彪,等. 环境卫生学［M］(第8版). 北京:人民卫生出版社,2017.

［46］ 余杨,韦慧,左梦玲,等. 出生缺陷研究现状及预防模式研究进展［J］. 中国优生与遗传杂志,2017,25(05):5－7.

［47］ 余昭,徐水洋. 欧洲健康促进学校网络.［J］. 中国健康教育,2000,16(1):49－50.

［48］ 赵富学,程传银.《美国学校健康促进计划的特征与启示》.［J］. 山东体育学院学报,2017,33(2):103－107.

［49］ 郑功成. 社会保障与国家治理的历史逻辑及未来选择［J］. 社会保障评论,2017(1):26－35.

［50］ 中国疾病预防控制中心. 慢性病综合干预医生工作指南［M］. 北京:人民卫生出版社,2010.

［51］ 中国营养学会. 中国居民膳食指南 2016［M］. 北京:人民卫生出版社,2016.

［52］ 中国营养学会糖尿病营养工作组. 中国2型糖尿病膳食指南及解读［J］. 营养学报,2017,39(6):521－529.

［53］ 中华医学会呼吸病学分会哮喘学组. 支气管哮喘防治指南(2016年版)［J］. 中华结核和呼吸杂志,2013,39(9):675－694.

［54］ 中华医学会糖尿病学分会. 中国2型糖尿病防治指南(2017版)［J］. 中华糖尿病杂志,2018,10(1):4－6.

［55］ 朱万红. 肠道微生物与儿童肥胖［J］. 国际儿科学杂志,2017,44(9):607－610.

［56］ BRAYF, FERLAY J, SOERJOMATARAM I, et al. Global cancer statistics GLOBOCAN estimates of incidence and mortality worldwide for 36 cancers in 185 countries［J］. CA: A Cancer Journal for Clinicians, 2018:1－31.

［57］ CHEN W Q , SUN K X , ZHENG R SH, et. al. Cancer incidence and mortality in China, 2014. Chinese Journal of Cancer Research, 2018,30(1):1－12.

［58］ MAGLIANO D J, ISLAM R M, BARR E L M, et al. Trends in incidence of total or type 2 diabetes:

systematic review[J]. BMJ, 2019, 366: l5003.

[59] Hall J J, TAYLOR R. Health for all beyond 2000: the demise of the Alma-Ata Declaration and primary health care in developing countries[J]. The Medical Journal of Australia, 2003, 178 (1): 17 – 20.

[60] KIRK S,GLENDINNING C. Trends in community care and patient participation: implications for the roles of informal carers and community nurses in the United Kingdom[J]. Journal of Advanced Nursing, 1998, 28(2): 370 – 381.

[61] KOPERSK M. The state of primary care in the United States of America and lessons for primary care groups in the United Kingdom[J]. British Journal of General Practice, 2000, 50(453): 319 – 322.

[62] Taylor R B. Family medicine: current issues and future practice. New York:Springer,1998.

[63] LI G, ZHANG P, WANG J, et al. The long-term effect of lifestyle interventions to prevent diabetes in the China Da Qing Diabetes Prevention Study: a 20-year follow-up study[J]. Lancet, 2008, 371 (9626):1783 – 1789.

[64] NIKITA R , STEVE M , JAMES S , et al. The effects of exercise referral schemes in the United Kingdom in those with cardiovascular, mental health, and musculoskeletal disorders: a preliminary systematic review[J]. BMC Public Health, 2018, 18(1):949 – 952.

[65] PAHIGIANNIS K. Progress Toward Improved Cardiovascular Health in the United States-Healthy People 2020 Heart Disease and Stroke Objectives[J]. Circulation,2019,139:1957 – 1973.

[66] REAGAN P A, Brookins-Fisher J. Community health in the 21st century[M]. San Francisco: Benjamin Cummings, 2002.

[67] SIEGEL R L. Cancer Statistics, 2020[J]. CA: A Cancer Journal for Clinicians,2020,70(1):7 – 30.

[68] Steepest decline in US cancer mortality ever recorded, study finds[EB/OL]. https://endpts. com/ steepest-decline-in-us-cancer-mortality-ever-recorded-study-finds/

[69] STUART M, WEINRICH M. Home-and community-based long-term care: lessons from Denmark [J]. Gerontologist, 2001, 41 (4): 474 – 480.

[70] U. S. Cancer death rate drops by largest annual margin ever, report says [EB/OL]. https:// www. statnews. com/2020/01/08/u-s-cancer-death-rate-drops-by-largest-annual-margin-ever-report-says.

[71] United States Department of Health and Human Services,HHS. The Physical Activity Guidelines for Americans ( 2nd edition ) [ EB/OL ]. https://health. gov/our-work/physical-activity/current-guidelines.

[72] WHO/ WONCA. The 1994 working paper of the WHO/ WONCA-Making medical practice and medical education more relevant to people's needs: The Contribution of the family doctors[C]. Geneva,1994,1 – 48.

[73] XU Y, WANG L, HE J, et al. Prevalence and control of diabetes in Chinese adults[J]. JAMA, 2013, 310(9):948 – 959.